现代著名老中医名著重刊丛书·《第三辑》

临诊一得录

凌云鹏 著

人民卫生出版社

图书在版编目（CIP）数据

临诊一得录/凌云鹏著．—北京：人民卫生出版社，
2006.12

（现代著名老中医名著重刊丛书　第三辑）
ISBN 978-7-117-08258-7

Ⅰ.临…　Ⅱ.凌…　Ⅲ.中医外科学－经验－中国
－现代　Ⅳ.R26

中国版本图书馆 CIP 数据核字（2006）第 142229 号

现代著名老中医名著重刊丛书

第三辑

临诊一得录

著　者：凌云鹏

出版发行：人民卫生出版社（中继线 010-59780011）

地　址：北京市朝阳区潘家园南里 19 号

邮　编：100021

E - mail：pmph @ pmph. com

购书热线：010-59787592　010-59787584　010-65264830

印　刷：北京铭成印刷有限公司

经　销：新华书店

开　本：850×1168　1/32　**印张：**9

字　数：221 千字

版　次：2006 年 12 月第 1 版　　2023 年 11 月第 1 版第 6 次印刷

标准书号：ISBN 978-7-117-08258-7/R·8259

定　价：18.00 元

出版说明

　　自 20 世纪 60 年代开始，我社先后组织出版了一批著名老中医经验整理著作，包括医论医话等。半个世纪过去了，这批著作对我国近代中医学术的发展产生了积极的推动作用，整理出版著名老中医经验的重大意义正在日益彰显，这些著名老中医在我国近代中医发展史上占有重要地位。他们当中的代表如秦伯未、施今墨、蒲辅周等著名医家，既熟通旧学，又勤修新知；既提倡继承传统中医，又不排斥西医诊疗技术的应用，在中医学发展过程中起到了承前启后的作用。这批著作均成于他们的垂暮之年，有的甚至撰写于病榻之前，无论是亲自撰述，还是口传身授，或是其弟子整理，都集中反映了他们毕生所学和临床经验之精华，诸位名老中医不吝秘术、广求传播，所秉承的正是力求为民除瘼的一片赤诚之心。诸位先贤治学严谨，厚积薄发，所述医案，辨证明晰，治必效验，不仅具有很强的临床实用性，其中也不乏具有创造性的建树；医话著作则娓娓道来，深入浅出，是学习中医的难得佳作，为近世不可多得的传世之作。

　　由于原版书出版的时间已久，已很难见到，部分著作甚至已成为学习中医者的收藏珍品，为促进中医临床和中医学术水平的提高，我社决定将一批名医名著编为《现代著名老中医名著重刊丛书》分批出版，以飨读者。

第一辑收录 13 种名著：

《中医临证备要》　　　　　《施今墨临床经验集》

《蒲辅周医案》　　　　　　《蒲辅周医疗经验》

《岳美中论医集》　　　　　《岳美中医案集》

《郭士魁临床经验选集——杂病证治》

《钱伯煊妇科医案》　　　　《朱小南妇科经验选》

《赵心波儿科临床经验选编》《赵锡武医疗经验》

《朱仁康临床经验集——皮肤外科》

《张赞臣临床经验选编》

第二辑收录 14 种名著：

《中医入门》　　　　　　　《章太炎医论》

《冉雪峰医案》　　　　　　《菊人医话》

《赵炳南临床经验集》　　　《刘奉五妇科经验》

《关幼波临床经验选》　　　《女科证治》

《从病例谈辨证论治》　　　《读古医书随笔》

《金寿山医论选集》　　　　《刘寿山正骨经验》

《韦文贵眼科临床经验选》　《陆瘦燕针灸论著医案选》

第三辑收录 20 种名著：

《内经类证》　　　　　　　《金子久专辑》

《清代名医医案精华》　　　《陈良夫专辑》

《清代名医医话精华》　　　《杨志一医论医案集》

《中医对几种急性传染病的辨证论治》

《赵绍琴临证400法》　　　《潘澄濂医论集》

《叶熙春专辑》　　　　　　《范文甫专辑》

《临诊一得录》　　　　　　《妇科知要》

《中医儿科临床浅解》　　　《伤寒挈要》

《金匮要略简释》　　　　　《金匮要略浅述》

《温病纵横》　　　　　　　《临证会要》

《针灸临床经验辑要》

　　这批名著原于 20 世纪 60 年代前后至 80 年代初在我社出版，自发行以来一直受到读者的广泛欢迎，其中多数品种的发行量都达到了数十万册，在中医界产生了很大的影响，对提高中医临床水平和中医事业的发展起到了极大的推动作用。

　　为使读者能够原汁原味地阅读名老中医原著，我们在重刊时采取尽可能保持原书原貌的原则，主要修改了原著中疏漏的少量印制错误，规范了文字用法和体例层次，在版式上则按照现在读者的阅读习惯予以编排。此外，为不影响原书内容的准确性，避免因换算造成的人为错误，部分旧制的药名、病名、医学术语、计量单位、现已淘汰的检测项目与方法等均未改动，保留了原貌。对于犀角、虎骨等现已禁止使用的药品，本次重刊也未予改动，希冀读者在临证时使用相应的代用品。

人民卫生出版社

2006 年 11 月

3

　　自幼继承家传外科之学，行医 30 余年，虽然有着一些肤浅的经验，但自觉在丰富多采的中医学中仅是初窥门径，而马齿徒增，年届花甲，愧无建树，在当前贯彻党的中医政策，解决后继乏人之际，抱着对祖国医学的发展有所贡献，在中医临床上或有可供参考的愿望出发，所以不揣浅陋，编写了这本临诊点滴经验。

　　外科必通内科之理，除读书临证外，必赖传授为主，历代沿为惯例，致使宝贵经验失佚者多，影响了中医外科的发展，我已垂暮之年，而子女辈均从事其他工作，数世疡医经验，与其随之殒灭，不若留诸于世，聊作同道们的参考。特别是近十余年来由于环境变迁，使我得以有机会兼事内科工作 8 年，草药研究 5 年，历治危殆之症而获效者，亦属不鲜，虽是一鳞半爪，并录于后，以供同道们指正。

一九八〇年七月

目录

外科内消疗法的运用

内消是外科临床上对肿疡的主要治法，古人说："以消为贵"，消散于无形，原是一种避免手术，减轻病员痛苦的积极措施。但是内消，应有正确的诊断，充分掌握疾病的变化，能消则消，这样就不致有养痈成患之虞。随着中医外科学术的发展，内消治疗已经超越了疮疡范围，而广泛地应用于适合内消的各种疾病上去。

肿疡是外症未成脓阶段的总称，它的形成是由于营卫不和，气血凝滞所致，气血循行全身，相互为用，相互依存，是维持人体机能的主要根源，一旦由于外邪内伤的侵袭，则气血的运行受阻，引起气滞血凝，气郁血瘀等现象，导致了外科疾病的发生，由于致病因素的不同，所现症状的各异，体系素禀的盛衰，在临床上亦有阴阳虚实等不同的表现，虽然治法有别，而总的来说，因于气血循行失常的认识是一致的。内消的重点即是使气血流行通畅，营卫调和而病除。在实际应用上，则必须以中医有关理论，结合外科特点，内外并治，才能在内消上取得一定疗效。爰分述于后：

外科阳实之证，患发迅速，每见寒热不解或则高热稽留，此种肿疡均属外感实邪壅滞，营气不从，郁则化热而成。见于局部的红肿焮痛，如腿痈、丹毒等，发于脏腑的则剧痛有定处，如急性的胆囊炎、胰腺炎、阑尾炎等，治宜"实则泻之"，疏利而导其滞为主。总之应详审病因，火盛宜清，热壅宜下，风淫于上宜疏，湿受于下宜利，症势虽急，治疗适当，消退亦速。

病案举例

1. 患者王某，男，30岁，右大腿内侧红肿焮痛，寒热不解 3 天，于 1974 年 8 月 13 日初诊，T39.4℃，局部有 10cm×12cm 肿块一处，按之热痛而硬，脉数舌苔黄腻，内服处方：

藿香梗 9 克　炒黄芩 6 克　忍冬藤 18 克　当归 6 克　焦山栀 9 克　赤茯苓 12 克　赤芍 6 克　川牛膝 9 克　花槟榔 6 克　陈皮 6 克　枳壳 9 克

内服 2 剂，外敷消肿膏。

3 月 15 日复诊，T37.2℃，局部肿势收缩，尚有 6cm×7cm 色红漫肿一块，按之不痛，苔薄黄，原方去槟榔加广木香 3 克，丝瓜络 9 克，内服 3 剂，外敷消肿膏而愈。

按本病例寒热三日不解，局部红肿焮痛，是为腿痈之候，属急性炎症，早期以抗菌素投治，每得消退之效。在中医辨证上，本症是由湿热内蕴，壅盛化热所致，阳实之症，其病虽浅而热邪炽盛，易于成脓，火盛宜清，故以黄芩、山栀、忍冬藤的清热解毒，当归、赤芍的行血活血，槟榔的破气除积，藿梗、陈皮、枳壳的理气机，赤苓的利湿热，俾使热清而病势衰，气血疏通而肿痛消；复诊热退肿势收缩，说明积滞渐除，故去槟榔加木香以增疏利气机之力，使气血通而内消。

正当热邪炽盛，局部红肿，势将成脓之际，外治的选用亦关重要；消肿膏外敷以达清热消肿之功，此即齐德之所谓"折伏其热势，驱逐其邪恶，扑火之义"的原意；由于外敷直接在局部产生药效，每较快捷，故对全身症状严重的，宜内外并治，全身症状轻微的，仅以外治可消。吴师机《理瀹骈文》以外治法统治百病，虽非全部有效，但他的"外治同于内治"的思想，确有其实践经验。如我于 1971 年春节曾治一妇，右膝突起红肿疼痛已 2 天，呼号不止，全家惊慌，冒雪自 30 公里外赶来就诊，到达时已傍晚，不能内服中药，乃仅外敷消肿膏，半小时后痛势渐和，是夜睡眠甚酣，翌晨启视，红肿之势均减，续给以消肿膏二次量，数日即愈。此为热邪方张，即以寒凉折伏获效之实例。

附消肿膏方

白陶土（或滑石粉）5斤　硫酸镁1斤　硼酸0.5斤　甘油2斤　桉叶油10ml　0.1％雷佛奴耳液适量拌匀，厚敷局部。

本方临床应用数十年，适应于阳实的局部红肿焮热之肿疡，并对跌仆而引起的局部瘀肿均有确效，其中硫酸镁消炎退肿之效颇著，伍以雷佛奴耳液的杀菌消炎，使本方消肿之效更为完善，局部厚敷，易使药效渗透患处，一般的每日更换1次。

2. 周某，女，48岁，因上腹部剧痛，痛引右侧肩背部，伴有呕吐，当即送某医院治疗，诊断为急性胆囊炎，两日中曾以抗菌素、输液、阿托品、杜冷丁等施治，痛不缓解，于1974年8月19日就诊，T38℃，上腹部偏右剧痛，头汗如珠，肋下触及胆囊有压痛，脉弦数，苔黄腻，证属湿热蕴结，肝胆气郁所致，宜理气清热通里为治：

川楝子12克　淡黄芩9克　延胡9克　蒲公英15克　焦山栀9克　青皮6克　生白芍9克　广郁金9克　当归9克　炒枳壳9克　生甘草6克　生大黄9克

8月20日复诊，T37℃，药后泻下3次，疼痛大减，苔黄，1日间剧痛2次，约10分钟即缓解，续服原方1剂，21日复诊，药后泻下2次，疼痛止，上腹部有胀结不适感，舌苔薄黄，肋下触诊尚有压痛，食欲不振，体倦乏力，处方：

川楝子12克　炒延胡9克　当归9克　蒲公英15克　广郁金9克　白芍12克　白茯苓12克　广木香9克　青皮6克　全瓜蒌15克　炒枳壳9克　砂仁3克

内服3剂而诸症悉解。

按：急性胆囊炎为现代医学病名，剧痛不得缓解，脉见弦数，舌苔黄腻，为肝胆之郁火不得泄降，火热之邪壅而不散，宗"热壅宜下"之旨，因肝胆相表里，治以川楝子、延胡的疏肝止痛，芩、栀、公英的清热消炎，当归、白芍的活血缓痛，青皮、郁金、枳壳的理气行滞，而以生大黄的逐陈泻热，以达火清气降为法。大黄一药，唐容川论之最详，认为大黄猛降之药，非徒下胃中之气而已，即外而经脉肌肤，凡气逆于血分之中，大黄之性，亦无不达，其气最盛，人身气血凝聚，彼皆能以其药气克而治之，使气之逆者，不敢不顺。结合古人"不通则痛"的认识，本病例的痛得缓解，实与大黄的率领诸药荡涤气血凝聚之邪，而达清热疏通之捷效是分不开的；但大黄究属峻烈之品，走而不守，病衰及半，便从末始，以免伤气耗阴，故复诊去大黄之猛，增理气之力，以调和气血而愈。

3.1970 年 2 月 12 日曾出诊治疗一钮姓妇女，产后 3 天，得颜面丹毒之症，患者头面红肿焮热，两眼如缝，寒热稽留，颊部及耳前后并有大小不等水疱疹遍布，脉见浮数，舌红苔薄黄，处方：桑叶、甘菊、炒黄芩、赤芍、陈皮各 4.5 克，玄参、连翘壳、银花、制僵蚕、赤茯苓、益母草、嫩钩藤各 9克，梗通草 3 克，内服 3 剂。追访服药 2 剂即肿退而愈。

按：颜面丹毒一证，中医文献有大头瘟，时毒，大头天行等证相类似，为感受四时不正之气，风邪客于经络，郁于上焦蕴热而成；本病例产后三日，百脉俱虚，风毒之邪乘虚袭入，病发即求诊治，脉见浮数，舌苔薄黄，病属于表，而风邪热毒壅遏于上部，其势鸱张，风淫于上宜疏，热壅宜清，从叶天士所说："产后之法，按方书谓慎用苦寒，恐伤其已亡之阴也，然亦要辨其邪能从上中解者，稍从证用之，亦无妨也"，爰仿普济消毒饮之方意，以桑菊钩藤祛风除热，黄芩、元参、连翘、银花清热解毒，僵蚕搜风散结，并以赤芍益母草活血行瘀，以防苦寒直折，伤其已亡之阴而恶露凝滞不畅，变症丛生。药后速效，说明究属初病早治，其症虽重，邪尚郁于气分，轻清辛凉使上焦之邪从上而解，而达宣络涤热而愈。

外科气郁为病，临床最为常见，盖肿疡之成，原为气血郁滞为患，气机受阻则脉络不畅，气滞不通则血壅不流，见于局部的皮色不变，漫肿或高肿，如阳证流注，乳腺胁部结肿等；见于脏腑的痛不定时或隐隐胀痛，如慢性的胰腺炎、胆囊炎及部分手术后粘连等症；治应"疏其气血，令其调达"为主，由于导致气郁之因各别，治疗上气滞宜行，气逆宜降，肝郁宜疏，气行则血行，而症状得以消除。

4. 朱某，男，13 岁。因高热就近诊治两天，热势不解，右肩及左腰部发现色白高肿各一块，乃转至上海某医院住院治疗，经检查诊断为败血症，连续以抗菌素肌注及静脉滴注 1 周，并内服药片等处理，仍高热不退，因而于 1971 年 9 月 11 日要求出院，12 日来诊，T39.2℃，身热皮肤干燥，口渴喜饮水，结肿两块，按之软漫作痛，脉濡而细数，舌苔黄腻，证属暑湿内蕴，发为流注，治宜清暑利湿。

广藿香 9 克　淡黄芩 6 克　焦山栀 9 克　当归 6 克　赤芍 4 克　青陈皮 9 克　炒枳壳 4 克　广郁金 6 克　银花 12 克　生米仁 9 克　六一散 9 克　赤茯苓 12 克

外以消散膏掺丁桂散贴局部。

9 月 15 日复诊，服药 3 剂，T37.8℃，局部肿势渐平，脉细苔薄黄，再以原方续服 3 剂，外贴消散膏。半月后追访已愈。

按：暑湿流注为阳症肿疡，暑伤气，湿伤阴，由于暑湿之邪壅遏于营卫肌腠之间，营行脉中，卫行脉外，一有阻滞则结而为肿，从而化热化火，而致高热不退，且每走窜不一。气滞宜行，以当归、赤芍、郁金、枳壳、青陈皮的行气活血为主，而暑湿交蒸，郁热炽盛，则热盛宜清，湿滞应利，亦属重要，故以黄芩、山栀、银花清热解毒，赤苓、米仁、六一散利湿，使气机流畅，郁结得解而热退身凉而愈。本症由于暑热伤气，阳气不达而局部色白似阴，外治用消散膏的温煦以疏通气血，而达化散有形之滞。在临床上往往忽视标本兼顾，曾误以本属

5

阳证，以清热消肿之剂外敷，反致肿势收缩而留剩硬结，历久方消，若以温煦之品外贴，则收效迅捷。

5. 包某，女，55岁，因胆结石于1966年5月手术摘除胆囊后，仍疼痛剧烈，于1967年4月作第二次手术探查，诊断为手术后组织粘连，嗣后经常复发疼痛，并伴呕吐现象，于1972年11月4日来诊，要求服中药，详询症状，发作之前，先觉胀痛嗳气，继则剧痛泛噁而呕吐，痛时上腹部坚硬突起，得矢气后，逐渐缓解，脉弦，舌苔白腻，爰为处方：

细苏梗9克　白芍24克　炒延胡12克　生甘草9克　青皮12克　大腹皮12克　炒枳壳9克　花槟榔6克　全瓜蒌18克　玫瑰花2克

内服10剂。

1973年4月又来诊治，据述去年服药后疼痛等症状均愈，今春发作1次，原方服药3剂即愈；此次又发，已服药2剂仍胀痛，但不加剧，要求处方，诊脉微弦，舌红苔薄腻，仍按原方加川朴6克，广木香9克。1977年追访，症状基本消失，偶而发现胀痛，服药2～3剂即愈，近数年来未剧痛过。

按：手术后引起粘连之证，不易全愈，临床所见，每多长期不能缓解，或则反复发作剧痛，所见症状不一，治疗亦异；本病例初觉胀痛嗳气而至剧痛呕吐，但得矢气下行则缓解，显属气逆不顺，治从气逆宜降为法，至于所以胀痛之因，个人认为可能由于脏腑组织的一时痉挛，致使气不流行，气滞引起血凝，气血受阻则痉挛更甚而导致剧痛，两者相互为因，乃以芍药、甘草的止痛和血脉，以苏梗、槟榔、元胡、枳壳等的降气通滞投治，而所以重用白芍，因其不但和血且能行气，并有解痉挛之功，故服药以后，大多能胀痛除而矢气得行，得到逐步消失而获效。

6. 郁某，女，48岁，左乳房内侧结肿数月，近一月来并觉掣痛，医疗少效，于1968年4月18日来诊。局部皮色如常，有3cm×4cm椭圆形硬块一个，推之不移，表面尚光滑，挤压有痛感，左腋下无淋巴结摸及，脉细苔薄白，此为血不养肝，肝气郁结所致，治宜疏肝解郁。

炒柴胡 2 克　炒当归 9 克　夏枯草 12 克　炒白术 6 克　白芍 6 克　白茯苓 12 克　白蒺藜 9 克　青皮 9 克　广郁金 6 克　炒枳壳 9 克　制僵蚕 9 克

内服 7 剂，外以消散膏加掺消核散敷贴。

4 月 25 日复诊，局部掣痛消失，结肿缩小，尚有 2cm×2.5cm 大小，推之能活动，药已获效，仍以原方加煅牡蛎 12 克，内服 7 剂，外治同上，5 月 2 日三诊，结肿继续缩小，仅存五分钱币大 1 枚，挤压不痛，仍服原方 7 剂，外治同上，同年 6 月份追访已痊愈。

按：本病例为中医所称乳癖之证，为肝气郁结，气血凝滞所致，治从"肝郁宜疏"之意，以逍遥散加减为主，理气疏络，气行则血亦行，肝郁得以条达，凝结之滞亦能散解，全方以逍遥散去薄荷以解郁和营，加夏枯、蒺藜、贝母、郁金、枳壳、僵蚕的疏肝散结，解郁通瘀投服，其中柴胡仅用 2 克，此系家传经验，认为此药少则开郁，多则升提，临床上习以为常，实践中观察，在外科领域里尚属符合实用，可作参考。复诊时症状改善，又加牡蛎的软坚以消除留之瘀结，而得全愈。局部坚结之症外治亦属重要，消核散其性温热，香窜走散之力颇强，本方我家秘藏数世，对于坚结之症，赖以行消，每多获效，而一般局部结肿硬块不属重证，仅需外贴，即能消散。

附消核散方

肉桂 90 克，山奈、公丁香、细辛、生半夏、制乳香、姜黄各 15 克，研成细末和匀后，密封贮藏，临用掺消散膏上盖贴局部，5 日更换 1 次，对于一般结肿硬块，往往以市售万应膏等掺以本散，同样取得消散之效。

理气解郁之法亦能用于乳癌之症，本人曾治数例经物理诊断确诊为乳癌患者，均以逍遥散加减治疗而消失，但对坚肿过大的则疗效不确，尚需进一步研究。尤为奇特的，在1977年时有一70余岁老妇，持家父生前处方一纸，已经裱糊数层纸，字迹模糊，要求重抄，据述于1946年时得乳癌症，坚硬如拳大，遍治无效而症状日重，来求家父治疗，其时家父正在病中，为书方一纸，嘱其长服至局部收缩，不觉掣痛为度，并再三叮咛，病必复发，此方要终身保藏，以后一发即服，可以延寿，30年来此方已配服数十次，每次少则5～6剂，多则20～30剂，赖以生活至今，现因字迹不清，药店拒配，因而要求重抄，兹录原方如下：

砂蔻壳各6克　炒归身9克　焦山栀12克　藿梗9克云苓12克　炒橘核12克　炒白芍9克　细苏梗6克　焦六曲12克　梗通2克　加玳玳花6朵

综观全方，亦为理气解郁之剂，颇为平淡，而竟能获效如此，该妇姓林，现住上海市松江县新浜公社林家荡大队，1979年上半年曾随访该大队来人，知尚健在，备供参考。

气虚之体患生外科肿疡，每见色白漫肿，疼痛不甚，成脓亦缓，大多由于素禀气虚或由久病伤气所致，气虚则无力推动血行，血行不畅则凝滞而结肿，为虚中挟实之证，假使谬从古人"肿疡多实，溃疡多虚"之说，或以清热解毒处理，则肿愈甚而钝痛加剧。临床所见均属"流注"之症，内消之法，从"气虚宜掣引之"的意义出发，治宜益气活血。亦即薛己所谓："固其元气，则未成者自消"，扶正所以达邪，正气固则邪自外达而解。

7. 沈某，女，19岁，左肩胛部色白漫肿已经近旬，自觉肩部沉重，疼痛不甚，就近治疗两次，肿势扩大，饮食少进，于1970年10月12日来诊，T38.2℃，左肩胛部有10cm×13cm大小肿块一处，按之微痛软漫，自觉形寒，精神萎靡，脉濡数，苔薄白，症属素禀气虚并感湿热之邪所致，治宜益气活血，佐以渗湿投治。

生黄芪 12 克　当归 9 克　赤芍 6 克　忍冬藤 24 克　川芎 5 克　白芷 3 克　赤茯苓 12 克　广木香 9 克　皂角针 4 克　生米仁 12 克　生甘草 3 克

内服 3 剂，外敷止痛消炎膏（市售）。

10 月 15 日复诊，体温正常，形寒除，局部肿势收缩，原方加炙僵蚕 12 克，内服 3 剂，外敷同上，18 日就诊尚有桂元大硬结一块，续服 3 剂，外敷药同上而愈。

按气虚形成流注，均属气滞而致血凝之象，因邪毒凝郁于肌肉腠理之间，无力托毒外出，气愈滞则肿愈甚，此种肿疡临床所见，投以清解消肿之剂，往往肿势更甚，且逐渐形成漫肿坚硬之因，可能由于寒凉郁遏导致气血凝滞有关；亦有认为色白似阴，以温阳托里而致红肿剧痛，犹谓由阴转阳之佳兆，导致脓溃大疡的，数见不鲜；因之，内消关键在于辨证详确。本病例患经十日而寒热不甚，局部漫肿微痛，自觉肩如负重，结合触诊，尚无酿脓之征象，而脉濡少力，食欲渐减，均属气虚见症，方中以黄芪益气，川芎、当归、赤芍的活血行血为主，白芷、木香的流通气机，赤苓、米仁的渗湿，并以皂角针的直达病所，藉增消散之力，盖皂角针少量，临床经验往往起到散结内消之功，量多则有透脓外达之效。再诊而显著改善，药合病机，无庸更张，爰加僵蚕以加强搜风散结，俾得速愈。盖气虚而血行不畅，以致血络瘀滞者，从气盛则血充，气衰则血少之旨，黄芪实为重要之主药。外治之法在于疏通气血，故以止痛消炎膏的消肿和血脉，并有疏泄郁热之力，其性和平而无偏寒偏热之弊。

外科阴寒凝结之症，每多筋挛骨痛，或则酸楚麻木，此为阴寒之邪袭于经络，血受寒则泣而不通；血瘀相搏，寒化为热，则局部色白坚肿，酸痛拘急，如附骨疽等；阴寒入骨或则肾虚骨冷，凝结而肿，痛自内发，或则剧痛于筋骨之里，如骨结核等；有为风寒侵袭于肌表经脉，久着不解，以致筋骨酸痛

9

的，如关节炎等，治疗则"寒者宜温"，以温经散寒，宣通脉络为主。

8. 王某，男，14岁，右下肢酸痛1月余，并觉步履困难，就近治疗无显效，最近10天来，自跨部至膝疼痛剧烈，经某医院诊断为骨髓炎，于1970年3月5日来诊，T37.8℃，经查局部色白坚肿，尤以大腿外侧痛势更甚，按之皮肤微热，脉沉细数，舌苔薄腻，自诉畏寒，精神不振，证属寒湿深着于里，不得外达，寒化为热，有酿脓之势，治宜调和营卫，祛寒通络为法。

羌活3克　防风3克　忍冬藤15克　赤白芍各9克　当归3克　白茯苓12克　生黄芪9克　甘草3克　川桂枝4克炒白术6克　广郁金4克　怀牛膝9克

内服3剂，大腿外侧以消散膏加掺消核散敷贴。

3月9日复诊，服药4剂，畏寒大减，局部疼痛减，肿势收缩，精神较振，脉细数，前方获效，仍宗原方加减，去羌活，加炒枳壳6克，内服5剂，外治同上。

3月14日复诊，服药5剂，畏寒除，局部痛大减，大腿外侧尚有3cm×4cm坚肿一块，脉濡数，苔薄，处方：

生黄芪12克　当归9克　赤白芍各9克　忍冬藤15克桂枝4克　川断肉9克　生甘草3克　全蝎3只　炒枳壳6克怀牛膝9克　广郁金4克

内服五剂，外治同上。

3月19日四诊，局部仅剩硬结一小块，疼痛基本消失，嘱仍服上方而内消。

按寒为阴邪，寒湿侵袭深入络脉，血凝必兼气滞，寒邪不得外解，则气血凝结更甚，郁久则化热，自里而发，故呈漫肿而剧痛，此种证候，大多见于体虚之辈，中医辨证属附骨疽之候，现代医学检查每可确诊为骨髓炎症状，本病例肿而大痛，坚结有形，脉见细数，为内将蒸脓之象，而患者低热不退，自觉形寒，此为正邪交争之际，爰以大防风汤加减投治，方中羌、防疏通络隧，以祛外感之寒邪，黄芪益气，桂枝、芍药调和营卫，佐以当归、郁金、牛膝等而利改善血行，药性平和，宗能消则消，或则以大化小之旨，以达气血流畅而寒邪外祛，复诊药合病机，正胜而邪衰，以原方去羌活加枳壳以增强行气之力，三诊时邪得外达，而尚留坚肿未消，儿童为纯阳之体，阴寒既祛，阳气渐回，故以益气活血，佐以搜络散结之品而达内消。临床上所见寒湿外侵之证，初起其症属实，虽见酸楚难忍，一般的独活寄生汤加减投治，则寒湿之滞渐解，往往可获消散之功，至于凝阻环跳、膝关节部位的，溃后易于造成关节活动障碍，故我家经验在尚未成脓阶段，必先在辨证施治原则下，内服方中加圣济大活络丹 1 粒吞服，连续三日为度，临床观察大多能获内消，部分则移离关节部位而外溃，可以避免形成残疾，而小活络丹、小金丹等则无此效，提供参考。必须说明的，本证初起，病家往往误认为痹痛，而寒邪历久不解，病久必虚，此时每形成冷脓肿而骨质受损，治疗应以气血双补为主。

外科瘀结之证，是由气不流行而血结成瘀所致，不通则痛，故剧痛难忍为本证的主征，血瘀化热成脓，故高热亦为常见症状，发于局部的，每多患于四肢，往往在四肢内侧沿淋巴腺上行红肿焮痛结块，一般由于劳力伤筋，瘀阻经络而成，治宜破瘀清热；发于内脏的则剧痛高热，如急性阑尾炎等，治宜化瘀通滞。瘀则祛之，结则散之，所以解决气血得以畅行之方法，但内消则更须掌握时机。

9. 曹某，男，41 岁，患者右大腿内侧有长达 18cm 左右之红肿一条，疼痛剧烈，寒热不解，已经四天，曾注射青霉素三天不见改善，于 1971 年 5 月 3 日来诊，T39℃，脉紧数，舌苔白腻，局部按之坚肿而疼，皮色深红焮热，治以破瘀清热。处方：

藿梗 12 克　丹参 12 克　赤芍 9 克　银花 12 克　连翘 12 克　炒桃仁 9 克　红花 5 克　制乳没各 9 克　花槟榔 6 克　赤茯苓 9 克　怀牛膝 9 克　大腹皮 12 克

内服 3 剂，并肌注青霉素乳剂每天 40 万单位，外敷清热消肿膏。

5 月 6 日复诊，T37.6℃，局部肿痛均减，皮色黯红，结肿缩小，尚有约 10cm 长，按之仍坚硬，仍以原方加炙僵蚕 12 克，续服 3 剂，并肌注青霉素及外治同上。

5 月 9 日复诊，体温正常，局部尚有 3cm 大小结肿一块，按压不觉痛，仅给以清热消肿膏而愈。

按本病例为劳力伤筋，以致气血循行失常，外溢而局部成瘀，仍从事体力劳动，则瘀不能化，而留结作肿，此种肿疡不能及时散瘀，则成脓甚速，切开后脓腔每见瘀血成块排出。此与一般的急性脓肿稍异，处方以丹参、赤芍、桃仁、红花、乳没的破瘀生新，银花、连翘的清热消炎，槟榔、腹皮、藿梗、牛膝的疏气下行，以达破瘀而血行流畅，复诊症状改善，加僵蚕的散结以助内消之效；本例历时四天而尚未化脓，显与抗菌素的及时应用有一定关系，故初诊时继续以抗菌素控制炎症，对内消的助益很大；外治以清热消肿膏敷用。由于此膏既有清热消炎之功，又具破瘀散结之力，对于急性的瘀凝疮肿，确有较好疗效。

附清热消肿膏方

芙蓉叶、赤小豆各 30 克，山甲粉 15 克，全蝎末 6 克，制乳没各 18 克，研成细末，以凡士林一斤调匀敷用。

本方以芙蓉叶、赤小豆的清热消肿，而以大量破瘀散结之品配伍，适应于阳实肿疡，并对初起疖肿的内消亦有效。

外科坚结之肿疡，大多由于七情郁结而渐渐形成，或为痰气凝结，气滞血少而涩积所致，往往局部坚硬如石，掣痛形虚，为日积月累之症，内消最难，如瘰疬、恶性肿瘤等，治宜削之软之，俾使坚结之滞得以化散，但此种见症，由于气血郁久，患者形气俱虚，不耐攻削，若妄行克伐，元气更消，虚虚之祸，势必促使恶化，因之，治应随证施治，处处兼顾正气，扶正祛邪，或可缓图内消，或则延长生命，爰举一例于后。

10. 杨某，女，62岁，因上腹部疼痛并伴食欲不振，日渐消瘦，就近治疗无效，曾至某医院检查确诊为胃幽门癌，曾用氟尿嘧啶及中草药抗癌治疗两个月，无显效，而疼痛消瘦日甚，因而于1973年5月18日来诊。脉沉细，舌淡苔白腻，上腹部右侧触及6cm×7cm结肿一块，坚硬如石，呈球形，按之压痛，推之部位不移，饮食少进，精神疲惫无力，证属癌症后期，治以攻补兼施。

太子参12克　当归9克　白芍12克　煅牡蛎12克　山棱5克　炒元胡9克　生鳖甲12克　莪术5克　青陈皮各9克　制香附9克　枸橘李9克　蒌仁12克

内服10剂，外以消散膏加掺消核散贴之。

5月30日复诊，疼痛减轻，其他症状依旧，乃处方：

生西芪12克　当归9克　制半夏6克　潞党参12克　赤芍9克　青陈皮各9克　煅牡蛎12克　广郁金9克　炒枳壳9克　黄药子12克　元胡9克　瓜蒌12克　生鳖甲12克　夏枯草12克

内服10剂，外治同上。

6月10日三诊，上腹部肿块收缩为5cm×5cm，按之无压痛，精神仍差，脉沉细有力，舌淡苔薄腻，上方获效，乃去制半夏、元胡，加怀山药18克，续服10剂，外治同上。

6月22日四诊，上腹部肿块如桂圆大，食欲好转，精神亦振，脉细有力，舌淡苔薄白，原方续服10剂，外治同上。

其后于8月5日来诊，据述上次服药后，自觉肿块消失，食欲如常，精神好，因而停药，近三天来觉上腹部隐痛，摸到肿块，故求再诊治，舌淡红苔薄，按肿块为3cm×4cm大小，形扁圆，处方仍宗上次方意。

生西芪 12 克　当归 9 克　怀山药 18 克　煅牡蛎 12 克
赤芍 9 克　生鳖甲 12 克　青陈皮各 9 克　元胡 9 克　黄药子
12 克　广郁金 9 克　枳壳 9 克　全瓜蒌 12 克

内服 10 剂，外治同上。

8 月 15 日复诊，肿块缩小至 3cm×3cm，仍觉隐痛，上方
加海藻、昆布各 9 克，续服 10 剂，外贴消散膏。

8 月 25 日三诊，肿块缩小至桂圆大，按之不觉痛，服上
方 10 剂，外贴消散膏。

9 月 4 日四诊，肿块未摸及，脉细苔薄，饮食增加，
处方：

生西芪 12 克　潞党参 9 克　当归 9 克　怀山药 18 克　青
陈皮各 9 克　白芍 12 克　焦六曲 12 克　制香附 9 克　枳壳 9
克　黄药子 12 克　海藻 9 克　昆布 9 克　全瓜蒌 12 克

嘱内服 10 剂后，无不良反应，则间日 1 剂，长期服用，
并去某医院复查后，根据诊断报告再行治疗。

其后于 11 月中旬追访，患者已停药一月余，能从事家务
劳动，自觉一切正常，未进行复查，1974 年 4 月追访无异常；
1975 年 5 月中其家属来云，患者自 1975 年春节后出现腹泻，
就近治疗不见好转，乃送某医院住院治疗半月，症状加剧，于
3 月底死亡。

按本病例经诊断为晚期幽门癌，由于见症坚硬疼痛结肿如
拳，坚硬疼痛为中医所称癥瘕积聚之证，患者曾抗癌治疗两
月，而疼痛消瘦日甚，是为正气已虚，过于攻伐则易蹈虚虚之
变，爰从扶正祛邪，以参、归、芍的益气和营，山棱、莪术、
牡蛎、鳖甲的破瘀消积软坚，佐以元胡、香附、枸橘、青陈皮
的理气止痛投服，症状无显著改善，脉证相参，初步认为可能
是扶正之力不足，攻坚之势过猛，正愈伤而邪结无力行消，故
复诊重用补益气血之品，消肿软坚佐治，肿块渐收，症状逐步
减轻，殆至四诊后，自觉症状基本消除，正拟调理气血，以作

14

巩固善后，而服药中断，以致肿块复生，说明未能达到"绝源"要求，续诊时共服药 50 余剂，均以益气血，软坚消肿为法，临床症状已愈，并嘱检验复查，以资鉴定。至于患者的死亡，虽因泄泻不止而致阴阳俱脱，但亦应考虑由于癌肿的再次复发或转移，使症状发生急剧变化。

值得注意的是本病例治疗中，二诊在重用补益气血的原则下，加黄药子一味，症状迅速改善，按黄药子为凉血解毒消肿之品，并有抗癌作用，汪机的《外科理例》中气颈一节曾用本品作为气颈除根要药，本人临床上用于坚结肿块病例每多内消；因而本病例患者的症状改善，可能与黄药子的投服有关。忆在 1975 年夏，曾有一妇在左大腿部患黑色素瘤已经破溃转移，在上海某医院就诊时确诊预后不良，嘱回家休养，其后来我处求治，嘱其购服黄药子、夏枯草、怀牛膝各 12 克，每日煎三次食远服，10 余日后大腿部肿退痛止，要求给以外用药，因向其家属说明症状预后，嘱长期服黄药子煎剂以达延年之望，后悉其共服约半年，于 1978 年再次复发，于是年秋季死亡，说明黄药子的抗癌作用在于消肿软坚并可能有理气通络之力，足供进一步研究。

内消是外科临床上最难掌握的一环，随着医学的发展，内消的范围正深入到适合于内消的各种疾病上去，但是在治疗原则上，基于肿疡的形成是属气血的失于常度所致，调整气血流行正常是治疗目的，而临床上有属气血壅盛，有为气郁血滞，有为气虚血凝，血瘀气结，有为坚结积聚等不同见证，治疗则不能执一妄投，应包含着中医有关气血的大部分理论为依据，从而审慎辨证，实为重要。

个人的体会是肿疡多实，邪实忌补宜攻，这是适用于初起气旺血充的阳实之证，苟稍现虚弱之象，即应平治寒温，不得攻伐无过，至于正虚邪恋的，更宜补接虚怯之气，尤其瘀结之证，大多困着日久，无损自虚，更不能妄行克伐，而所以理气、益气、温经、化瘀、软坚、除积的应用，均处处兼顾元气，古人谓有一可补之机，则补之，有不可不攻之势，则攻之，祛邪扶正是矛盾的统一，准确掌握，运用于肿痛之证，从而调整气血的正常，是内消的总则，正如《素问·五常政大论》所云："经络以通，血气以从，复其不足，与众齐同，养之和之，静以待时，谨守其气，无使倾移"，可称为内消顽固慢性症的座右铭，坚持这一原则，即或不能达到内消之效，而亦可使以大化小及延年益寿之望。

理气活血在外科临床上的运用

《外科证治全书》谓："人之一身，气血而已，非气不生，非血不行。气血者，阴阳之属也。"盖气血即是阴阳，气为阳，血为阴，气为推动和维持人体组织机能正常活动的动力，血则赖心与阳气的推动而循行全身，为濡养脏腑肢体的主要泉源。气与血相互依存，相互为用，气血调和是保持机体正常的关键，一旦由于病邪的侵袭，则气血的运行失常，从而形成不同程度的气血凝滞现象，均可导致外科疾病的发生，因而在外科临床上"疏其气血，令其调达"是贯彻于外证各个阶段的治疗总则。

外科疾患历来有阴阳之分，一为邪热壅盛而致气血遏聚，不得宣发而成，一为阴邪沮逆而使气血凝泣，运行受阻所致，两者虽有表里内外之别，而由于气血不和，循行失常的病机是一致的。临床上引起气血不和的原因，则有素禀体虚，复感外邪，气虚推动血行之力不足，而致气滞血凝的；亦有情志内伤，肝气郁结，以致气血亏损而结积成疡的；亦有血行太过以致血不循经而溢于脉外，阻于肌肉之间，由血瘀而致气滞的，总的来说，病变万千，必须审证求因，治疗更应从其先因，不

理气活血在外科临床上的运用

16

能拘泥于阳热阴寒之说，执而不化，而应在辨证施治之原则下，有所前进。

气为血之帅，血为气之根，气血相互依存，故不论气先伤，血先伤，及其形成凝滞之际，则往往导致气血俱伤。个人在长期的临床中观察，虽然外证初起均属气血凝滞所致，其属于气滞而致血凝者十之六七，而由于血瘀所致的，则仅十之一二而已。《寿世保元》说："病出于血，调其气，犹可以导达，病原于气，区区调血，又何加焉，故人之一身，调气为上，调血次之"，盖气行则血行，气止则血止，气为推动血液循环的动力，调气则凝滞之血得以导达通行，所谓气行则血自不留，此说诚为治疗气血凝滞之至论。因而我在外科临床上，不属血瘀确症的，每以调气为重点而施理气活血之法，作为调和气血的主要措施，实有显著疗效。爰就临床应用本法的体会简介如下：

外证初起，结肿有形，均属气血凝滞之象，而其感受之因，有为外邪所致，有属内伤而成，临床上以解其原因，施以理气活血之法，每多获得满意疗效，至于因跌仆劳伤而致血溢成瘀的，则应视瘀阻之轻重，初病而轻者，尚可以理气活血投治，而瘀血凝结重症，则应祛瘀通络为先，下属本法范围。

病案举例

1. 朱某，男，34岁，工人，1978年7月14日来诊。

患者于半月前在木工操作中，突觉右胁部掣痛，不能忍受，休息片刻后，痛势缓和，继续操作，当晚即感转侧作痛，经以伤湿止痛膏外贴，其后在右胁下第三至五肋间形成漫肿一块，曾在某医院治疗3次，先后注射丹皮酚、青霉素，内服消炎痛、四环素等，外敷止痛消炎膏，症状不见改善，因而来诊。当时体温持续在38℃左右，右胁下有11cm×9cm大小漫肿一块，皮色微红而热，呼吸转侧痛甚，脉数有力、舌苔薄红，姑予理气活血为主。

炒柴胡 3 克　炒元胡 9 克　当归 9 克　赤白芍 9 克　黑山栀 9 克　炒枳壳 9 克　青陈皮各 9 克　广郁金 6 克　忍冬藤 24 克　生甘草 3 克　上川芎 4 克　丝瓜络 12 克

内服 3 剂，外敷金黄散软膏。

7 月 17 日复诊，体温 37.4℃，局部漫肿渐退，皮色正常，按之痛势范围不减，仍从上方出入，去山栀加广木香 3 克，续服 3 剂，外治同上。20 日来诊，诸症悉去，局部尚有板滞感，嘱原方内服而愈。

按本例患者主诉因木工操作中突起掣痛，初步印象为闪挫伤筋，气滞作痛，而经医施治，不见改善，是为气滞不行而导致血凝之象。盖初起气滞在经，气伤则痛，今则血滞入络，漫肿无头，凝滞不解，郁结日久则生热化火，是以皮色红热而痛势日增，并见寒热稽留，均为即将蒸脓外溃之象。理气活血之应用，亦须观其气滞为重、血滞为重而灵活运用，本病例患于胁肋，属肝胆两经循行部位，气易郁结而难于行消，治从疏理气机为主，其中柴胡一味，更属引经之使药，其升降开郁之力，藉以引导诸药直达病所，以使气不横逆而血得流行。综观全方，除以理气之品为主，并伍以归芍的活血为治外，结合临床症状，并加栀子清其郁热，忍冬解毒消炎，使郁热得清而肿消，理气活血散解于未成之先。复诊已获初效，热除肿退，故去栀子而加木香，以增行气之力而愈。外治所以用金黄散软膏外敷，由于此方既具清热止痛之效，又有理气疏通经隧之功，对本病例即将成脓阶段敷治，最为适当。

2. 徐某，女，41 岁，农民，1977 年 5 月 8 日初诊。

患者素有输卵管炎病史，五天前左少腹胀痛剧烈，渐即左下肢拘急不能伸直，伛偻而行，当日即就近治疗，注射抗菌素，翌日转某医院门诊，检验血象正常，初步诊断：附件炎，肌注青链霉素，内服 DS36，金鸡冲剂，治疗 3 日，症状无改善来诊，患者体温正常，少腹左侧皮色如常，按之有长形结肿

18

一条，约 8cm 左右，伸腿则痛势剧烈，热敷则痛减，小便不利，食欲减退，脉弦紧，舌苔白腻，爰处方：

　　川楝子 12 克　炒元胡 9 克　淡吴萸 1 克　当归尾 6 克白芍 9 克　橘核 6 克　台乌药 9 克　小茴香 3 克　甘草梢 5 克广木香 5 克　白茯苓 12 克　车前子 12 克

　　内服 3 剂，外贴消散膏掺以消核散。

　　5 月 11 日复诊，胀痛已减，局部结肿收缩逾半，小便通利，左下肢尚觉挛急不适，伸直则痛，脉尚弦，舌苔薄腻，原方去车前子加生米仁 12 克，并增加橘核之量为 12 克，内服 3剂，外治同上，1 周后追访已参加劳动。

　　本病例初起，左侧少腹胀痛，并引起左下肢拘急不能伸直，经血检在正常范围，可知其不属急性化脓性炎症；又因原有输卵管炎病史，故治疗中首先考虑旧病复发，应用消炎药物的处理，是属符合原则，而诸证不见改善，就诊时患者主诉，局部胀痛剧烈而下肢卷缩则觉稍舒，自觉胀甚于痛，似与过去症状不同，经查局部皮色如常，显非浅表疾患，按之肿块既不坚硬，又无化脓之象，参之脉舌，系局部气滞而肿胀，结合热敷则痛减，是属气得温则行的现象，舌苔白腻为寒湿流注下焦，症属疝瘕之类。治从理气活血，而以吴萸的温中下气开郁，茯苓车前的通利小便而除湿；并以外治温热香窜之剂，以推行局部的气滞而止痛，从而消息之。复诊获效，故倍橘核以加强行气之力。

　　3. 徐某，女，28 岁，1967 年 10 月 18 日就诊。

　　患者右髋关节部酸痛已半月，就近治疗无显效，于三天前发现局部高肿，因而来诊。T37.8℃，面色苍白，精神不振，自觉胸闷，食欲少进，家属代诉：一月前曾患伤寒症，经西药治愈，最近下肢酸痛，针灸 5 次，及见局部高肿故来诊治。经检右环跳部色白而肿，按之疼痛，根盘散漫，脉濡细数，舌苔薄白，证属余毒流注，爰处方：

大豆卷 12 克　金石斛 12 克　藿香梗 12 克　赤芍 5 克　宣木瓜 12 克　大秦艽 9 克　地骨皮 12 克　广木香 5 克　浙贝母 12 克　炙橘白 5 克　白蔻壳 3 克　忍冬藤 12 克　白茯苓 12 克　丝瓜络 12 克

内服 3 剂，外贴消散膏加掺丁桂散。

10 月 22 日复诊，症状仍然，仅胸闷稍舒，原方去秦艽加川断肉 12 克，续服 3 剂，外治同上。

10 月 27 日三诊，T37.3℃，症状不见改善，局部肿势散漫，约为 18cm×18cm 左右，按之疼痛，脉细无力，处方：

金石斛 12 克　生黄芪 12 克　炒当归 6 克　赤芍 5 克　宣木瓜 12 克　川断肉 12 克　忍冬藤 12 克　炙橘白 6 克　广木香 9 克　白茯苓 12 克　白蔻壳 3 克　丝瓜络 12 克

内服 3 剂，外治同上。

11 月 2 日四诊，局部肿势渐收缩，约为 15cm×15cm 左右，精神较振，食欲稍增，上方去石斛、木瓜加炒枳壳 6 克续服 5 剂，外治同上。11 月 8 日五诊，局部肿势收缩至 11cm×11cm 左右，处方：

细苏梗 9 克　生黄芪 15 克　炒当归 6 克　赤芍 6 克　川断肉 12 克　广郁金 6 克　炒枳壳 6 克　广木香 5 克　皂角针 5 克　香白芷 3 克　生甘草 5 克　怀牛膝 12 克

内服 5 剂，外治同上。11 月 13 日六诊，症状显著好转，病员步行前来门诊，经查局部尚有 5cm×4cm 大小结肿一块，形平塌，按之不痛，脉缓有力，舌苔薄白，上方加炙僵蚕 9 克，嘱服至愈，外治同上。

按本例患者根据主诉，于一月前患伤寒症，经西药治疗初愈，渐即右下肢酸楚疼痛，针灸治疗效果不显，而病员精神困顿，低热稽留，胸闷食差，脉濡细数均属病后体虚未复，而余邪留阻于肌腠之间，发为余毒流注之候。故初诊以养阴液而透泄未尽之余邪，疏通腠理而利筋络为治，俾使正复而邪去，叠进两方，症状不见改善，细审其因，可能由于病后体虚，正虚邪恋，治宜扶正以达邪，今局部肿势不减，反形散漫扩大，是为气虚无力推动血行，凝滞不去则必致气愈虚而滞更甚，而血亦随之而凝结愈大。三诊改投黄芪益气固表，以理气通络的治疗为主，而症状有所改善，说明药合病机，乃放胆以理气活血之法施治，得以逐步消散。五诊以后，更加用皂角针的散郁结，牛膝的引导下行而竟全功。在本例的治疗中，体会到医者临诊，往往由于某些假象造成治疗上的错觉，初诊时就其家属主诉，误以为由于余毒留阻，不得外达而形成流注之症，所谓伤寒，实即中医所称之温病范畴，本证易伤津液，结合患者的神疲食减，低热胸闷现象，投以养液清邪等措施，而不见好转，详审其因，始悟气虚不能达邪所致，乃改弦易辙而得全愈。足为临床上的教训。

理气活血亦可应用于成脓外溃之后，在改善症状、加速愈合方面，有着显著的作用。盖外证成脓，由于气血结聚，郁热薰蒸液化而成，决其脓血，则往往血行改善而愈；部分则四周坚肿不消，流脓渐稀，此由于气血凝滞于先，又不能运行于后，有则形成肌肉不生而成漏，有则脓水淋漓而迁延不愈。当此之时，以理气活血使气血畅行，或则益气活血以托毒外出，而使肌肉自生，均为临床上的主要治法。

4. 姚某，男，46岁，农民。

患者于旬前左肩胛下出现结肿一处，上有脓头，探破后未作处理，渐即迅速肿大，因外出运输，途中寒热交作，乃就近去医院治疗，局部经麻醉后切除腐肉，填塞黄色纱条，并肌注青霉素，内服四环素四天，于1978年6月14日回家后即来就诊。T. 39.8℃，高热不解，自觉畏寒，食欲减退，脉数苔白厚腻，精神好，局部溃疡面 3.5cm×3cm，深约 1cm，脓少而腐肉布于底部，四周红肿高突，面积为 11cm×11cm 左右，焮热疼痛，经局部消毒后，以三味散撒布溃疡面，外敷金霉素软膏，四周红肿处以消肿膏围敷。内服处方：

广藿香 9 克　川朴 5 克　制半夏 9 克　陈皮 6 克　赤芍 5 克　银花 12 克　连翘 12 克　炒枳壳 6 克　白蔻壳 4 克　广郁金 5 克　赤茯苓 9 克　生米仁 12 克

内服 3 剂。6 月 17 日复诊，T.37.4℃，脉濡数苔白腻，局部四周肿退，尚有 5cm×6cm 范围，溃疡面腐肉渐脱，已见新肉，据告连日流脓甚多，顿觉肩部轻松；仍以三味散撒布，外敷金霉素软膏，内服原方（半夏减为 6 克）3 剂。6 月 22 日来诊，饮食如常，自觉无不适，局部新肉如珠，给以九一丹外敷，又续诊一次而愈。

按本症为中医所称"上搭疽"之候。根据辨证有阴阳之分，阳实之证，焮热红肿，治宜清解为先，阴虚之证，色黯平塌，治从补益为主。本病例初起有脓头而红肿高突，是属阳实之症，其致病之因，有由于热毒炽盛，有由于湿热内蕴所致，一般的说，阳实之症在二周之内，腐去脓泄而肿退，而本例患者就诊之前已历十余天，仍高热不解，局部焮肿颇甚，考其原因，可能由于局部经手术扩创而使毒邪走散有关，其所以不致造成内陷变局，则可能由于患者内在之抵抗力强的缘故，高热不解，实为邪正交争；局部虽然肿势扩大仍能高发而不下陷，正是正能胜邪的佳兆。治疗原则在于祛邪以扶正，使正气旺而毒邪除。本例患生于长夏季节，正当南方湿令，证见舌苔厚腻，饮食少进，是属湿热内蕴而湿重于热之象，患者局部肿势严重，说明气血结聚尚盛，如不能及时调之，则势必大溃，故以芳香理气的化湿而佐以活血解毒之品投治，局部则以拔毒去腐之药追其毒邪，消肿膏的围敷以助肿势之收束，复诊时仅三天，而热势已降至正常范围，局部脓腐外泄，肿势缩小，此种迅速转归现象，临床上较少见，实由于患者素禀强壮，蕴结之邪去，则正愈旺盛，气血通畅而肌肉易生，但其中理气活血的应用，亦有一定的作用。

5. 沈某，女，31 岁，1978 年 10 月 5 日初诊。

患者于一月前左侧乳房脓肿，在某医院治疗，曾先后在右上方及左侧各切开一处，至今已半月余，坚肿不消，流脓清稀，最近乳晕部又起肿痛，故远道来诊。经检体温正常，乳部右上方溃孔深 3cm 左右，左侧溃孔深 4cm，按之坚硬，挤压觉疼痛，流脓稀薄色白，乳晕部在右侧有 2cm×2cm 大小结肿一块，皮色如常，据述婴儿已断乳两月余。脉象弦紧，舌苔薄白。处方：

细苏梗 9 克　当归 6 克　炒白芍 9 克　白蒺藜 9 克　蒲公英 15 克　银花 12 克　青皮 12 克　炒枳壳 9 克　广木香 5 克　白蔻壳 5 克　全瓜蒌 12 克

内服 5 剂，局部溃疡点敷三味散，盖薄贴，乳晕部肿块外敷止痛消炎膏。

10 月 11 日复诊，局部溃孔流脓较厚，肿势收束而软漫，乳晕部肿块消失，续服原方 5 剂，外用三厘散薄敷。

10 月 16 日三诊，溃孔脓少而厚，右上方尚有 1cm 深，右侧深 1.5cm，停止内服药，给以海浮散外敷而愈。

按乳房疾病属于气郁者居多，气郁则血滞而结肿，一般切开排脓以后，则肿退脓少而愈。本病例因乳汁郁滞，乳络凝阻，不得行化而成肿疡，失于内消成脓两处，切开以后，脓出清稀，结肿不消，此为气之郁结不除，以致毒邪凝结愈甚，故乳晕部又起肿块，均是气血凝滞之象。处方以理气活血为主，气机通畅则结者可散，投药后脓转稠厚而坚肿渐化，气血流行而得速愈。

按语

外科疮疡之生，均属气血失常所致，而由于气滞而致血凝者为数最多，因而疏通气机是治疡的主要措施，不但适用于初起内消，而溃后有一分气滞之象，及时参用理气和络之品，对改善症状亦有一定作用。气滞可以引起血凝，故外科治疗上，理气而兼用活血，则取效更为确当。

23

理气活血原则上与活血破瘀是有类同之处，参阅《医林改错》，王清任对各种逐瘀汤的制订，其方剂组成的规律是理气、活血、破瘀并用，或是益气、活血、破瘀并用。理气活血，目的在于改善血行；活血破瘀虽然也是改善血行，而目的是破瘀生新，这是两者的区别点。外科临床上如果把气血凝滞，误认为瘀血留内，因而重视破瘀而轻于理气，则势必造成变症多端，至少是在内消疗效上达不到要求。对外证气血凝滞的治疗，应该包括两个方面：一是推动血行而解滞，一是温煦血寒而化凝，这与破瘀生新是不同的。

附带说明一下，在应用理气活血的同时，必须重视辨证，详审病因，如清暑、化湿、解表、益气等的配伍，目的是祛其所病，也都是调理气机的组成部分，即所谓"治病必求其本"。

抽脓疗法的运用

外科临床上形成脓疡后，切开排脓是主要的处理方法；但是深部脓疡切开以后，由于脓腔深，局部肌肉受到一定损伤，同时脓液的持续排出，往往愈合缓慢，特别是患生于腰脊及关节等处的，易于历久不愈或形成瘘管，甚则造成残疾。鉴于这些事实，本人在临床上采用抽脓方法，结合内服外治的原则，治疗深部脓疡取得较好疗效。

深部脓疡成脓以后，局部皮色不变，色白漫肿，四周坚硬，中央微软，有些则透红一点，重按觉痛而有波动感。患生部位以腰背部，胁肋，腹部，大腿及关节等处，尤以腰腹及大腿部为多见。

抽脓方法

首先确定微软而有波动感的处所，局部消毒后以"12"号注射针垂直徐徐刺入，穿过肌肉到达脓腔时则有针尖阻力突然消失之感，抽得脓液后，用直血管钳固定针头，连续抽吸脓液至尽，并按抽出脓液的容量数，以五分之一的生理盐水注入脓腔，并在局部周围以手指稍加按动，再行抽出含有脓液的生理盐水，此时应注意抽出量不少于生理盐水注入量，直至无脓液抽出为度，然后拔去注射针，以米粒大消毒棉球按住针孔，用小的方形胶布固定之。根据脓液的多少及具体症状，间隔3～5天抽脓1次。

局部用稍大于漫肿范围面积的棉垫，厚敷自制消肿膏（或用止痛消炎膏加鱼石脂软膏拌匀外敷亦可）。

内服药基本方

杜藿梗9克　当归6克　赤白芍各5克　银花12克　广郁金6克　青陈皮各6克　炒枳壳5克　广木香5克　白茯苓12克　生米仁12克　制僵蚕12克

随证加减：气虚加黄芪12克；阴虚潮热加炙龟甲、炙鳖甲各12克，玉竹6克，去藿梗。下肢加牛膝9克；胁肋及腹部加川楝子12克；腰部及关节加川断肉12克。阑尾脓肿加生地榆30克，黄芩9克。

外敷内服处理，应待硬结消失后停用。

疗效观察

一般深部脓疡抽脓2～3次，虚性脓疡不超过5次，均全愈。

骨与关节结核及慢性骨髓炎形成的深部脓疡，确有死骨存在的，则不适用本法治疗。因往往抽脓处理仅能控制症状，局部四周坚肿不消，有的历数月后即复发，有的甚至脓液抽之不尽，恐与死骨存在有关，故应切开剔除死骨为妥。

病案举例

1. 李某，男，成人，上海市青浦县小蒸公社，1963年7月14日初诊。

病史：腰部疼痛40天，形寒身热，不能行动，因来就诊。

25

经检患者形瘦削，左侧肾俞部色白漫肿，按之有波动感。脉细，苔白腻。

治疗经过，局部垂直穿刺后，抽得脓液140ml，脓液稀薄，内服药基本方加川断肉，外敷止痛消炎膏。三日后复诊，局部按之波动，再行穿刺抽脓100ml，脉细无力，苔白腻，以上方加生西芪，内服三剂，外敷同上。7月21日三诊，局部漫肿范围收缩，脉细无力，穿刺抽脓60ml，内服外敷同上。7月26日四诊，抽脓15ml，稀薄如水，已能步行，仍以上方加六一散12克，内服5剂。8月1日五诊，局部呈1cm直径硬块一处，其余肿退，穿刺抽出水样脓液2ml，外敷内服同上，8月8日六诊，仍有硬块，继续外敷内服，8月15日七诊，硬块消失，局部皮肤有板滞之感，续敷止痛消炎膏，停止内服药而愈。

按本病例为肾俞流注，初诊已经成脓，由于本部位为肉陷空隙之处，如切开排脓，收敛缓慢，易成漏管，故予抽脓治疗，虽脓出稀薄量多，鉴于患者正当壮年，故内服以基本方加川断，复诊脓液仍多，从气虚论治，加用生芪，四诊时症状显著好转，脓少肿退，时当暑令，爰加六一散清暑渗湿，五诊时脓腔基本愈合，尚有硬块不消，续以外敷内服善后，以防复发。

2. 盛某，女，14岁，上海市金山县兴塔公社，1964年5月21日初诊。

病史：右髋部肿痛半月余，下肢不能伸直，发热不解，经检右髂窝部坚肿，色黯红，按之已成脓，脉数，苔黄腻。

治疗经过：局部皮内注射普鲁卡因0.5ml后，垂直穿刺抽脓12ml左右，质稠厚，注入生理盐水2ml，回抽得脓水约4ml，内服基本方加川楝子、黄芩、伸筋草3剂，外敷自制消肿膏，5月24日复诊，发热已除，局部肿势收缩，右下肢能伸直，局麻后抽得较薄脓液约5ml，内服上方去黄芩加牛膝5

剂，外敷同上；5月31日三诊，局部肿退，按之微有坚硬感，续服上方3剂，外敷自制消肿膏1周而愈。

按本病例发热不解，局部红肿，是为髂窝流注中之实症，穿刺脓稠厚，由于配合内治，复诊即热退肿减，抽脓质较薄而少，故短期内即愈合。如按一般治法，切开排脓处理，不但愈合过程较慢，且其关节功能的恢复，不可能如此迅速。

讨论

关于深部脓疡的抽脓实践中，初期曾遇到很多失败病例，最早的方法是抽出脓液后，外敷止痛消炎膏，结合内服清热解毒消炎处理，其后在抽脓后注入青霉素溶液，但疗效均不满意。主要表现为复诊时脓腔面积不缩小，有的局部高突，脓向外达的趋势，不得已再作切开处理，检查其排出脓液中，往往伴有不能由针孔抽出的块状腐肉或瘀血结块，造成"瘀不去而新不生"的现象，脓毒不泄，继续酿脓，影响抽脓疗效。抽脓后注入适量生理盐水，局部以手指按动，促使腐肉瘀块因稀释而化散，便于抽出，事实上在抽取含有盐水的脓液中，确常有细碎片状脓腐物或小块随之而出；根据具体症状，对脓质稠厚的，有时每以盐水分数次稀释抽出，而在复诊时，脓腔均有不同程度的缩小，脓液也渐次减少而转稀薄。上列两病例中，其第一例脓稀而多，为化脓已久，未曾及时处理，内部脓腔过大，因之抽脓至第三次方始显著减少，脓腔也逐渐愈合；第二例则脓稠厚而少，是成脓期短，及时抽脓并经盐水稀释后，一次已基本抽尽积脓，所以复诊时肿退脓少，愈合较速。

关于内服药的运用方面，也曾经走了弯路，开始认为肿疡脓疡是由于气血凝滞，经络痹阻所致，不及时内消，则郁久化热，肉腐成脓。因此，初时以消炎解毒为主，以期抽出脓液后，达到肿消毒解而愈。但在临床上出现脓液虽逐渐清稀而少，但脓腔缩小迟缓，不能确切掌握愈合之机。因而遵外科心法内托治法之意，以调和营卫为君，佐以祛毒，并加行郁去滞

27

之品，使脓出肿消，新肉自生为原则，拟订了基本方。方中以当归、赤白芍的益血活血，藿梗、郁金、木香、枳壳、青陈皮的理气解郁，佐以银花的解毒，僵蚕的散结，白茯苓、生米仁的益脾利湿；至于所以方中重用理气解郁之品，因血之凝由于气之滞，疏理气机，气行则血亦行，血行改善则渗出液减少，营卫和而坚肿自消，是以脓腔自愈，投治后确有实效。在抽脓治疗深部脓疡的基础上，1959 年初次用于阑尾脓肿而获得显效。

1. 次女凌某，1959 年秋正当小学毕业，在升学考试前两天，突起腹痛高热，经检查为急性阑尾炎，当即投以大黄丹皮汤加红藤内服，并肌注青链霉素，翌日痛势缓和而热则稽留不退，局部可摸到包块，已形成局限性脓肿，此时适有某人民医院外科主任某医师来访，目睹小女症状，并为检查，建议立即住院手术切除，以免扩散成腹膜炎，谆谆劝行，而小女惧怕开刀并坚持要参加升学考试，乃和某医师商定，先行穿刺抽脓，待明天考试后，再行住院切除；当即在包块中央微软一点，垂直穿刺抽得厚脓约 5ml，以生理盐水注入 2ml，回抽得脓水约 3ml，外贴消散膏一张，内服基本方加川楝子、生地榆、黄芩，仍肌注青链霉素，次日热势下降，用竹榻抬往学校考试，终场而返，已不觉疼痛，又间隔一天后，某医师来访，检查小女局部症状已消失，深为惊讶，并详询消散膏药物成份，认为是消散膏所起的作用。时隔 20 年后之今天，此症从未复发。

阑尾炎及阑尾脓肿属中医肠痈之候，患发于内，通过这一病例，说明成脓以后，也可按深部脓疡一样采用抽脓治疗。其后遇此种病例很多，均以抽脓而愈。在 1964 年对 12 个病例作了先后血常规检查，初诊一般白细胞总数及中性细胞显著增高，及至触诊及自觉症状基本消除时，部分病例仍增高，在继续内服外敷约 1 周至半个月，方见正常，因之，我在临床上必待血常规正常以后，方始停药。我的体会是抽脓治疗的最后阶段，脓腔内势必有极少量的脓液遗留，可以通过被吸收而消散，由于各个患者抗病力的强弱，从而影响到症状彻底消除的时间。

近几年来我曾对由于药物注射引起局部发炎化脓的病例，以抽脓治疗而获得全愈。爰介绍两例于后。

2. 曹某，女，67 岁，浙江省嘉善县惠民公社，1974 年 4 月 26 日来诊。

病史：患者右肩关节炎已数年，右上肢不能抬举及提重物。经用葡萄糖穴位注射多次。半月前肩髃穴周围漫肿疼痛，经消炎及外敷药无效来诊。检查肩髃穴局部肿而有波动感，显属关节腔炎症化脓。

治疗经过：局部垂直穿刺抽得稠厚脓液 8ml，以生理盐水 2ml 注入，回抽得脓水 3ml，以止痛消炎膏加鱼石脂软膏拌匀外敷，并在肩周围进行电疗。3 日后复诊，局部穿刺抽得较薄脓液 5ml 左右，外敷同上，并作电疗，三诊时局部穿刺无脓，继续外敷而炎症消失，关节炎的症状则未改善。

3. 范某，男，72 岁，住浙江嘉善南门，1977 年 9 月初诊。

病史：因肌注丹参针后引起臀肌发炎，局部无显著红肿，按之有硬块，自觉热痛感，经一周后检查，发现局部已经化脓，脓腔面积为直径 3cm 左右，色白漫肿，中有微软一小块。

治疗经过：穿刺抽得脓液 30ml，以生理盐水 5ml，注入回抽两次，外以止痛消炎膏加鱼石脂软膏拌匀敷之。五天后复诊抽得脓液 20ml，外敷同上。又 5 天三诊抽得稀薄脓液 15ml，外敷同上。又 5 天四诊抽得稀薄脓 10ml。又五天五诊抽得稀薄水样液体 5ml，外敷同上，停止抽脓。每五天外敷药换一次，共四十天而愈。治疗期间，患者自服丹参片及 V.C 片，未服中药。

上述两例均因局部注射而引起化脓，但所现征象则不同，前一例可能在进行水针疗法时消毒不够注意，或是药物有沉淀等原因引起，亦可能为针尖深入关节腔内，由局部反应而引起发炎化脓，所以疼痛剧烈，肿势亦盛，均属急性炎症现象，脓出稠厚而少，配合电疗以改善局部血行，取得较好效果；后一例为注射丹参针引起化脓，但无红肿炎症状态，可能与患者局部组织不能吸收及患者年老体衰有关，似属无菌化脓现象，因而脓出较薄，治程较长。

按语

抽脓治疗深部脓疡，就临床观察，其优点为缩短病程，加速愈合，局部不存在疮疤瘢痕和漏管形成，尤以患生于关节部位的，不存在由于手术不慎而造成功能障碍之虞。

穿刺抽脓在临床上应掌握针尖进入脓腔，抽得脓液时即固定之，不宜过于深入脓腔，以免伤及好肉，引起不良反应。当脓稀而量少，局部触诊无波动感时，仅需外敷药物，帮助对残留脓液的吸收而消散。凡抽脓量少及稠厚者易愈，量多而稀薄者愈合较迟缓。

敷用外用药，可增进消炎退肿作用。自制消肿膏的疗效较止痛消炎膏加鱼石脂软膏为好。

走黄与内陷之我见

走黄内陷是中医外科的术语。疔的走黄，疽的内陷，都是属于毒邪走散入里，引起危及生命的变证、坏证，一直引起外科界的重视。在现代医学上，这些症状是包括在脓血症、败血症、毒血症等全身性化脓性感染范畴之内，其致病因素是由局部病灶的毒素侵入血液循环所引起。故就本证的形成来说，中西医认识是基本一致的，但以临床病种范围来说，似乎中医比较局限一些，不象西医那样广泛。

中医对本证的概念，走黄是毒邪炽盛，内陷为正气虚衰，从辨证及临床观察中，一般的说这一概念原则上是符合的，细审之，用"疔""疽"来分别疾病的正邪关系，则又似不妥，盖正邪关系是相互消长，虚实也可以相互转化，由于患者体质素禀的强弱，毒邪走散的程度以及其他因素的影响的不同，就会有不同症状出现，邪盛之证也能出现正气虚衰而成内陷。所以正邪关系不可能一成不变，应以辨证为依据，而不是固守辨病；应灵活施治，而不是执方投药。这是个人对走黄内陷的主观看法。

参考历代外科文献资料，所谓走黄与内陷，在明代以前，是以"疮毒内陷"，"毒气攻心"，"火毒攻心"等词句来说明这些变证坏证，而其症状表现，则又大多包括在"七恶"的记述中，说明当时治法并未为疔疽所局限。"疔疮走黄"的记载，始于明代外科著作，如外科正宗，疮疡全书等均有描述；"疽的内陷"而分别为三陷之说，则首见于高锦庭《疡科心得集》。明代以后的外科文献，"走黄"已普遍引用为疔毒走散攻心的术语，而三陷之说则自高氏以后，文献尚少见记述，但在现代著作中则引用较多。所谓"三陷"，原是高锦庭治疗发疽的经验，通过临床积累归纳总结为发疽的三种变证，就发疽的证治而言，是作出了贡献，使后世医家受益非浅。正因发疽之证，包括有阴阳虚实两端；而变证的发生，也有邪实正虚之别。如"火陷"变证，从症状及病机分析，原则上与部分走黄症状相类，治法亦多类似，作为正虚内陷来认识，是不当的。所以称为内陷，这可能由于对疔疽证候划分的狭隘观点有关。医学是不断发展的，以现时代来说，这些走黄内陷的变证，实践证明并不局限于疔疮发疽，而是严重的化脓性外科疾患，均有发生的可能，因而在了解这些变证的现象实质，结合症状鉴别其属于邪实还是正虚所引起，作出相应的治疗，似以用毒陷与虚陷来区别更为适合，邪盛宜清，正虚宜补，在治疗中有所遵循，

31

灵活地辨证施治，也可算是继承前人经验的发展。现试按毒陷、虚陷来谈谈个人的看法与体会。

毒陷与虚陷是分别发生在外证不同的各个阶段，一般的说，发现于早期的以毒陷居多，中期后期的则多出现虚陷征象，但也不能视为规律，而是应该结合素禀强弱，毒邪感染的不同情况以辨证分析为主。中医对这些现象的认识，是正邪相搏的结果，毒陷为邪气盛而伤正，虚陷为正气虚而邪张，因而其症状所见，均是正邪斗争中的具体表现，在治疗上则以"扶正""祛邪"作为调整机体的主要措施，也是使正气复生的机转关键。

毒陷之证大多出现于初起结毒之时，或在脓出不畅之前，由于火毒炽盛，早期失于治疗，或则强力挤压，过早切开等引起毒邪的走散，入于营血，这是本证之常；亦有由于体质素虚，毒邪猖獗，机体抗病力弱，导致毒邪的入里扩散，这是本证之变。因这类现象，多属火毒攻心，均是邪盛而伤正，能以祛邪而达安正之目的。毒陷症状一般来说，出现寒战高热，体温在 39℃ 以上，稽留不退，并伴泛恶呕吐，眼花眩晕现象，有则并见头痛汗出，胸闷烦躁，这是毒邪走散内攻的常见症状，此时脉多洪数弦数，舌质红绛，苔多糙黄或黄腻，化验实检查白细胞总数显著增高，中性细胞有左移现象，局部见症则原病灶色黯平塌或黑陷，脓腐不脱，肿势迅速向四周散漫扩张，或则大片漫肿而皮色黯红，治疗原则以大剂清热解毒为主；至于部分严重病例，出现神昏痉厥，大小便失禁现象，此时脉多细数，舌质于苔薄白或白腻，或舌苔光红。按脉细属虚，数则为热，舌苔白而质干为气阴受伤，治疗在清热解毒原则下，重在清气扶阴；舌见光红为毒入营血，重在凉血清营，而总的治则，仍须以解毒为主，从祛邪着手，祇要脓毒有外泄之机，则正气可复，正气盛则邪不内留。临床上疗疮发疽出现毒陷，较为常见，但也见于其他外科化脓性疾患以及大面积烧伤等，包括范围广泛，出现毒散入里的相应症状，即宜从毒陷施治。所以我对毒陷的病因病机，初步体会是毒盛为致病之根源，脓毒不得透达是造成毒陷的诱因，毒盛而正气实则横逆走窜，毒盛而正气不支则毒散入里，故两者均以祛其毒邪而使正安为治。

虚陷之证，大多见于疾病的中后期，由于正气虚衰所致，气血虚则毒不外达而内陷，气血大亏则生肌无力而恶象萌生，这是本证之常，虚陷不同于毒陷，毒陷祛邪则正复，虚陷必须扶正固本而邪去；也有阳毒之症因过服寒凉郁遏，正气渐伤，或是香燥走窜之品，灼烁真阴，均能导致虚陷的产生，这是本证之变。此种现象，亦为正气耗伤而邪下陷，属正不胜邪之象，应扶正为主而达祛邪为治。虚陷症状不一，中期见症，有的身无热象，体倦神疲，头晕纳呆，脉象濡细，舌苔薄白或白腻，局部见症脓腐不去，四周色黯板滞，此为气虚而不能托毒透脓，为虚陷中之轻症，治从补气托毒；有的邪热稽留不退，阴液受灼，或则惊厥，或则颧红潮热，脉象细数，舌苔光剥或干萎，局部脓干或腐揩，四周软漫，是为阴伤不能引毒外达，为虚陷中的重候，治宜养阴清热。后期见症，体温降低，自觉畏寒，形瘦肉削，四肢清冷，每见神昏倦言，脉多沉细无力，舌萎苔光，局部则腐去而新肉不生，溃疡面泛白而不红活，或呈灰浊色而流脂水，七恶之象萌生而多偏于虚症，治从大补气血，尤宜参用血肉有情之品，或能收复已失之元气，预后一般不良。这些都是虚陷的常见症状，此为毒邪已衰而正气虚愈，造成气阴两伤，阴阳两竭的现象，此种症状泛见于外科严重的化脓性疾患中，治疗均从扶正为主，正气得苏，则气血渐旺，脓毒得以外出而肌肉自生。临床所见亦有由于治疗失当而致虚陷丧生之变，如曾见一8岁儿童患下肢化脓性骨髓炎，溃后历时3月，脓水淋漓，四周坚肿不消，呼痛不止，屡经易医施治，均无显效，后延一素负擅治骨痨之名的老中医治疗，服药

33

两月，痛止肿消脓少而形削食减，是日突起昏厥，乃邀我出诊，检视局部溃孔深约 2cm，干涸无脓，脉革而细，舌则萎颤，索阅前方，仅藿香、佩兰、青皮、银花、香附、郁金、牛膝七味，已连服 50 余剂，乍看似属平淡，实则疏泄旦旦不息，耗伤正气，导致阴阳两竭，后于 1 周内死亡。又曾见一老年患烂疔的病例，初起火毒炽盛，腐烂不止，经医用苦寒清热解毒之剂内服，烂止腐脱而新肉不生，仍认为毒腐未尽而继服前药月余，时当初秋而畏寒殊甚，泛恶神疲，饮食不思。邀我出诊，检视局部溃疡色现灰紫，舌苔黑润，显系过于寒凉郁遏，气血凝滞，以致正气受戕，肾水虚寒，真阴外露之象，年老而蹈虚虚之变，辞以不治，果于 3 日后死亡。此两病例前者属正虚，治疗不从固正而以芳香理气取效一时，小儿气血未充，致使正愈耗损而气血俱败；后者属邪盛，清热解毒是为正治之法，不遵中病则止，徒事清解则戕贼正气，而致阴阳俱脱。这些应引以为诫，也说明虚陷的形成，致因多端。因而我对虚陷的初步体会，正虚是本证的主要矛盾，有为正气虚衰于患病之前，在因其他诱因而出现于既病之后，正虚是本，故扶持正气而邪得除。

按语

毒陷与虚陷是外科临床所见的变证坏证，凡属严重的外科化脓性疾患均能发生，范围广泛，也包括了中医所称的疔疮走黄，疽的内陷在内，是外科危重之证。实践证明，毒陷之证，施治适当，毒邪祛而正气复，易于挽救，且多速效；虚陷之证，病变多端，必须详审其因，鉴别阴阳，随证施治、灵活运用，不属于沉疴垂危之症，虽亦能取到正胜而邪去，但获效非易，这是两者治疗与预后上的区别。

就治疗来说，毒陷以清热解毒为主。其毒盛体实的，在正确的辨证下，为了达到祛毒目的，可以暂用汗法以疏通腠理，下法以荡涤积热，挫其毒邪亦即扶正，但应中病则止，每获捷效。在西医治疗上，也每用大量抗菌素，以控制感染，说明两者的治疗观点是一致的；虚陷则以扶正为主，或以益气和营，或以养阴增液，或则气血双补，稍佐祛毒之品，培固正气以祛毒邪，但必须在守方之中，灵活运用，以使正气固而毒不能留。西医治疗亦多在应用抗菌素的同时，以补液或输血改善体征，从而认为在总的治则上，中西医也是相同的。

疔疮浅谈

疔疮是中医外科所特有的病名，在祖国医学文献上很早就有记载，并历来为病家所重视。其所以引起重视之因，不仅是由于本症为常见的急性感染疾患，主要是因疔疮失治或治疗不当，容易引起"走黄"，亦即现代医学所称之败血症或脓毒血症等全身感染而危及生命。

中医所称的"疔"，包括较为广泛，而它的特点是往往来势猛急，迅速恶化，因而古代有"朝发夕死"、"随发随死"之说，均足说明本症的严重和危险性。疔疮在华佗《中藏经》里分为五种，认为是毒邪蓄积脏腑，外发而成，所以他以五色而应五脏，作为颜面部疔毒的证治依据。陈实功宗其说，亦以五脏而分为火焰疔、紫燕疔、黄鼓疔、白刃疔、黑靥疔；在患发部位上则不限于面部。孙思邈《千金方》分疔疮为 13 种，是以症状而命名。其后疔疮之名称更多，如王肯堂的《证治准绳》中就列了 40 余种，清代过玉书的《治疗大全》中更是无一非"疔"，显然是不足为法的，但从而可以说明疔疮是受到历代外科医家的重视，相应在治疗上也有所发展。我们就临床上所见，加以整理归纳，根据患发部位及感染因素的不同，大致有下列几种症状：

1. 最常见的是初起有一白色脓头，稍形凸起，根盘较深，

35

坚硬如钉，痛少而麻木或则有微痒感，患生面部的多见，尤以口三角区的最为严重，易于引起疔毒走散，所以"唇疔"一直被人们所重视。其次也见于手足及全身各部，这种疔疮易与一般疖肿相混淆，中医的区别是疖肿小而无根，脓易出易愈，疔肿大有根盘，易引起走散，症的轻重相差很大。

2. 患于手足指（趾）部的，由于局部组织致密坚韧，神经分布较富，知觉灵敏，所以肿势疼痛均剧烈，常迅速扩展到手背足背部漫肿，尤以指部较趾部更甚，并因局部表皮厚，化脓阶段往往痛得日夜不能安寐，在切开处理中，容易引起脓毒感染于指骨，产生指骨炎症及脱骨之虞，亦有毒邪走窜到本指节全部化脓，或全肢肿胀，这一般是由强力挤压和手术不当所造成的症状恶化，因而"手指疔"亦为外科工作者所重视，但应与由劳动中所引起局部一般感染相区别。

3. 烂疔患生于足背足胫部者最多，也有发现于手背及肘部的，一般是由于破伤后感染所引起的大面积迅速蔓延腐烂的急性症，严重的 1～2 天内能形成 10cm～20cm 直径的大面积溃疡，并继续扩展，能引起全身性化脓性感染的严重症状。

4. 疫疔为屠宰或食疫死牛马等牲畜而致的严重感染病症，好生于手部面部等处，初起局部溃疡色黑凹陷，坚硬不化，四周色红浮肿，极易引起恶化，现代医学上称为皮肤炭疽病，中医俗称为"牛肉疔"。

5. 还有一种所谓"红丝疔"，发现在四肢部位的内侧为多，均是手足部的化脓性病灶或是皮肤破损后的感染而引起的急性淋巴管炎，一般的可注意原病灶的治疗，能够消退，极少数出现转移性脓肿，或引起毒散而恶化。

总之中医所称的"疔疮"，包括范围很广泛，但都属急性化脓性疾患，都能引起所谓"走黄"的严重变证。"走黄"是全身性脓毒感染的代表称，是中医对毒邪走散，毒散内陷的特定术语。

治疗疔疮有一个基本概念，从病因病机上说，疔疮是由脏腑积热，火毒炽盛，复感外邪，内郁外发而成。既属火毒之证，有火宜清，所以清热解毒是疔疮治疗的总纲；在西医处理上，这类病是以抗菌素磺胺类药杀菌消炎为主，两者的处理意见相同，说明中西医的治疗原则是一致的。

疔疮内治以清热解毒为主，这是一个总则，因为疔疮是火毒炽盛所致，所以"盛者夺之""有余折之"，祛其毒邪是主要措施；但是病证不可能一成不变，用药立方也须灵活运用，但任何变法，均应以清热解毒为中心而有所增减。

历代医家在疔疮治疗上有汗、清、下三法，"疔毒宜汗泄"，这是古人治疗经验之一，追疔夺命汤、七星剑汤是它的代表方，现就这两个方剂的组成作用加以分析；追疔夺命汤以羌独活、防风、细辛宣散风湿，蝉衣、僵蚕散解风热，银花、黄连、甘草、金线重楼清热解毒，青皮、泽兰、赤芍行气活血，全方既温散，又清热，既行气，又活血。此方每剂共计量为15克，其温散药物羌防等每种含量约为0.9克，在煎服时再加泄热和血的泽兰及清热解毒的银花各30克，服至汗出为度，可以说明本方是以清热解毒消肿为主药，而羌防细辛等的作用在于疏通经络，开泄腠理，腠理开使毒邪得以外泄，与一般的解表发汗有区别，此正是"汗出为度"的原意；七星剑汤以麻黄苍耳疏散风邪，大量野菊花及半枝莲，草河车等清热解毒，其原则亦在于以麻苍的开腠理而疏通闭塞凝滞之毒，而与一般的发汗有异。汗法的应用，在于以小量辛温开腠透邪，大剂清解祛其火毒，两者相辅相成为疔疮宜汗泄的基本方法。这类方剂必须掌握时机，掌握用药剂量，确有实效，尤适用于西北气候寒冷地区。所以提出慎用的原因，本人在1957年时曾治一张姓妇女，面部疔毒已近1周，就近延医治疗，服药2剂，肿势骤增，满面均肿，神疲头晕，时时呕吐，全身出现黯红色斑疹，形寒发热（在38℃左右），由家属扶持来诊，局部

37

色黯红而流稀薄污脓，脉细数而濡软，舌苔垢腻，神志尚清。索阅前医处方为七星剑汤加减，去麻黄而加薄荷，据告服药后汗出较多，翌日即出现红斑，续服 1 剂红斑更多而面部大肿，说明由于汗多毒邪走散所致，治以大剂清热凉血之剂。历时半月，始红斑隐没而局部脓腐外出，至全愈后尚觉头晕乏力，两月余方恢复健康。汗可以开泄腠理，透邪外出，但应该在毒邪结骤尚未蒸脓之际，此时汗之，可使营卫和畅，经络疏通，在表之邪，得汗而泄。及至已经成脓，疔疮腐溃阶段，则气血受伤于前，汗法足以使营卫失固而毒邪走窜，也就是疮家忌汗的意义。

疔疮为脏腑积热，火毒之证；毒邪炽盛，热结在里的宜"下"，所谓下法，即是以大黄等荡涤脏腑、通利积热。因疔毒多属实热之证，每见便秘现象，热毒愈盛，则火焰愈炽，病实体实；大实大壅则荡涤下夺而势衰，为实证的治疗捷法，每有确效。下法治疗疔疮的方剂组成，也与汗法同，以大剂清热解毒为主，配伍适当的大黄朴硝等投服，且往往以 1～2 剂为度，病衰及半，中病则止，不可长服，以免引起疔毒下陷而致虚虚之变。

历代治疗之方为数最多者是"清"法。火毒宜清，虽然各家所用各有心得，而总的作用均是清热解毒，临床应用亦多有效。我家所常用治疗方为：

夏枯草、菊花、地丁、银花、蒲公英各 9～15 克　蚤休 6 克　生甘草 3 克　水煎频服

本方适用于面部及手部疔疮，确有显效。定名为七味治疔汤。

按本方组成是以五味消毒饮为基础，因紫背天葵药店少有，故易以夏枯草，此两药均是春生夏枯，其性寒除热与主治外证之用基本相似，尤以夏枯具纯阴之性，解郁火而清热，且有杀菌作用，尤为适宜，并加蚤休、甘草以增清热解毒之力，

数十年治疗持为利器。至已现疗毒走散征象的，则加入金石斛9克，以清胃腑积热，用治面疗手疗的"走黄"患者，尚无失败病例，但不适用于烂疗疫疗的毒邪走散之证，缘病因不同故也。

疗疮外治直接关系预后，选药最为重要。有人初起喜用白降吊药点敷，局部形成黑色硬结，为聚毒之征，数日后去除腐肉，但本品腐蚀太过，新肉生长较缓；至于部分文献认为用降丹而引起毒气攻心之论，这是偏见，不足为信。有的用立马回疗丹去脓腐聚疗毒，疗效似较降丹为优。我家原来治法是以陈升丹点敷，并用千捶膏盖贴局部，三天后揭去，脓栓自落或钳去，挤出稠脓，外敷九一丹，易于脓泄肿退，一般在3天至1周内痊愈。有些忌汞患者，则以一气丹点敷，盖贴软膏，肿势则见每日缩小，但去除腐栓及愈合期则较用汞剂升丹稍长。此种治法似较降丹等为优。

1954年时获得拔疗散一方，其组成为：

苍耳虫150克　明矾末15克　朱砂2克　黄升丹15克

制法：以明矾朱砂末与苍耳虫研匀后阴干或用石灰收干，再加黄升研细点敷局部，贴膏药后，即有滋水流出，腐栓易出。

按此方来源于浙江民间一林姓草医，治疗极效，不肯外传，后经其亲属见示原方，试用后效捷，无不良反应。苍耳茎中虫治疗疗疮的记载，首见于《本草纲目》，在鲍氏梅氏两本《验方新编》中均有记载，以用油浸后取虫体敷于疮上拔疗，其采集期以立秋节为准。《冷庐医话》中载以虫用纸包裹置火炉上烘极干，藏瓶中，勿出气，用时研细末，约六小时而出疗毒云。考其实际，此虫应在大暑后即行采集，一般在立秋时已破梗而出。本方特点是取虫以后即用矾末朱砂拌匀研细阴干，较烘干法更能保存苍耳虫的药效，林姓草医一般用两种配方，一方无黄升，一方加黄升，据告加用黄升后对走黄的疗效显

39

著，应用中确如所言，爰记之以广流传。

由于各种疗疮的证治，病因症状均有差异，故治疗多同中有异，为了便于鉴别施治，爰分篇略述个人的经验。

面部疗疮治例

面部疗疮所以引起医者患者的重视，是由于面部血管丰富，毒邪容易经过血液而进入颅内，引起严重的脓毒血症，即中医所称"走黄"的疗毒走散现象而危及生命，尤以患生于鼻翼及口三角区范围的和两太阳穴部位的最易引起"走黄"，在临床上亦最为重视。面部疗疮在治疗过程中，特别是毒邪走散病例变化多端，均须审慎辨证施治。兹举病案数则，以资说明。

病案举例

1. 张某，男，38 岁，工人，1970 年 8 月 20 日初诊。

患者于四日前在左侧太阳穴患一硬瘰，麻痒不痛，渐即抓破后，翌晨局部红肿，有形寒感，仍坚持参加劳动，当晚肿势扩大，就近医疗，肌注青霉素 2 天，内服四环素片，外敷黑色软膏，不见好转，因而来诊。T38.6℃，局部焮红高肿面积直径为 5cm，按之坚硬，掣痛剧烈，并引及左眼上下睑肿胀，不能张目，左鬓部及耳前均漫肿，脉洪数，舌苔糙腻中黄。处以七味治疗汤 3 剂，外用拔疗散点敷，加盖千捶膏，并以消肿膏围敷肿处，嘱 3 日后复诊。23 日来诊，T37.5℃，局部肿势集中，四周漫肿消退，左眼上下睑尚有轻度肿胀，揭去膏药，根盘软而有波动感，钳出脓头长达 1.5cm，挤出稠脓后，续用拔疗散，贴膏药，每日敷药 1 次，停止内服药。26 日复诊，肿势退尽，外敷九一丹盖膏药，数天而愈。

按面部疗疮患生于太阳穴部位，此处肉薄而神经丰富，肿势易于扩大，往往引致头部剧痛，为"鬓疔"之症，因患后痛彻头脑，故俗称有"钉脑疔"之名。本病例毒邪结聚而高肿，虽四围漫肿，疼痛剧烈，而无头晕眼花见证，且寒热稽留而不急剧上升，均属正常炎症化脓过程之状态，因局部按之坚硬，说明尚未成脓，此时如谬然加以切开，则溃口有血无脓，使机体的防御能力破坏，脓毒从而入于血液而走窜，即为毒入营血的"走黄"现象。本病例脉象洪数，苔黄腻，并属积热在里之象，治疗原则内服以七味治疗汤的清热解毒以抑制毒邪的横逆，增强机体抗病之力量，疗属实热之证，热势得挫，则邪自透达；外以拔疔散点敷，因此药善聚疔毒，并有提毒外泄作用，一般敷药后，滋水外流而四周肿势随之逐渐减退，对于控制炎症扩大有一定疗效；千捶膏亦具有提脓拔毒之功，素为治疗通用良方，用之以助拔疔之力，两者相得益彰；由于肿势范围较大，故用消肿膏围敷肿处，俾使肿势收缩而毒易结聚。以我家治疗经验，在未成脓时用药宜猛，以求一击即中，不宜频敷药物，以免病家挤压试擦过重而引起毒散之变，一般的固定3天，则脓头均能外达，毒去则诸症安，可无变证之虞，实为治疗面部疔疮之秘诀，临床每多有效。

2. 张某，女，33岁，农民，1969年9月4日初诊。

患者于1周前鼻部中段左侧起一疖肿，就近医治3次，肿势日甚，昨日起神昏谵语，泛恶连连，因而来诊。经检T40.2℃，脉细数，舌苔黄腻，精神淡漠，局部溃口无脓，色黯，肿势蔓延上及额部旁及耳前，两眼上下睑均肿胀如缝，右颌下淋巴腺肿大，自觉畏寒，头痛如裂，全身疼痛酸楚，已两日未进食，大便已七日未行，小便少。症属疔毒走散，处以大剂七味治疗汤加味。

金石斛9克　菊花30克　夏枯草15克　生甘草6克　银花30克　蒲公英30克　蚤休12克　地丁15克　焦山栀15克　煎汤频服，并嘱口渴喂以西瓜水，局部以红升丹点敷，用千捶膏捏

41

成 0.5cm 大饼形一块，盖贴局部加膏药密封。翌日续诊，
T39.5℃，自觉头痛减，无泛恶感，一日间服 5 斤重西瓜 2 只，小
便增多，今晨已食稀饭一小碗，神志较清，昨夜睡眠甚酣，鼻部
肿势焮发，有滋水流出，局部不加处理，仍服原方 1 剂。7 日能
步行来复诊，T38.2℃，主诉头痛消失，全身不觉酸痛，饮食增
加，昨日大便通行，脉细有力，舌苔薄腻，面部肿势减退，颧部
及颌下有小脓肿形成，鼻部高肿范围直径 2cm，揭视局部呈蜂窝
状溃孔脓头满布，面积为 1cm 左右，自中心溃孔钳出如蚕豆大腐
肉一块，形成空洞，并分别剪通各小孔后，外敷三味散盖膏药，
内服原方 3 剂。10 日复诊 T37.2℃，肿势基本消失，溃疡面脓腐
尚多，颧部及颌下脓肿切开排出稠脓，均以三味散外敷，贴膏药，
停止内服药，续诊 1 次给以九一丹而愈。

　　按疔疮为脏腑积热，火毒蕴结所致，均属实热之证，热愈
炽则毒愈盛，毒邪炽盛不得内清外泄，则邪无出路而横逆扩
张，是以焮肿而根盘坚大，寒热稽留，此时外施提毒而内治清
解之剂，火毒之邪得以减退，则腐化成脓而外达；失于早期治
疗，则毒势更张而硬肿更巨，体实之辈，尚可抗御毒邪，使局
限而外溃，至于早期误治或由于邪盛正虚，则均能导致毒邪横
逆而窜散，从而出现寒战高热，泛噁神昏之证，均为邪毒内
攻，邪正相争而正不胜邪之象。本病例患生鼻部，为面部神经
血管最为丰富区域，而肿势特甚，遍及头面，由于毒邪走窜，
上行而致头痛如裂，下及颌下而致淋巴结肿，内侵脏腑，而致
泛噁神昏，出现全身掣痛，亦为毒入血分流窜无定之征，设进
一步恶化，则有全身浮肿之可能，正如方书所云"形如胖尸"
的现象，是属疔毒走散之重候。患者脉见细数，细为正气之
衰，数为热毒炽盛，舌苔黄腻，说明积热化火，但尚未伤阴，
结合脉证，爰用大剂七味治疗汤清热解毒，并加石斛清热养
阴，而逐皮肤之邪热，栀子泻三焦之火，而清血中之郁热投
治，以冀热退毒解。时当夏秋之交，患者操作于田间烈日之

42

下，暑热薰蒸，更足助长炎炎之势，故嘱以大量西瓜汁饮服，西瓜有天生白虎汤之称，清暑解热，有助于本证的改善。外治以聚毒为重，使走窜之毒仍集结溃处外泄，以免留阻而再生变证，故用药宜重。药后症状逐步改善，其所以局部呈蜂窝状脓头满布之象，正是走散之毒得以归集之征，亦属佳兆，至于出现转移性脓肿两处，究属本例患者毒邪走窜严重，虽迅速扑灭其炎炎之势，而余邪流注汇集成疡，及时切开，实为脓毒外达之出路，均为疔毒走散机转的好现象。

3. 王某，男，42 岁，农民，1968 年 8 月 9 日初诊。

患者旬前人中部患一疖肿，高热不解，就近治疗 3 次，肿势日甚，前天出现泛噁呕吐等现象，昨日神志时时昏迷，故今晨远道来诊。经检 T40.8℃（腋下），神志昏迷，头汗如淋，呼吸急促，脉细数舌苔光红而干，就诊时突然小便失禁，项强目定，手足抽掣，历时一刻钟后缓解。局部症状：上唇肿胀，溃孔色黯无脓，两眼睑均肿如缝，颈部胀大。处方：

鲜石斛 30 克　鲜生地 30 克　元参 30 克　川黄连 3 克　淡黄芩 9 克　粉丹皮 9 克　赤芍 9 克　银花 30 克　焦山栀 12 克　蚤休 9 克　连翘 15 克　地丁草 15 克　蒲公英 30 克　天花粉 15 克

1 剂分 4 次服，另以西瓜汁频频喂食，局部以红升丹点敷盖千捶膏。下午三时许再次出现抽掣，遍体冷汗淋漓，神志模糊，测体温为 40.2℃（腋下）。乃另以羚羊片 1 克煎汤，每小时灌服 1 汤匙，至半夜时神志较清，自诉头痛。翌晨 T39.6℃（口腔），脉舌如昨，局部上唇内侧出现脓头四处，经挑破后亦以红升丹点敷，外盖金霉素软膏。渐即有滋水流出，仍服原方 1 剂。当晚头面部肿势收缩，患者神志清晰，惟神疲倦言，吐语轻微。11 日晨 T39.2℃，脉细数舌苔薄红，昨日未抽掣，呕吐亦止，神志清，主诉头痛减轻，全身掣痛，口渴欲饮。检视局部，上唇肿势殊甚，外侧溃孔腐肉栓塞，内侧溃孔脓头外露，经以镊子各钳出腐肉少

43

许,点敷红升丹,并用金霉素软膏涂于纱布盖贴患处,续服原方去黄芩加玉竹12克1剂。12日晨 T38.6℃,局部四周肿势显著减退,上唇外侧钳出腐肉1块,内侧钳去脓头4个,轻按溃孔均有稠脓及零星腐肉排出,脉濡数,舌红苔薄,昨日大便通畅,今晨已觉饥饿欲食。外治同上,处方:

金石斛9克　菊花12克　夏枯草12克　生甘草3克　地丁12克　银花12克　蒲公英15克　六一散12克

内服1剂。13日晨 T38℃,面部肿势大减,仅眼睑及颧部微肿,上唇外侧溃孔又钳出腐肉2块,脓水通畅,内侧溃孔挤出少许脓液后,已见新肉,脉濡细,舌红苔薄。以九一丹点敷,仍盖金霉素软膏,并给以一周用量,内服方同上。19日复诊,T37℃,诸症悉除,仅上唇外侧尚有稠脓,续给九一丹外敷而愈。

按本病例为唇疔走散之重症,就诊之初,神昏抽搐,小便失禁,恶象萌生,均为毒入营血,内犯脏腑之表现,盖“毒入于心则昏迷,入于肝则痉厥”,高热稽留,郁而化火,火盛伤阴,则津液受劫,故脉见细数舌苔光红而干。疔疮本属阳热火毒之证,毒盛火炽而致横逆走窜,治从清热解毒,可达邪祛而正复;今则毒盛不能及时抑制,则火势愈燔,入于营血,邪犯脏腑,阳损及阴,阴伤则无力托邪外达,火毒更形炽张,治应凉血解毒着手,爰仿犀角地黄汤、黄连解毒汤、增液汤意,因犀角无货,以赤芍、丹皮凉血活血,生地、元参、石斛、花粉清热养阴而生津,并以大剂清热解毒之品投治,药后再次出现抽搐,乃以羚羊的平肝息风,清热止痉频服,翌日热势稍降,神志较清,诸证改善,仍以原方投服,局部从干陷而见腐肉外露,为毒聚之象,尤以唇内出现脓头,更为毒邪外泄之佳兆,故去黄芩之苦寒加玉竹以增养气阴,渐即脓腐外泄,肿势退而神清热减,仍从清热解毒善后,以免余毒停留,症状迅速好转,得于短期内全愈。从中体会辨证既须确当,而治疗更应掌

44

握外科特点,清营凉血的内服尤应重视解毒消炎,拔毒去腐的外治,亦须留意聚毒外泄,内外一致,则为抢救急性危症的主要措施。

4.唐某,男,34岁,建筑工人,1979年11月10日来诊。

主诉:于10月底口角偏左生一疖肿,自己挑破挤去脓液,在11月1日由上海工地回效区老家,乘车途中,畏寒头痛,到家后发热剧烈,由赤脚医生打针服药。3日胸部痛,即去某卫生院治疗,T37.8℃、X光透视肺部正常,诊断为肋间神经痛,给以消炎痛、B_1片、消炎止痛膏2袋,医生发现口角部有溃疡,亦为涂敷药膏(病历未记载),6日胸痛剧烈,返沪至某医院治疗,体温正常,血象检查白细胞总数9500/立方毫米、中性72%、淋巴24%、嗜酸4%,并作肝功能检查,当日亦给以消炎痛、B_1、利眠宁。8日复诊,肝功能报告正常,诊断为肋软骨炎,加用青霉素肌注3天,余药同上,因病休于9日回家,10日来诊,并出示上海某医院病历。

经检:T32.7℃,胸部左侧第2至4肋压痛剧烈,右侧第3至4肋痛经,咳嗽则痛甚,食欲减退,脉弦苔白腻。同意肋软骨炎诊断。处方:

川芎4克 炒当归9克 炒延胡9克 白芍12克 川朴5克 全瓜蒌15克 薤白12克 制半夏9克 浙贝母12克 陈皮6克 炒枳壳9克

内服5剂,外贴消散膏加丁桂散,每侧1张。

11月13日复诊,已服药3剂,痛势不减,而右侧胸部痛势加剧,因而再来诊治,经检:右胸部自2至5肋间,左侧第2至4肋间均压痛剧烈,深以为异,详询病史,始悉左侧口角曾患疖肿,而愈合极速,乃按压口角部发现有一坚块,直径为1cm×0.8cm,皮色如常,重按觉痛,乃按疔疮余毒走窜处理。

处方:

45

炒当归6克　赤芍5克　旋覆花12克　银花12克　地丁草9克　蒲公英15克　蚤休6克　橘络4克　土贝母12克　炒枳壳9克　白芷2克　制僵蚕12克

内服5剂，并肌注青霉素每日80万单位，停止外治。19日托人前来改方，报告痛势减轻，嘱仍服原方5剂，青霉素继续注射。

24日来诊，口角部肿块缩小，胸部疼痛减轻，脉象和缓，苔薄白，原方去蚤休加川郁金5克，续服5剂，继续注射青霉素。

11月30日来诊，右侧疼痛消失，左侧2～3肋间尚微痛，口角部肿块如黄豆大，继续注射青霉素5天，并处方：

生西芪9克　当归6克　赤芍5克　银花12克　川郁金5克　蒲公英15克　橘络4克　炒枳壳9克　土贝母12克　白芷2克　丝瓜络12克

嘱服至不痛为度，患者于12月1日回沪从事轻工作，10日来信云，诸症消失，已在3天前停药。

按本病例初诊由于患者主诉胸痛，并参阅原病历，以致造成误诊。详询病史及口角部肿块的发现，方悟为疔毒走散所致，此种错觉之产生，固然因临床症状不显著，实亦由于临诊粗心大意而造成，应引以为诫。从主诉病史加以分析，首先是10月底口角生一疔肿，自行挑破，仍能参加工作，说明症状并不严重，11月1日回家途中发热头痛，经赤脚医生治疗后，热退而仅觉胸痛，去某卫生院治疗目的即以胸痛为主，而口角部溃疡敷药后即愈合，始终未曾加以重视。当回沪至某医院治疗时，口角部已无溃疡，而胸痛剧烈，经过化验白细胞总数及中性稍偏高，结合临床表现，符合肋软骨炎的诊断。患者来诊亦主诉胸痛，参之脉证，从宣阳通痹着手，服后疼痛加剧，深为不解，详询病史，始悉曾患疔肿，检视局部发现肿块，从疔毒走散治而获效。

本症是否为疔毒走散？我的主观认识是：

1. 患者口角部疖肿在愈合后尚有直径 1cm 面积之肿块，说明炎症期的肿势更大，似符合疔疮症状。

2. 患者正当壮年，正气旺盛，1 日的形寒发热，殆为疔疮蒸脓之兆，治疗后热虽退而局部未作提脓去腐处理，导致毒邪羁留而走散。

3. 出现胸痛后至某卫生院诊治，口角部肿势已减，敷药即愈，而使毒留不去。中医谓头为诸阳之会，面为三阳之交，口角疔毒因溃口愈合而余邪无外泄之机，留着于皮里经脉之间，从而走窜，阻于胸肋而作痛，盖胸部乳中线为阳明经循行路线，毒邪阻滞而致阳明之络运行受碍，毒结不出则痛引右肋，爰以通络疏气之旋覆、橘络、枳壳，清热解毒之银花、二丁、蚤休、土贝为主，少加归芍活血，僵蚕散结，并以白芷引经以解散滞之余毒投治，症状逐步改善，说明药合病机，确为疔疮余毒流注经络之证。此种现象，临床所见，以形成深部脓肿（余毒流注）的最多，亦有形成肺脓疡及骨髓炎的，而仅觉胸肋疼痛颇为少见，提供参考。

按语

面部疔疮为疔毒中最重而最易走散之症，患生之后切忌挤压及早期切开，一般在 3 天后肿势焮发，一周内根盘软而成脓，此时脓头脱去，则稠脓外流而肿渐退，能迅速愈合。若护理不慎，则肿势扩大，蔓延迅速，并伴高热不解，头晕泛噁的，即为毒邪走散之先兆，此时适当内外并治，症状能控制，则肿势收缩，为毒散复聚之现象。本人的治疗经验，顺症采用七味治疗汤内服，局部根盘硬结的则以红升丹、一气丹、拔疔散中选用一药点敷脓头，加盖千捶膏，固定 3 天后揭去，一般脓头即脱，改用九一丹去其余毒而助生肌。对于已现毒邪走散的，舌苔多质红绛而糙黄，内服以七味治疗汤加金石斛，外治同上，亦能在 3～5 天肿势收缩，而脓头呈大块腐肉外排，随

47

即滋水外流而肿退，亦能短期全愈，已经出现"走黄"之象，脉多弦数或细数，如苔腻的，亦以七味治疗汤加金石斛内服，舌苔红或舌面起红瘰的，为毒入营血伤阴，则应用犀角地黄汤的清营凉血，并加清热解毒等随证施治。在此阶段外治仍从聚毒拔疗为主，而机转的关键，均在疗毒再次结聚而外排大块腐肉之际，脓毒得泄则全身症状迅速改善，说明古人外科最重外治之言，深有治疗意义。

手部疗疮治例

手部疗疮好发于手指及腱鞘部，由于手的接触面广，极易引起感染及破伤而致病，故工人农民患生者较多。手部组织致密，感觉灵敏，一有炎症，肿痛最甚，处理不当，每多迁延而脓肿不退，并引起指骨坏死，亦能导致严重的疗毒走散现象，爰举不同症状的指疗病例加以讨论。

病案举例

1. 赵某，女，18岁，1979年9月5日初诊。

患者于半月前右食指尖红肿疼痛数日，在某卫生院治疗，诊断为"罗疗"，经以抗菌素等施治，肿痛不退。于8月18日在指尖正面切开，排出脓血少许，疼痛加剧，肿势上行延及腕部，胬肉外翻，干涸无脓，寒热不解，连续诊治至8月26日转某医院治疗。局部剪除胬肉，并以庆大霉素肌注，四环素片内服，治疗两次无显效，因而来诊。经检体温正常，右食指尖部胬肉外翻，全指肿大，色黯红，手背漫肿，在溃孔中腐肉韧而不脱，疼痛剧烈，无脓液排出。经剪除胬肉后，钳出少许腐肉，外以三味散点敷，以乌梅散撒敷局部，并以清热消肿膏涂布全指，每日换药1次，内服四环素片3天。9月8日复诊，胬肉内缩，腐肉外露并钳出如黄豆大一块，脓水外泄，探针触

48

及粗糙骨质，手背部肿势已退，疼痛减轻，局部以三厘散点敷，每日1次。11日复诊，肿势集中指尖部，不觉疼痛，溃孔内取出粘附腐肉的死骨一块后，乃以九一丹点敷而愈。

按本病例为指疔中较多见的症状之一，由于感染引起指尖全部肿胀，一般在化脓以后，应于两侧作适当切口，脓出则肿痛渐除而愈合，部分则在指尖正面皮肤内透出脓头一点，则不宜于侧面切开，应俟成脓后剪去表皮，暴露脓头，点敷拔疔散或一气丹以待脓头外脱；如早期加以挤压及切开，则必致胬肉外翻，脓毒侵入筋骨，肿势上延，并出现"红丝疔"等合并症状。本例患者由于切开过早，以致毒不外泄而内侵筋骨，局部胬肉外翻而使肿势加剧，就诊时体温正常，这与抗菌素的连续应用，对抑制毒邪蔓延有着一定作用；嗣经剪除胬肉，以三味散祛腐拔毒，并盖敷乌梅散以防胬肉再长，复诊脓腐得脱，肿毒外出而肿痛均减，停用抗生素药物。但本病例由于末节指骨因脓毒感染而引起坏死，故在三诊时剔除死骨后全愈。指部炎症，疼痛最甚，除有全身症状外，治疗全赖外治，因属四肢之末，内服药物的作用不合理想要求，采用清热消肿膏的敷用，可以减轻疼痛，对消炎作用亦较满意。清热消肿膏原方有山甲全蝎的散结，适应于由血瘀而引起的疮疡，在指部炎症的应用上，我则去山甲而加生大黄末15克，青黛6克，以增强清势消炎作用，疗效更为确实。局部提毒亦关重要，毒腐结聚外脱，则不致内损筋骨，一般的是用红升丹重剂作去腐之品，使腐去而脓外泄为度，审慎而灵活施治，可避免损骨之虞。

2. 钟某，男，44岁，农民，1968年8月17日初诊。

患者在劳动中被铁丝刺伤右中指尖部，当晚即觉疼痛剧烈，翌晨由卫生员包扎处理，并内服消炎药片，五天后全指肿大，有跳痛感，腋下淋巴结肿大，寒热不解。去某卫生院治疗，在破伤处扩创排出血脓不多，由于肿势不退，先后在中指两侧切开四处，并注射青霉素及中药内服，共治疗20余天，不见改

49

善。于8月3日至某医院诊治，又切开2处，并抗生素治疗。经二周后来就诊，T37.6℃，右中指全指色紫肿大，不能屈曲，按之软漫，在指尖及第二节的两侧各有溃孔两处，第二三节指背面有溃孔一处，第三节尺侧近掌间隙处有溃孔一处，去除纱条后，按之均有稀薄脓液流出，手背部呈水肿，用探针发现指尖两侧溃孔贯通，尺侧第二节溃孔与指尖部溃孔相贯通，桡侧第二节溃孔与指背部溃孔相通，脉濡苔白腻，内服处方：

广藿香9克　炒当归6克　白芍6克　青陈皮9克　银花12克　白扣壳4克　广郁金6克　白芷3克　炒枳壳6克桑枝15克

内服3剂，外以三味散点敷各溃孔，盖以黄连膏。

8月21日复诊，局部肿势稍退，脓多而稠，在指尖两侧溃孔中各钳出腐肉一块，第三节尺侧溃孔与第二节溃孔，用有沟探针贯通后剪开，桡侧第二节溃孔作纵形扩创后排出腐肉一块，仍以三味散点敷，盖以黄连膏，内服原方加制香附9克。

8月25日三诊，全指肿势消退逾半，指背部溃孔已见新肉，除桡侧第二节溃孔仍敷三味散外，并以九一丹点敷，盖黄连膏，续服上方3剂。

8月30日四诊，肿势全退，除尺侧桡侧各剩扩创的溃孔一处外，其余均收敛，停止内服药，以红珍生肌散外敷而愈。

按本病例在劳动中破伤后，未作适当处理，因而感染发炎，肿痛扩及全指而成疔疮，屡经切开而流窜不止，在一指上共有溃口六处，前后历时两月，而仍不能达到肿消愈合，说明由于毒邪炽盛，滞留不去，并与切口不当有关，持续以抗菌素治疗，虽然控制了毒邪的蔓延扩展，而处理化解结聚之毒，则应以外泄为主；尤以疔疮之症，必有腐栓结聚成块，俗称"疔脚"，及时取出，则症状虽重，即可迅速愈合，如因挤压或切开等破坏了结聚的"疔脚"，则毒散走窜，易形成转移性脓肿，切开后亦多有如"疔脚"的腐肉外排，这是疔毒走散之特征；

50

故我家治疗上重视溃孔腐栓的排出，作为预后的判断。本病例所以历久肿势不退，实由于腐肉结聚不脱所致，以三味散拔毒去腐，敷用黄连膏消炎，并作扩创处理等，目的均是使结聚之毒外出，毒去则肿消而钦。关于指尖两侧溃孔贯通而不作剪开处理的原因，由于指尖神经丰富，肌肉较厚，加以切伤，则愈合后，往往引起知觉麻木或刺痛感，影响今后手指功能，非万不得已则尽量避免。本例治疗重点在于外治，以改善局部症状，其内服处方的运用，因以往已连续用抗生素治疗数十天，毒邪已经控制，则解毒之品，并非必要措施；故以活血排脓为主，改善局部气血流行，则肿易退而肌肤易长。

3. 王某，女，55岁，病历 9574号，9月2日出诊。

患者于5天前左手小指患生疔瘰1粒，自行将脓头挑破，挤出血水少许，当晚肿势扩大，麻痒微痛。在8月30日经外科医治，切开扩创处理。当日傍晚，即有高热不解，局部肿势更甚。翌日又至原医处复诊，内服处方：鲜生地、炒黄芩、炒丹皮、地丁草、银花、象贝、天花粉、连翘、生军（各6克）、元明粉（15克），服药后泻下粪便，觉遍体疼痛，泛恶神昏，饮食不进，口渴不能饮，饮则噁逆更甚，卧床不起，因而来诊。

检查：T39.8℃，面色萎黄。精神疲惫，神志时清时昏，全身肢节疼痛，脉细数，舌苔糙腻，局部手背肿胀，小指除切口外，续有疔瘰四处，均干涸无脓液排出，左上臂外侧有白色肿块一处，背部左侧在第七胸椎旁开二寸处，有白色质软约9×9cm肿块一处，自觉麻木无痛感。诊断："疔疮走黄"。

内服七味治疗汤加减

金石斛9克　夏枯草9克　菊花5克　地丁草9克　生甘草2克　蚤休6克　银花15克　蒲公英15克

外治：陈红升点敷溃疡面，盖三黄软膏，以聚毒拔毒。4日二诊，T38℃，手背近小指部切开脓肿一处，内服加大贝母、炙僵蚕、焦山栀各9克，外治同上。6日三诊，手背部肿势退尽，续切开脓肿二处（在手背近小指部位），内服同上，外治：上臂及背部白肿处敷贴硫桐脂软膏各1方块，原溃口改点三味散。8日四诊，T37.5℃，遍体作痛全部消失，上臂部肿块已消散，内外治法同上。

11日晚突然痉厥，冷汗自流，神志昏迷，饮食不进，12日并邀请内科会诊，均认为疮毒内攻，建议转院治疗。患者家属翌日又邀出诊，T36.5℃，脉沉细无神，神志不清，汗出目定，局部则新肉已生，色泽鲜活。处方：潞党参30克，桂元肉（自备）一大握，浓煎分次灌服，每2小时1次。外治：手指部同上，背部点敷八将丹盖薄贴，以图消散。15日6诊，T37℃，脉细数有力，舌苔白腻，口渴神疲，夜间烦躁不能安寐，神志清晰，汗止，能进饮食，背部肿块缩小，内服内托安神汤加减；川石斛，潞党参、生西芪、银花、元参、夜交藤、炒枣仁、茯神各9克，远志肉4克，朱灯心2克，炙甘草6克，自加龙眼肉。外治：指部敷长肉散，背部处理同上。19日7诊，颈项部有刺痛阵作，背部已消散，按之微坚硬，内服去石斛、元参，加炙僵蚕、丝瓜络各9克。其后颈部刺痛达20天，始发出红疹点，缠绕颈项，搔痒无度，曾予脱敏药"苯海拉明"，日服无效，前后两月左右始消失，手指部原发溃疡至十月下旬始愈。

按患者于5天前左手小指突生一疔，挑破挤压后，肿势迅即扩大，并觉麻痒，凡外证初起有疔，麻痒顽木者，均为疔疽大毒，痛为疮疡之常，今见麻痒，正如张山雷氏所认为由于大毒劫制神经，便失知觉所致，符合疔疮重症的表现。本例一经挑破挤压，肿势随即加甚而有麻痒感，实为疔毒走散的先兆，复经切开扩创处理后，肿势蔓延手背，伴有高热等症状，可以确诊为"疔疮走黄"。

王肯堂说："疔之四围赤肿，名曰护场，可治。……护场疮四围有赤肿，生多疮者谓之满天星。"说明疔疮毒势鸱甚，以能另生一小疮或多疮于疔的周围，是为应候，预后良好。本例在肿势扩大以后，小指部出现细瘰四处，虽由于已在内陷阶段而干涸无脓，施治适当，则毒邪自多外泄之机，尚属预后良好的现象。

毒邪走散于经脉之间者，流窜无定，凝滞不得通行，则现遍体作痛，随处结肿而成"疔毒流注"。肿处每多皮色如常，易于成脓，此愈彼发，有多至三五处的，此为疔疮之毒既散，不能自原处外泄，流窜所至，毒阻则成脓外达，虽是"疔疮走黄"毒邪外泄的一种良好现象，然患发愈多，则正气愈虚；其毒入于血分，则现壮热不解；热毒入于心包，则神昏谵语；伏热在心，肝火横逆，症见泛恶呕吐。本例上臂及背部形成疔毒流注两处，并有神昏泛恶现象，是为疔毒走散的重候。疔疮治疗，有汗下清热等法，首重辨证，凡脏腑积热，毒邪凝聚，口渴便秘，热结在里，下之则夺其盛热之势，热除而毒邪随之缓解，但不可过甚，以防毒陷之虞。本例患者发热身疼，口渴不多饮，年事既高，体质并非壮实。王肯堂云："怯弱之人，不可用峻利药攻之，以免胃气先伤，虚虚之祸，有所不免。"故在服用大黄，朴硝以后，证候急剧恶化，精神疲惫，卧床不起，内陷之象已现。

本例治疗原则，内治从清热化毒为主，投以七味治疗汤加金石斛内服四剂后热势已降，维持在 37.5℃ 以下，是为扭转毒火炎炽之势，控制了走黄症状的继续扩张，故周围肿势渐退，而在手背形成局限的小型脓肿数处，是为佳兆。患者年高体虚，毒散形成的疔毒流注，历久不消不溃，与一般临床所见，易于成脓外溃的情形不合，良由毒邪滞凝，无力行化所致；突起厥逆，冷汗自流，达三日之久，是属正气之虚，在本病例中，亦应视为正邪相搏所致，仿独参汤法，投以党参等扶助正气，并外用八将丹点敷解毒消散处理。正气渐复，疔毒流

53

注消散，大毒之症，不易一旦尽泄，余毒凝于颈项，出现刺痛症状，从正虚则不能达邪的原则，以内托安神汤加减善后，毒得透发而愈。按本例患者手部疔毒走散而出现痉厥的变证，临床上极为少见，备供参考，患者治愈迄已廿年，现70余岁，80年初随访尚健在。

按语

手部疔疮治疗要点，首重手术上的审慎，由于手指感染发炎，往往全指肿痛，故局部有脓无脓，切口部位的适当等，对预后均有很大影响，如有脓不及时切开，则易使脓毒浸淫指骨造成坏死，未成脓而过早切开，则毒邪易于走窜或损及筋骨，切口不适当，则毒不去而伤及好肉，亦能引起变证或影响手指功能。其次是掌握炎症期的治疗，一般的应用抗菌素及内服清热解毒之剂，以控制炎症，改善症状，惟因手指足趾均属四肢之末，不易取得满意疗效，而适当的外治，能直接在局部发挥预期药物作用，故亦属重要措施。

54

烂疔治验

病案举例

1. 林某，64岁，农民，1976年7月12日就诊。

患者于1周前右足胫破伤，渐即寒热不解，局部色黑腐烂，至某卫生院治疗，肌注青霉素并以黄纱布湿敷局部，腐烂范围日渐扩大，因而来诊，经检：T39.2℃，右足胫肿大，溃疡面为15cm×13cm，有腐肉粘附不脱，四周边缘色黑腐烂，面积分别为1cm～3cm不等，剪除四周黑色腐烂后，以硝酸银棒涂擦边缘，并以三味散撒布一圈，中心溃疡面以三厘散撒敷，盖以四环素软膏。脉滑数舌苔黄腻，治以知柏解毒汤解毒渗湿。处方：

川黄柏6克　白知母6克　元参12克　粉丹皮6克　连翘12克　银花12克　带皮苓12克　生米仁12克　梗通4克内服2剂

7月14日复诊，T38℃，局部尚有三分之一边缘色黑腐烂，继续剪去后以硝酸银棒涂擦，外用药同上，内服原方3剂；7月17日三诊，体温正常，足跗肿势消退，溃疡面为18cm×17cm，腐烂基本制止，溃疡中心腐尽新肉红活，四周撒布三厘散，中心以红珍生肌散撒布，盖四环素软膏，停止内服药。7月22日四诊，局部四周已呈白边，中心部有5cm×2cm范围已经生皮，并向四周延伸，乃先以红珍生肌散撒布溃疡面，再以少许三厘散撒盖于上，盖四环素软膏。8月1日来诊，溃疡面尚存3cm×2cm 1小块，给以红珍生肌散而愈。

按烂疔为腐烂迅速蔓延的急性感染疾患，好发于夏秋季节，患生于足背足胫者多，亦有患生于手背及肘部的，均由于局部破伤后不洁感染所引起，其势暴急，往往数天内形成大片溃疡而仍向四周扩展，甚则引起毒邪全身感染而危及生命。

本病例就诊时仅历时1周而腐烂面积迅速扩大，与日俱增，患者高热不解，舌苔黄腻，是为火毒炽盛，湿热薰蒸而热胜肉腐之象，热愈炽则腐烂愈速，内治宜以清泄下焦之湿热为先，外治则从止其腐烂之毒为主，湿热能除，腐烂能止，则生肌亦速。本例内服方为家传验方已历三世，定名为知柏解毒汤，本方组成为：

黄柏4克　知母6克　丹皮6克　银花12克　连翘12克玄参12克　带皮苓12克　生米仁12克

以上为常用量，并随症状而增减，治疗烂疔有显效。本方以知柏泻下焦之湿热而降火为主，玄参丹皮的凉血解毒为辅，银花连翘清热解毒为佐，苓苡的利湿为使，使火降热退而湿去，则毒邪得解。其患生于手部的一般加川连1至2克。外治方面在腐烂蔓延阶段，剪除四周黑腐，并用硝酸银棒涂擦边缘未尽之腐肉，杀菌止烂，控制蔓延，取效较用中药为速，一般的1～3次则腐烂即止，必须指出本证特点是来势急骤，腐烂迅速，皮肉成块脱落，及其热退腐止，则适当外治，生肌亦速。红珍生肌散为本证生肌收口的效方，局部已见新肉而脓腐未尽，即可用以撒布溃疡面，其面积大的，每从中部或一侧边缘迅速生皮，两三日间常大片愈合，非其他药物所及，在此过程中，本人根据疮面情况，在撒布生肌散后再以少许三厘散撒于表面，以使余毒易尽生肌更速。

2. 曹某，男，48岁，上海松江县新五公社。

患者于半月前左足背正中被镰刀破伤，未加重视，仍赤脚从事田间劳动，三日后局部黑陷，满足背红肿，并形寒发热，就近医治黑晕扩大，肿势上行至膝下，乃至某外科老中医治疗，高热不解，黑腐更甚，连续三诊，认为"疔疮走黄"预后不良，回家后神志昏迷，全家惊慌，当即船行两天于傍晚来诊，患者神昏已3天，时时谵语抽掣，饮食不进，T41.2℃，脉洪数，口噤不开，仅见舌尖质绛，局部右下肢膝以下红肿殊甚，足背肿大色黑干陷面积约12cm×7cm，气臭而腐肉韧不得脱，乃以刀尖挑起中间腐肉，用手术剪逐层向纵深剪除如铜元大腐肉一块，深达2cm后，方见有黄褐色脓水流出，撒布红升丹盖膏药，并肌注青霉素钠盐每4小时10单位，内服处方：

川黄柏6克　白知母6克　焦山栀9克　元参18克　粉丹皮9克　银花15克　连翘15克　川牛膝9克　带皮苓24克　生米仁15克

1剂分次灌服。在当晚后半夜，神志清醒，口渴欲饮，翌晨T39.8℃，局部去除表面腐肉，并沿四周剪去黑腐后，用硝酸银棒涂擦。仍用红升丹撒布，内服原方1剂，肌注青霉素。第三天T38.5℃，局部钳去腐肉数块，近趾侧边缘腐肉尽除，内已红活，足背内侧尚有5cm边缘黑腐稍形扩大，继续剪除黑腐后，以三味散撒布，仍内服原方1剂，肌注青霉素乳剂。

第四天 T37.5℃，局部边缘钳去腐肉后均红活，清洁疮面，溃疡面积为 14cm×9cm，尚有条索状腐肉粘附于新肉之间，足胫皮肤呈皱纹，肿势大减，仍以三味散撒布局部，患者饮食正常，舌苔糙腻，处方：

广藿香 9 克　青蒿 6 克　菊花 12 克　陈皮 6 克　银花 12 克　焦六曲 9 克　白茯苓 12 克　生米仁 12 克　六一散 12 克

内服 5 剂，并停止抗生素注射，嘱回家 5 日后复诊。

5 天后来诊，局部四周已在收敛中，溃疡面亦浅，但尚有部分腐肉粘附不去，乃以红珍生肌散撒布溃疡面，有腐肉之处加用三味散撒盖，停止内服药，历时半月后全愈。因步行刺痛来诊，嘱每天临睡以温水淋洗半小时，历一月余消失。

按本病例由于破伤后严重感染，复因湿热蕴结在里，毒邪留阻于皮腠之间，热盛毒炽则皮黑肉腐而大片坏死，由于毒不外泄，则积热化火，以致高热稽留，火毒走窜入于营分，故见神昏谵语，手足抽掣等征象，是属毒邪走散重症，就诊时患者昏迷已 3 天，饮食不进，确感生命堪虞，惟脉见洪数尚属体实证实，结合局部所见，腐肉韧而不脱，毒邪无外泄之机，则脓腐蓄积酿蒸而气秽臭，亦为迅速腐烂的主要因素，因而治疗重点有二：一为剪除腐肉以使脓毒得以外排，为"实则决之"之捷法。一为清湿热，凉血解毒，以祛蕴结之邪，并以抗菌素的抑制感染佐治，从祛邪为主而达固正之目的。投药以后，神志渐清，热降而腐渐去，药合病机，仍宗原意，前后三天，化险入夷，是为实热之证，正气不衰，所以得以速效，设或脉见细数，局部黑陷而脓流秽臭，神昏抽搐，则多为正不胜邪的体虚毒陷之候，治疗较费周折而预后亦多不良，故辨证应审慎。本人于 1951 年秋曾出诊治疗一烂疔走散之患者，局部腐烂已止，溃疡面色黑而秽臭，脉细数无力，舌苔黑润，此为肾水虚寒，阴虚火炎，真阴外露，断为不治之症，嗣于 3 日后死亡。说明烂疔之证在毒散以后，由于患者体质素虚或治疗不当，亦能出现虚陷现象，提供参考。至于本病例外治以红升丹撒布，是否适当？盖红升丹素有

57

外科战将之称，以其拔毒去腐之力强，纯品每能挽救重症，但新炼升丹性燥烈，不宜大片敷用，应以陈久者为妥，因火毒之气退尽而提毒之功更著；偶有产生汞中毒的，其自觉症状初为口中有金属味，继而牙龈肿腐，此时去除升丹制剂，以稀盐酸含嗽，可逐步消失。有些方书认为升丹可自初起以至收欲均可用之，亦指陈升丹之作用耳。在本病例的得以迅速改善症状，与红升丹的撒布，使毒邪大量外排，是有很大关系的。

按语

烂疔为急性感染疾患，中医文献上早在《千金方》已有记载，以其腐烂迅速，往往短期内即形成大片皮肉坏死，至于毒邪走散而造成"走黄"之证的较为少见，尤以如例二曹某的严重毒陷之状，临床上更属罕有。治疗宗火毒炽盛，湿热内蕴的认识，总的原则，亦以清热解毒为主，当毒散走陷之际，一般的以清营凉血解毒，如犀角地黄汤黄连解毒汤等投治，亦是合于本证病机的有效疗法。以知柏解毒汤所取疗效的观察中，认为本症的主因是湿热内蕴，而毒邪感染促使热盛火炽是导致腐烂的诱因。所以本方组成以清热降火，解毒利湿，而达湿热化解，毒邪渐熄，可为佐证。

外治首重制止腐烂，历来治法以白降丹、蟾酥饼、立马回疔丹等研成细末点敷四周，而达追蚀止腐之作用，此种方法固属有效，但在腐去新生时，收欲每较缓慢，考其原因，可能此种药物，对边缘造成坏死作用过强，影响了再生能力，而应用硝酸银棒则无此弊。

疫疔一例

病案举例

沈某，男，38 岁，上海松江县新浜公社。

患者于两日前，曾食自死牛肉，嗣在右手背初生一紫黯小疱，麻木作痒，继而寒战发热，3天后局部色黑，肿胀颇甚，并有泛噁头眩之感，乃来诊治。经检高热在39℃以上，自觉畏寒，在右手背合谷穴上方，有约2cm×1cm狭长形坚韧的溃疡面1处，色黑凹陷，四周有小脓疱分布，麻木微痒，而不觉痛，满手背漫肿而色黯红，并有红丝1条，自内侧上行至腋，有疼痛感，精神不振，头晕泛噁，胸闷食呆，脉滑数，舌苔黄腻，处方：

黄连2克　银花12克　蚤休6克　生甘草3克　连翘12克　丹皮6克　炒牛蒡9克　菊花12克　黄芩6克　焦山栀9克　山楂肉9克

内服3剂，外以刀针刺破溃疡四周小脓疱后，点敷冰对散，并加盖千捶膏，用膏药固定。

3日后复诊，热势减，畏寒止，局部肿势高突，溃疡周围有白色腐肉分离，韧捎不脱，以血管钳夹持后，剪去黑色疮面，并剔除部分腐肉，以红升丹敷之，每日换药1次，内服原方去牛蒡3剂，三诊时体温正常，韧捎之腐肉尽脱，局部四周仍红肿，以三味散撒敷，内服上方加青蒿4克，续服5剂，四诊，腐去肿退，停止内服药，以九一丹撒布而愈。

本病例初起即畏寒发热，局部黑陷坚韧，并伴泛噁头晕，是为感染疫毒之邪炽盛之象；毒注经脉，则形成红丝沿淋巴管上行，毒盛神经受制，故麻木不痛而痒；病起三天，而局部色黑硬陷，毒不外泄，其势正猖獗，治疗之法，内服宜解其毒邪为先，以黄连、银花、连翘、蚤休、菊花清热解毒，黄芩、山栀配牛蒡以泻肺胃三焦之火，而疏解蕴结之毒邪，加丹皮凉血，山楂肉以消肉积投服；外治则聚毒透脓为主，用冰对散点敷，追蚀死肉，加千捶膏，俾聚已散之毒，提脓外泄；3日后局部由黑陷而高突，为毒聚外达之佳象，故清除疮面腐肉，以使脓毒畅流，而症状逐步改善而愈。

按疫疔为屠宰或食疫死牛马牲畜之毒而致的急性感染疾

患，中医俗称"牛肉疔"，盖由疫死之牛马猪羊等而形成的疔疮，临床所见，以疫牛所致的疔毒为最凶，故以"牛肉疔"为疫疔的代表称，现代医学属皮肤炭疽病范围。本症在解放前临诊颇为多见，回忆先父以擅治疔疮闻名于百里之内，解放前凡食一疫死牛肉而生疔疮的，每成批来诊，最多一次（在现上海松江县新浜公社林家荡大队）因一头死牛而患"牛肉疔"来诊的达22人之多，其中尚有1人不及施治而亡，说明了本症感染的严重性。近年来南方地区较少见到，这是由于全面宣传卫生，贯彻预防的成果，使这种严重的急性感染疾病，达到基本消灭的成果。

本症的临床特点，以患于手臂及面部多见，局部色黑凹陷，溃疡面坚硬且韧如"牛领之皮"，不易针破，四周则呈漫肿，皮色黯红，肿势面积迅速扩大，患于手部的每见形成淋巴管炎上行至腋，全身症状畏寒或寒战，高热不解，一般就诊时，已有泛恶头晕，神疲嗜睡的毒邪入里现象，实为"走黄"的先兆。疫疔属火毒之证，但因感染疫毒所致，为毒盛于火之症，故内治以解疫疠之毒邪为先，常用方为自拟解毒追疔散，基本方：

黄连2克　黄芩6克　银花12克　连翘12克　蚤休6克
山楂肉9克　丹皮6克　牛蒡9克　菊花12克　生甘草6克

本方以黄连黄芩清肺胃之毒热，配丹皮以凉血热，用山楂消肉积，加银花、连翘、蚤休、生甘草以清热解毒，牛蒡、菊花以疏解内结之毒邪外泄。火毒炽盛，则加鲜生地、焦山栀凉血清热，热盛伤阴则加金石斛或鲜石斛以护阴降火；泛恶呕吐，则加紫金锭冲服。服药以后一般均能热退而毒外托。并可采用抗菌素结合施治，如青霉素、金霉素、红霉素等消炎杀菌处理，可加速改善症状的腐去肿消。

我家数代治疗疫疔的经验，对于症状危重，呕吐神昏，高热不解而投药少效的，除外治处理外，一般不给内服药，嘱觅水蛇3～7条，以碎磁片的锋利面，割取蛇头的前三分之一，用豆腐皮包裹后吞服；在12小时内吞服7个蛇头，至少3个，如不呕出的（一般的吞后即不呕吐），可无生命之虞，且翌日热盛的即退，神昏的转为清醒，3天之内，腐肉即脱，持为治"牛肉疔"的秘法，屡用有效。此方在百里方圆内，民间传播颇广，迄今年在60岁以上老人，尚能称道之。按水蛇性寒无毒，夏秋之间，极易找到，至药理作用及其机制，则待研究鉴定。

疫疔在溃疡面硬结期，毒火灼炽，此时最易引起毒入营血而变证，外治重点在于聚毒去腐，所用冰对散系由白降丹、生半夏等分配伍而成，降丹蚀死肉而追聚脓毒，是防止窜散之局部外用要药，但点敷后疼痛颇甚，半夏有麻醉止痛作用，以之相伍，既具降丹之功效，又能减轻疼痛之弊，在腐肉渐脱，则以三味散等撒布，与其他疗疮的治法同。

发疽证治概说

病案举例

1. 盛某，女，45岁，1969年8月6日初诊。

患者背部正中初生一瘰，麻痒不痛，寒热交作，渐即扩大，就近医治3次，曾注射青霉素，内服四环素8天，现自觉背部沉重而始终不痛，饮食减退，因而来诊。经检T36℃，脉象沉细有力，舌淡苔薄而干，有畏寒感，胸闷心悸，神疲乏力，局部在背脊正中第七椎处有皮色黯褐微肿一块，面积为11cm×11cm左右，外围漫肿黯红，按之均麻木不痛，中部有溃孔数个，相互贯通，干涸无脓，以探针探入深3cm，中间形成空廓，乃扩创处理，形成一3cm×2cm溃孔，发现底部腐肉被覆，揩不能脱。乃以乌升散撒布，外贴膏药。处方：

鹿角片 9 克　当归身 9 克　生西芪 18 克　丹参 12 克　远志肉 5 克　川断肉 12 克　陈皮 6 克　生甘草 6 克　白茯苓 12 克

内服 3 剂。

9 日复诊，精神稍振，局部有少量脓液排出，四周漫肿红晕均收缩，中间皮色黯褐不减，舌脉如旧，仍以原方加炒白芍 9 克，内服 3 剂，外治同上。

12 月三诊，胸闷减，食欲增加，局部四周红晕消失，中间皮色不减，溃孔略有腐肉脱出，自觉有麻痒感，治疗同上。

15 日四诊，局部溃孔底部钳出腐肉一块，以探针伸入触及脊椎，溃孔仍如空穴而脓不多，周围皮色仍黯褐，内服原方加党参 12 克，肉桂 3 克，5 剂，外治同上。

20 日五诊，自觉背部轻松，皮肤阵发性剧痒，饮食大增，精神振奋，局部脓出较厚，新肉渐长，四周皮肉转为淡褐色，按之有知觉，脉细有力，舌苔仍然，处方：

党参 12 克　鹿角片 6 克　生西芪 12 克　当归身 9 克　制丹参 12 克　肉桂 3 克　炒白芍 9 克　川断肉 12 克　银花 12 克　广木香 6 克　陈皮 6 克　白茯苓 12 克

内服 5 剂，外敷提脓散。

25 日六诊，局部溃孔新肉渐长，深度约为 1cm，四周皮色如常而有板滞感，舌苔淡红而干。处方：

生熟地各 24 克　当归身 9 克　炒白芍 9 克　生西芪 12 克　麦冬 9 克　党参 12 克　川断肉 12 克　制首乌 9 克　砂蔻壳 6 克　银花 12 克　广木香 6 克　白茯苓 12 克　陈皮 6 克　焙米仁 12 克

内服 5 剂，外以长肉散撒布。

9 月 10 日九诊，送以补益之剂调理，溃孔已在收钦中，内服上方隔日 1 剂，以海浮散生肌而愈。

按本病例为发背重症，局部麻木不痛，四周皮色黯褐，自觉如负重物，神疲乏力，均属阴证虚证，气血瘀凝之象，溃孔干涸无脓，且能以探针直入至 3cm 深，是为毒邪冰伏而下陷所致；但患者能步行前来门诊，脉虽沉细而按之有力，说明患者素禀强盛，故罹患大疡，气血渐虚而正气未竭，与正气虚衰于未病之先的不同；舌淡苔干，是由于阳气大虚，阳损及阴，气阴受伤而致精液暗亏。考背之正中为督脉所主，督脉主一身之阳，阳气盛则阴霾散解，毒得透发而血行亦因之改善，至于所以胸闷心悸畏寒等，亦均属阳虚见证；初诊以鹿角的助督阳，芪归丹参苓草的益气和血，川断远志的温通百脉而消肿毒，服药以后，精神稍振，四周漫肿有所收缩，药合病机，治宜守方缓缓图之；局部溃孔数个而内如空廓，此为局部组织坏死之象，爰作扩创处理，切除部分坏死皮肉，以利药物敷用及脓毒排泄，四诊时取出腐肉，能触及脊椎，说明此症实由内生，四周皮色仍黯褐不变，是为局部气血凝结仍未流行，故内服加党参的补中益气，肉桂的宣通血脉而补阳助治，服药5剂，皮色由黯转淡，溃孔新肉渐长，是为血行渐通之佳兆；故五诊时加木香的理气以利血行，银花的解毒以防在正气渐生之际而毒邪复炽，六诊时诸症显著改善，新肉长势迅速，均属向愈之机，乃以气血双补善后，先后九诊，历时一个半月而愈。在外治药物方面，由于本病例腐肉深着在里，且四周组织坏死，乌升散能升提下陷之脓腐外达，促进新肉生长，为虚证拔毒之效药，敷用以后，历时近旬而腐肉尽脱，实为本病例机转的第一步，由于局部血行受阻，以提脓散，长肉散的去腐长肉外用，因含有乳没两药，对去瘀生新，改善血行，亦有助益。综观本病例的治疗，始终以扶正祛邪为主，内治以助阳托里而使阳生阴长，血行改善，气血充沛而愈；而解毒去腐之用，则全赖外治而竟全功。就临床上说，一般出现阴症发背，大都神疲倦怠而恶象萌生，本例患者能步行就诊，且治疗经过顺利，实属少见。

2. 叶某，男，68岁，1970年5月12日初诊。

患者于旬前颈后偏右患一小疮，红肿焮痛，渐即脓头不一，肿势日大，经就近治疗，注射青霉素4天，形寒身热，饮食少进，乃就来诊。经检T38.4℃，自觉畏寒，精神不振，脉弦数，舌苔白腻，局部肿势散漫，按之坚硬，皮色暗红，脓头散布遍及两旁，腐揩不脱，疼痛剧烈，引及头部掣痛，治从托里排脓，佐以疏通脉络，处方：

羌活5克　川芎5克　生西芪12克　当归9克　白芍9克　白茯苓12克　生甘草3克　银花12克　全瓜蒌12克

内服3剂，外以一气丹点敷脓头，盖以土霉素软膏。

5月15日复诊，形寒已止，肿势起发，四周坚硬渐化，部分脓头腐肉已脱，轻按有稠脓排出，脉细数，舌苔薄腻，治宜益气托毒，原方去羌活，加山药12克，陈皮6克，外治同上。

5月19日三诊，T36.8℃，脉细数而濡，舌苔薄白，局部脓多，乃剔除腐肉，扩创处理，溃疡面为10cm×4cm，呈长腰形横列颈后，外以三味散撒布盖膏，内服原方。

5月24日四诊，局部腐肉渐脱尽，新肉生长而不红活，脉细软，食欲不振，头晕神疲，治以调和营卫，健脾醒胃，处方：

党参12克　炒白术6克　怀山药12克　炒当归9克　白芍9克　焦六曲12克　甘杞子9克　陈皮6克　白茯苓12克　银花9克　砂蔻壳6克　焦谷芽12克

内服5剂，外以长肉散撒布盖膏。

6月2日六诊，局部脓腐尽而新肉生长过剩，肉淡不红活，并有颗粒状脂泡散布，收欲缓慢，尚有7cm×2cm左右疮面，爰以十味生肌散敷用盖膏，并以棉垫压紧包扎，历时近旬收功。

按本病例患于颈部右侧，初生一瘰，渐即红肿焮痛，脓头不一，是为偏对口之症，就诊时自觉畏寒而根盘散漫，皮色黯红而坚，脓腐未化而正气已虚，显属与高年体弱有关；患者脉见弦数，苔白腻，脉证相参，是为湿热蕴结上壅所致，正气虚而邪盛，正不胜邪，故皮色黯红而成半阴半阳之证，爰以四妙汤加味托里排脓处理，并因本症患于膀胱经循行部位，故以羌活的发散风邪而疏通络隧，表邪解而气血行，则有以大化小之效，投药以后，根盘渐软而脓成，脓腐渐去，均属佳兆；后期生肌无力，胬肉外突，此为阳气散越，气血两虚之象，盖脓为气血所化生，年高元虚，患生大疡，脓血大泄，则百脉俱虚，虽始终以调和营卫，托毒补益为治，仍属得不偿失，不可能恢复于顷刻，爰以十味生肌散撒布，并以棉垫加压，使胬肉渐收而加速愈合，溃疡得欹，则气血易于恢复。

按语

发背、对口均属初起有瘰，渐即根盘扩大，脓头满布的化脓性疾患，中医按患发部位，分为脑疽、对口、发背、手搭等病名，原则上是同一类型疾患，近代对本症有了统一的认识，已归纳为一种证候群；有以本症初起有头，称之为"有头疽"，而对中医所指深部脓肿，或骨与关节部位的一切慢性脓肿之疽，称为"无头疽"，但两者在症状上完全不同，且无关联；《外科精义》论五发疽中的描述与本症相同，而历代文献中对本症亦多以"发"命名，因之本人认为采用"发疽"来统称之，似更为合适。

本证大多患生于颈后及背部正中或两旁，传统的经验是：患于正中的则属督脉经所统，督脉主一身之阳，易于起发，阳实之证居多，但亦有督阳衰微，阴液消涸之证发生，如例一患者即是；患生两旁的属膀胱经所司，膀胱为寒水之府，难于焮发，但亦并不尽然；主要是在于患者体质的强弱，感受病因的不同，而有阴阳虚实之分，作为证治上的依据，至于所属经络部位，仅是临床上对部分发疽治疗中作为施治的参考。

发疽在临床所见，以阳实之症居多，一般的是感受毒邪，湿热上壅，或是脏腑积热，毒聚外发所致；初起如疔，逐渐红肿高突，根盘扩大，形寒发热，一般在一周内根盘渐软而成

65

脓，脓腐外出则热退肿消，易于全愈。阴虚之症临床较为少见，大多由于高年肾阴亏损，阴虚火亢所致；初起即皮色黯而平塌，寒热不定，麻木不痛，患处自觉如负重物，腐肉黑陷不脱，全身症状严重，七恶萌生，能及时挽救，由阴转阳，每多缠绵而不能速效。部分毒邪炽盛而正气渐虚，无力托毒外达，则引起根盘散漫，溃烂亦大，及时投以托里之剂，脓腐渐去，也能于二周内症状改善，逐步向愈；亦有由于郁怒房劳，内伤肝肾，以致正气不支而阴虚火炎，在正确的辨证施治下，也能逐步转化而愈，此类发疽大部属于中医所称的半阴半阳之症，与阳实阴虚均有区别。

我对发疽治疗，大致是：

初起红肿焮痛，根盘坚硬高突，形寒身热或则高热不解，脉弦数或洪数，舌苔白腻或黄腻，均属湿热上壅，脏腑积热之阳实热证，治从清热解毒为主，以三星汤随证加味为主，三星汤原方为：

银花60克　蒲公英30克　生甘草9克

本方量重药专，既具清热解毒之功，而无寒冷郁遏之弊，本人常按方减量，并增焦山栀，元参的泻火清热，便秘热结则加生首乌9克，以清热解毒而通利大便，局部坚肿殊甚则酌加炙甲片、皂角刺以消肿透脓，湿重的则加藿香、川朴、茯苓、滑石等以化湿渗湿。

如根盘散漫，皮色黯红，麻痒少痛，畏寒发热，或则形寒而热不扬，脉弦数或紧，舌苔薄白或白腻，此为正气渐虚，毒邪蕴结，无力托毒外出之象，治宜消托兼施，以四妙汤加味主之，四妙汤原方为：生黄芪15克、当归30克、银花30克、生甘草6克，本方具有益气和血，解毒托里之功，故对正气虚而邪郁不透的发疽，是为消托兼施之效方，亦适用于正虚而毒不透达的一切外科疾患，包括溃后托里排脓，均可用作基本方而随证加减投治。本人的常用方为：

羌活 3 克　当归 9 克　生西芪 12 克　银花 15 克　生甘草 5 克　全瓜蒌 12 克

按此方是在四妙汤的基础上加羌活以疏解外感之风邪，并藉以宣通经络，加全瓜蒌以洗涤郁热而消肿散结，曾命名"羌蒌四妙汤"，订为协定处方，在临床观察中均获良效。至因房劳而致阴虚火炎的，则去羌活，加麦冬 9 克，白芍 9 克，川断 12 克，是以麦冬白芍的滋阴退火，川断的疏通气机为治。

如色黯平塌，麻木不痛，畏寒少热，神疲纳呆，脉沉细无力，均属正气虚衰，阴液干涸，为里虚之症，治以温阳托毒为先，自制鹿角托里汤加减主之，本方组成为：

鹿角胶 9 克　生西芪 12 克　当归 9 克　生白芍 9 克　白茯苓 12 克　银花 15 克　远志肉 5 克　生甘草 5 克

本方以鹿角胶（或鹿角片）的温阳而解阴寒郁结之滞，芪归芍草相伍，在益气和血之中，兼有托毒透脓之功，并以银花的解毒除热，远志的温行散郁为治，使阴寒渐解而脓毒得以透达。有的阴虚火亢，有糖尿病史者，宜加天花粉 12 克，并倍用生芪投治。

成脓腐溃阶段，阳症则脓液稠厚，腐肉易脱，一般可不必内治，部分溃疡面大，四周根盘坚肿的，则以清热解毒，祛其余邪，在三星汤加味的基础上，以清热利湿，消肿排脓等随证加减。正虚不能托毒，根盘散漫不收，脓稀而腐揩不脱，治宜益气托毒，排脓去腐，我的常用方为自拟黄芪托毒汤，其组成为：

生西芪 12 克　当归身 6 克　生白芍 5 克　怀山药 12 克　陈皮 6 克　银花 12 克　广郁金 5 克　白茯苓 12 克　泽泻 6 克

剂量根据症状可作增减；如食欲不振加焦六曲 12 克，砂蔻壳各 3 克，睡眠差加炒枣仁 12 克，血虚加制首乌 9 克。本方曾作为协定处方统治一切溃疡的托毒排脓之用，均有确效。方中生芪补气，配伍归芍具有排脓托毒之功，合山药健脾，能

67

助新肉生长，郁金理气与当归并用，有行血消肿之效，结合银花解毒，苓泽利湿，故能托毒消肿，去腐生新，符合疮疡溃后的病机。阴证则脓出清稀，腐肉不脱，本人每在温阳托毒汤及黄芪托毒汤的基础上，根据辨证情况而加减施治。

收钦阶段，阳实之症，一般不需服药，如由于脓血去多，迁延日久，新肉不生的，以及阴症溃后不钦的，均属气血之虚，治从十全大补汤加减，气血渐复，则肌肉自生。

外治法

阳实之症以自制消肿膏围敷局部，促使根盘收缩，加速化脓；对于根盘肿大超过 10cm 直径的，本人常用局部周围封闭疗法，以 0.25%～0.5%普鲁卡因液 20ml、40 万单位青霉素钾盐（应先作皮试）混合后，在根盘外约 2cm 边缘，作浸润周围封闭，每日 1 次，一般均能在三次之内，肿势收缩，溃孔有脓，炎症状态消失，可以加速本症的愈合，确有实效，对于有青霉素过敏的，可以单用普鲁卡因封闭，则疗效稍觉缓慢，但均较以肌注抗菌素及中药内服为捷。脓头渐露而腐揩不脱，以红升丹或一气丹点敷；脓溃而腐渐脱，以三味散撒布拔毒去腐；腐去新生，即用九一丹去其余毒生肌。

阴寒之证以阳和解凝膏盖贴局部，改善局部血行使由阴转阳；脓头腐揩不脱，干陷无脓的，以一气丹或乌升散点敷，脓腐渐泄，则以提脓散或长肉散撒布，盖膏药或辛养软膏；腐去新肉生长，则以海浮散收功。

以上为本证治疗的常法。临床上往往发现由于溃疡面较大，收钦迟缓而致新肉胬出，生长过剩现象，部分新肉色淡而呈脂泡状，是为气血之虚，本人每以家传方十味生肌散撒布，以棉垫加压促使愈合；部分身体强壮的，亦有新肉生长过剩的，这是由于脓腐渐去，滥用重剂去腐药外敷，升提太过而影响生肌之故，新肉色仍红活，仅需散布生肌药局部加压可愈。

本证重候，在病程的中、后期应注意护理，忌房事，临床上曾见数例，每于1～2日间变证，一般症状是突起头眩发热，舌苔薄红或淡红少苔，脉多细数，局部脓水干涸，新肉不红活，此为阴液受损，虚火上亢之象，治疗从滋阴清虚热着手，本人每用细生地、麦冬、玄参、首乌、龟甲、玉竹、银花、云苓等投治，并用鳖血炒柴胡一味，便能深入血分，解郁而提毒透出于外，及至热退身凉，局部新肉红活，则仍以补益气血，扶正祛邪善后。

至于本证因正虚而致内陷的，治疗总则在于扶持正气，辨证最为重要，方书已多论述。但在临床上以少量输血助治，可以固正，而在抢救过程中有所裨益。

流注八例

病案举例

1. 夏某，男，15岁，1975年8月24日就诊。

患者于半月前初起右胸部疼痛微肿，渐即寒热不解，就近医治3天，胸部焮肿而高热不退，乃至某地医院治疗，诊断为败血症，给以青链霉素肌注，并先后口服四环素、红霉素等，症状不见改善，在右肋及左肩后相继出现结肿两处，乃要求出院至某处中医治疗数日后远道来诊。当时症状：T40.1℃，脉洪数，舌红苔中黄，神志清晰，口渴喜饮，身热如燔炭，局部在右胸有6cm×5cm色白高肿一块，右肋循乳中线下有7cm×7cm，左肩后有5cm×5cm漫肿各一块，按之有硬结，疼痛不甚，乃各以消散膏掺丁桂散后外贴局部，并处方：

广藿香9克　淡黄芩4克　焦山栀9克　赤芍4克　银花9克　连翘9克　浙贝母9克　青陈皮9克　绿豆衣9克　炒枳壳4克　白茯苓9克　六一散12克

内服3剂，于8月27日二诊，T38.2℃，脉濡苔薄黄，局部见证，肿势均收缩，仍服原方3剂，外治同上；8月31日三诊，T37℃，脉濡、舌苔薄白，右胸部尚有3cm×2cm肿块，按之不痛，其他肿疡均消散，内服处方：

广藿香9克　赤芍4克　银花9克　青陈皮9克　广郁金4克　炒枳壳4克　焦六曲9克　白茯苓9克　生米仁9克　浙贝母9克　梗通草3克

嘱服3～5剂，并给以消散膏2张善后。

按本病例经诊断为败血症，迭加治疗而高热不解，脉洪数，苔黄腻，均属实热炽盛现象；全身结肿三处，色白高突，而无神昏呕噁等毒陷见证，脉症相参，是为暑湿流注属偏热型的症状。盖暑热薰蒸，其气必伤，气虚则邪郁于营卫之间，不得外越于皮毛，凝滞外发而局部色白结肿；暑必挟湿，暑湿内蕴，结而化热、化火，出现口渴喜饮，高热稽留，均为热甚于湿见证，治应清暑泄热、芳化湿邪。爰以藿香、枳壳、青陈皮的芳香理气，芩栀苦寒以清气热，茯苓、绿豆、六一散的清暑渗湿为法，佐以银翘的清热解毒，赤芍的活血，贝母的清火散结投治，服药3剂，稽留之高热，迅即下降，局部结肿亦得减退，药合病机，毋须更张，原方续投3剂，则热退身凉，诸症悉减；暑湿偏热，大多邪热留连气分，治宜轻清气热，古人经验，"清气热不可寒滞，反使邪不外达而内闭"，此为以防邪为寒凉阻遏而言。本例患者，苔黄口渴，热毒鸱张，非苦寒清热，不能挫其炎炎之势，自属不禁，但当热退肿消，则不宜过于寒凉，故以藿香、枳壳、青陈皮、郁金的理气解郁，茯苓、米仁、梗通的渗湿，佐以银花、贝母的解毒散结，赤芍的活血，清化余邪善后而愈。

2. 姜某，男，19岁，1977年8月18日初诊。

患者旬前寒热交作，遍体酸楚，经就近治疗，寒热不退，乃至某卫生院诊疗，T39.2℃，白细胞总数11000/mm³，中性78％，即予肌注复方安基比林及青霉素，并配给退热消炎药片两天量，症状无改善，经以四环素滴注 3 天，热降持续在 37.5℃左右，停药后渐即上升，并发现结肿两处，因而来诊。

经检 T38.2℃，脉濡数，舌苔白腻，身热胸闷，食呆神疲，四肢关节酸楚，在左臀部及大腿外侧结肿两处，根盘散漫，色白按之疼痛，治先清泄化浊，处方：

广藿香 9 克　大豆卷 9 克　忍冬藤 12 克　佩兰叶 9 克　白蔻壳 3 克　焦六曲 12 克　大秦艽 9 克　陈皮 6 克　带皮苓 12 克　生米仁 12 克　六一散 12 克（荷叶包）

内服三剂，外以消散膏掺丁桂散敷贴。

8 月 22 日二诊，T37.6℃，脉濡细数，舌苔薄腻，胸闷及关节酸楚均除，胸部白痦满布，局部肿势缩小，原方去秦艽，续服 3 剂，外治同上；8 月 26 日三诊，T37.4℃，脉舌同上，大腿部肿块消失，臀部结肿范围继续收缩，压之不痛，处方：

广藿香 9 克　佩兰叶 9 克　浙贝母 12 克　白蔻壳 3 克　陈皮 6 克　忍冬藤 12 克　炒枳壳 6 克　广郁金 6 克　焦六曲 12 克　带皮苓 12 克　生米仁 12 克　六一散 12 克

内服 5 剂，外治同上。

9 月 2 日四诊，T37℃，脉濡细，苔满白，食欲渐增，精神尚差，臀部肿消，原方去郁金、六一散，加香谷芽 9 克，内服 3～5 剂善后。

按本病例经抗菌消炎处理，寒热稽留不退，继则出现色白结肿两处，胸闷纳呆，关节酸楚，并有白细胞总数及中性偏高，时当夏秋季节，属暑湿流注之候；盖暑湿流注有偏热偏湿之分，湿邪郁于经络之间，则见身重而关节酸楚，阻于肌肉之内，则身热而结肿患生流注，结合患者临床表现，胸闷食呆，均为湿邪郁滞不得开泄之象，故应为暑湿流注的偏湿型症状。湿胜则阳微，是以脉见濡数；舌苔白腻，亦为湿邪滞留于气分的现象，爰以藿佩芳香化浊，合陈皮、白蔻以通畅不舒之气，苓苡六一散荷叶等清暑渗湿为主，佐以豆卷宣泄解肌，秦艽疏

71

肌表之湿滞，六曲化脾胃之积湿，忍冬藤解毒通络投治，药后滞留气分之邪，得外泄之机，白痦满布，体温渐趋正常，胸闷骨楚均除，连服六剂，湿去热清，局部肿势逐步消退，但因湿性粘腻，不易速解，每多起伏反复，故仍以化浊淡渗，理气解郁投治，及至肿消病除，方始勿药告痊。

3. 陆某，男，44岁，1977年5月4日初诊。

患者畏寒发热3天，经按流感处理无效，去某医院治疗，诊断为副伤寒，中西药并进，连续数日而左大腿肿痛，乃来就诊。T38.6℃，脉濡，舌苔白腻，食欲不振，胸闷神疲，左大腿漫肿，皮色不变，细按局部，发现在上侧正中有结肿约6cm×5cm一块，边缘不明显，有压痛，自觉全腿均酸痛，参阅某医院病历，血检两次，白细胞总数分别为4200/mm³、4400/mm³，处方：

广藿香9克　川朴5克　制半夏6克　陈皮6克　白蔻壳5克　焦六曲12克　宣木瓜9克　大腹皮9克　忍冬藤12克　赤茯苓12克　生米仁12克

内服3剂，局部以消散膏外贴。

5月8日复诊，T38℃，胸闷肢酸均减，局部肿痛仍然，原方加川牛膝9克，续服三剂；5月11日三诊，T37.5℃，脉细有力，精神好转，局部肿势渐减，按之不痛，处方：

广藿香9克　川朴5克　制半夏6克　陈皮6克　炒枳壳6克　焦六曲12克　广木香4克　忍冬藤12克　赤茯苓12克　生米仁12克　川牛膝12克

内服5剂，外治同上，5月17日四诊，局部肿势消失，尚剩2cm×3cm结肿一块，内服原方5剂而愈。

按本病例初起恶寒发热，持续不退，渐则出现左下肢肿痛，皮色不变，血象检查白细胞总数偏低，参之脉舌，结合胸闷神疲等现象，均为湿邪阻滞，符合湿热流注征象；按湿热流注大多由于外感风邪，内伤湿滞所致，风为阳邪，易于化火生热，湿为阴邪，滋腻难化，易致气机受阻，气血凝滞，湿热稽留于营卫之间，内结而外发成疡，治疗每多缠绵，而变化多端，本病例临床表现为湿重热轻，治应芳香祛湿，爰以藿香正气散合藿朴夏苓汤为基础，加忍冬的清热解毒，木瓜的渗湿舒筋投服，药后热渐退而湿渐去，先后加用牛膝的活血下行，枳壳、木香的理气解郁佐治，俾使邪去而气血流畅，肿疡消散而愈。

4. 沈某，男，28 岁，1952 年 3 月 29 日出诊。

患者于 1 月份因发热延医治疗，诊断为伤寒症，热度持续不解，经中西医并进，红疹满布而热退向愈，历时两月余，内症未痊而外疡又起，左上臂白色漫肿，经青霉素乳剂肌注一周，外敷"安福消肿膏"共两罐，局部肿势更剧，由臂臑肿及肘下，乃来邀请出诊。

症状：患者面色苍白，形瘦削，卧床不起，左臂臑部坚肿，皮色不变，按之痛不甚，在外侧正中有微红一点，压之疼痛，手臂不能活动，脉濡软少力，舌淡苔薄，爰以消肿膏外敷局部，并处方：

生西芪 9 克　川芎 3 克　赤芍 4.5 克　当归尾 9 克　甘草节 3 克　角针 4.5 克　香白芷 2 克　白茯苓 9 克　忍冬藤 12 克　泽泻 6 克　炙僵蚕 9 克　制乳没 9 克

内服 2 剂。

3 月 31 日出诊，服药 2 剂，肿势大减，已去十之六七，左臂能伸屈活动，疼痛消失，在外侧正中有约 1cm 硬结一块，大便数日未解，处方去皂角针、僵蚕，加陈皮 4.5 克，炒蒌仁 12 克，生芪增至 18 克，内服 3 剂，外以消散膏贴硬结处。

4 月 3 日三诊，局部肿势全消，尚留剩黄豆大硬结一块，按之不痛，续以消散膏外贴一周而愈。

按本病例初患伤寒症，病经两月而热退身凉，正气未复，外疡顿起，是为余毒未尽，流注于经络肌腠之间，久病气血均亏，气虚不能推动血行，血凝则气愈滞，酿成余毒流注之重症，故局部色白坚肿；外侧有微红一点，为成脓外溃之先兆，此种症状，一旦溃后，每见流脓稀薄，或如败浆，出现正不胜邪征象，形成败症，实为危重之候。患者脉濡少力，舌淡苔薄，气血大亏，欲图内消，姑从益气活血施治，爰以生芪的益气，合芎归芍的活血行血为主，乳没的去瘀行滞，僵蚕的搜风散结，忍冬的解毒通络，白芷的活血解表为辅，佐以少量角针引药直达病所以散结滞，全方以益气活血，行瘀散结，投药两剂，以作消息；复诊症状显著改善，说明患者究属壮年，正气渐长则邪外法，气血流行则凝滞漫肿能消，初诊获效，重审前方，放胆增强益气之力，以求速效，鉴于久病元虚，故去角针、僵蚕的散结，以免过于耗气损血，再次出现正不胜邪之虞；讵前后五剂，竟使肿势全消，亦属临床意外之收获，故迄今记忆犹新。

5. 叶某，男，38 岁，农民，1974 年 9 月 3 日初诊。

患者半月前左中指在劳动中被镰刀割伤，翌日肿胀疼痛，自行挤出血水少许，继续劳动两天，渐即畏寒发热，左上臂内侧结肿，乃就近医治，寒热不解，先后在左肋下，肩胛下，右背及腰部发现色白肿块四处，经青霉素肌注 5 天，左臂部切开排脓，症状不见改善，因而来诊。经检：T39.2℃，脉滑细数，舌苔黄腻，自觉精神不振，食欲减退，左中指第二节稍肿大，破伤口已愈合,臂部溃疡脓少腐肉粘连，左肋下肿块7cm×6cm 左右，肩胛下有 9cm×8cm 肿块高突压痛，右背中部及腰部各有漫肿一块，按之疼痛，处方：

淡痛芩 6 克　焦山栀 9 克　赤芍 6 克　银花 12 克　连翘 12 克　蚤休 6 克　炒枳壳 6 克　广木香 3 克　陈皮 6 克　赤苓 12 克　生甘草 3 克

内服 3 剂，左臂溃疡外敷九一丹，左肋及肩胛下各敷清热消肿膏，右背及腰部以消散膏盖贴肿处。9 月 6 日复诊，

74

T37.6℃，局部各肿块收缩，仍服原方 3 剂，外治同上。

9 月 9 日三诊，T37.2℃，左臂溃疡愈合，左肩胛下按之波动，经穿刺抽出稠脓约 20ml，肋下肿块尚剩 3×3cm 左右，余两处肿势基本消失，均以消散膏盖贴。脉细，舌苔白腻，处方：

广藿香 9 克　当归 6 克　赤芍 6 克　银花 12 克　连翘 12 克　青陈皮 9 克　炒枳壳 9 克　广郁金 6 克　广木香 3 克　赤茯苓 12 克　生米仁 12 克

内服 5 剂。

9 月 14 日四诊，T36.8℃，患者精神较振，脉细有力，舌苔薄白，右侧肿块消散，左肩部肿势收缩，抽出稀脓约 6ml，左肋下肿退，按之有硬结，以消散膏盖贴，内服上方五剂。9 日 19 日五诊，左肩部尚有约 1cm 硬块，仍贴消散膏而愈。

按本例患者因手指破伤感染，不能及时控制，以致毒邪入里而窜发余毒流注之候。余毒流注之患生，大多由于疔毒、疖肿，以及大病之后余邪未楚，流阻于经络之中，窜发于肌肉之间而成；临床所见，亦有虚实之分，其因毒邪炽盛，不能外解而留滞入里的，均属邪实之候，大病之后，余邪流注经络，导致气滞血阻的，均为正虚之证。邪实应予祛邪为先，正虚则以扶正为主。本病例初由手指破伤而感染，处理不慎，引起毒邪的走窜蔓延，形成转移性脓肿，此为余毒不得尽解而留滞为患，与火毒炽盛之走窜不同。就诊之初，患者脉数苔黄腻，为热毒蕴结之象，治应清热解毒处理，故以芩栀的清热，配银翘蚤休的解毒为主；流注之生，由邪滞不行，留阻而发，治宜疏理以化滞邪，爰投织壳，木壳，木香，陈皮的理气，赤芍的活血行瘀内服。复诊时，体温接近正常，诸症均减，毒邪因而得以控制；至左肩胛肿疡成脓，而其他肿块均接近消散，此为毒邪由流走而再次结聚之佳兆，爰以抽脓处理，使毒得外泄之机，亦为祛邪措施之一；此时毒势已衰，内服处理，重于理气

75

活血，使气机流畅，以散阻滞之郁邪，稍佐清热解毒，以控制余毒之复炽，爰以藿香、青陈皮、枳壳、郁金、木香的理气行滞，归芍的活血行血，银翘的清热解毒投服，随着症状的好转，毒尽肿消而愈。

6. 任某，男，16 岁，学生，1971 年 1 月 14 日初诊。

患者因参加劳动数日，右臂酸楚，前日起畏寒发热，在肘上内侧色白漫肿，酸痛不舒，因而来诊。经检 T38℃，脉紧数，舌苔薄白，自觉头痛形寒，右臂部近肘后有 6cm×11cm 长形漫肿一块，按之微热，有阵发性刺痛感，右臂不能上举，处方：

羌活 3 克　苏叶 6 克　薄荷 6 克　当归 6 克　丹参 9 克 宣木瓜 9 克　嫩桑枝 9 克　酒香附 9 克　片姜黄 4 克　炒元胡 9 克　伸筋草 12 克

内服 3 剂，外敷金黄散软膏掺红消散。

1 月 17 日复诊，T37℃，形寒及局部刺痛消失，酸楚亦减，右臂活动仍困难，肿块转为平塌，按之酸痛，脉正常，处方去苏叶、薄荷，加天仙藤 9 克，内服 3 剂，外治同上。一周后追访，已痊愈。

按伤筋流注，大多见于四肢部位，初起以酸痛为主征，均因劳动不慎，闪挫而致气阻引起血凝，气血受伤而成。患者连日剧烈劳动，复外感风寒之邪，以致右臂伤筋而成流注；此种疮疡，治从行气活血，疏通络隧为法，不能及时内消，则局部透红一点，成脓外溃，并每于脓液中伴有少量瘀块，此时仍宜调和营卫，以化解凝滞之余邪，愈合一般需半月以上。

本例患者劳动不慎，气血循行失于常态，而风寒外束，导致气血的凝滞，留阻于筋脉之间，治从疏解表邪，行气活血，爰以羌活、苏叶、薄荷的祛肌表之风寒，疏通经络，当归、丹参的调血活血，配元胡、香附、姜黄的利气散结，改善血行，木瓜、伸筋草的舒筋活络，桑枝引经而通利关节投，复诊风寒已解，局部刺痛除而酸楚轻，说明气血已渐流动，有内消之望，乃去苏薄之解表，加天仙藤的理气通络以善后。本人于1970年时曾治一伤筋流注病例，患者于雨天步行20余里下乡探亲，泥路涩滑难行，回家后右膝弯及足跟部酸痛，翌日步履艰难，不加注意，约4～5天后症状仍然，乃就医针刺治疗数次，半月后来诊，则委中部已经化脓，切开流出稀薄瘀血脓约100ml，历时一月有余，溃孔新肉不生，时流清稀血水，腓肠肌坚肿不消，进益气活血，气血双补之剂，均不应效，颇为棘手；嗣为订方淋洗热罨肿处，以温运肌肉，局部用药捻蘸八宝丹插入溃孔，始坚肿渐消而溃孔收钦，故伤筋流注贵在早期施治，俾使气血流行而筋络舒通，及其成脓，则凝滞结聚之气血，每不易速解而影响愈合之机。

附淋洗方：透骨草30克　生艾叶12克　鸡血藤15克　威灵仙9克　川牛膝9克　千年健9克　甘松6克　香葱1小握

7. 王某，女，27岁，1968年10月18日诊。

产后1周，左跨部至膝色白漫肿，疼痛不止，服消炎药无效，于三天后来邀出诊。T37.8℃，脉濡细，舌苔淡白，素有贫血史，主诉少腹阵痛，自觉畏寒，检视局部，绕腿色白漫肿，大腿内侧有坚肿一块如手掌大，按之疼痛剧烈，处方：

独活3克　当归9克　细生地12克　炒元胡9克　制香附9克　益母草24克　广木香6克　五灵脂6克　忍冬藤12克　怀牛膝9克　晚蚕砂12克

内服3剂，并以消散膏掺丁桂散贴局部坚肿处。

10月21日复诊，T36.8℃，腹痛止，局部肿痛大减，续以原方去独活，五灵脂，加党参、生芪各9克，续服6剂而愈。

产后瘀血流注，临床较为少见，本例患者素禀虚弱，产后恶露不畅，阻滞则少腹作痛，瘀血下走入络，而致大腿结肿，治疗原则，应以通瘀为先，但产后百脉俱虚，而患者复体质素虚，再以逐瘀攻下，唯恐正气不支，而蹈虚虚之祸，颇费周折，姑以生地、当归的养血，元胡、香附、木香的理气止痛，益母草去瘀生新，五灵脂散血定痛，独活、蚕砂搜风，忍冬藤的解毒，合而以达散瘀通络之效，投服三剂而诸症悉减，中病则止，复诊即加参芪，从补气养血，理气化瘀而痊。

8. 江某，女，38 岁，1974 年 8 月 10 日初诊。

患者于一周前左少腹下有色白坚肿一块，板紧作痛，下肢不能伸直，并有寒热，曾肌注青霉素 3 天，疼痛剧烈，左大腿拘挛屈缩更甚，因而来诊。T39.2℃，脉弦数，舌红苔薄而干，左腹股沟有 9cm×5cm 横形结肿一块，皮色如常，左少腹按之板滞，左大腿挛曲至 75°角时，疼痛减轻，不能伸直，局部外敷消肿膏，处方：

川楝子 9 克　炒元胡 6 克　炒当归 6 克　赤芍 4 克　川连 1 克　忍冬藤 12 克　陈皮 5 克　制乳没 9 克　生甘草 2 克　广木香 3 克　天花粉 9 克　炙僵蚕 9 克

内服 3 剂。

8 月 13 日复诊，T38℃，脉舌同上，局部疼痛已止，坚肿不退，大腿能伸至 150°角时始觉板痛，处方：

藿梗 12 克　炒当归 6 克　赤芍 4 克　陈皮 5 克　皂角针 4 克　忍冬藤 12 克　广木香 3 克　生甘草 2 克　制乳没 9 克　炒桃仁 9 克　天花粉 9 克　炙僵蚕 9 克

内服 3 剂，外治同上。

8 月 16 日三诊，T37℃，左下肢活动自如，局部尚有 4cm×3cm 坚硬一块，压之不痛，仍以上方续服 3 剂，外治同上。

按本病例为髂凹流注，俗称缩脚流注，由于外感湿热，邪毒内蕴，导致气滞血凝，阻于经络关节之间，郁结不化，焮发于外而成。本症初起即觉胯部拘紧不适，渐即出现硬结，大腿向腹部挛缩，不能伸直，故有缩脚流注之称。本患者初诊腹股沟色白坚肿疼痛，大腿挛缩日甚，并寒热稽留，已经一周，为正在酿脓之象，由于热邪留连，脉见弦数，舌红苔干，是为热入营分，而有伤津之兆，治当清热解毒，理气通络，爰以川楝、元胡、木香、陈皮疏理气机，归芍乳没的活血化瘀，川连花粉忍冬的清热解毒通络，僵蚕的散结投治；复诊痛止，坚肿不退，说明瘀滞凝结难化，故加桃仁的破瘀，角针直达病所以散结滞，服药3剂，症状显著改善，乃续服原方而愈。

按语

流注为发无定所，随处可生的深部脓肿，均为邪气壅滞，阻于营卫肌肉之间，不得运行而形成局部结肿，以其内不入于脏腑，着于骨髓，一般预后多良好，故属阳症范畴。但本证之生，大多见于体弱之辈，盖"邪之所凑，其气必虚"，正气旺盛，则阳气宣通，随阻随散，正气不足，则气滞行迟，随注随结，因而治疗上，应辨别虚实，随证施治。流注初起，以气滞者多，血瘀者少，因气滞而引起壅结，故治宜理气为先，去其壅滞，使气血流行通畅，是不二之法，不属大虚见证，一般忌用峻补之剂，以免留邪致变；但流注病因不一，如上列8例，即包括了暑湿、湿热、余毒、伤筋、瘀血、髂窝流注的部分症状，临床表现则变易多端，证治则贵乎灵活，药合病机，效如桴鼓，以其发也骤，其去亦速，为本证之特点。

暑湿流注为夏秋之间的季节性疾病，暑湿交蒸，郁遏于营卫之间，滞留于肌肉之中，不得外越于皮毛，则蕴结而发为流注。暑为阳邪，湿为阴邪，暑伤气分，湿亦伤气，阳气外达，故局部见证，色白高肿，但与阴虚证的色白平塌有原则上的区别；暑必挟湿，临床见证则有偏暑、偏湿之分，偏暑之症，由于暑热薰蒸，大多高热不解，治应清暑泄热，本人常用芩栀苦寒以清气热，每迅速挫其炎热之势，热降而诸症悉退；偏湿之症，湿性重浊，大多身热稽留，治从芳香化浊，淡渗下热，一般的以藿香正气散加减投治，湿祛而热泄，治须缓缓图功，若不见湿郁化火，高热不解，慎用寒凉之品，谨防清热太过，留湿致困；至于例2患者，病经旬余，身热稽留而不炽甚，局部所见，不腐不消，此为湿盛内留，郁滞气分现象，故清宣解肌，外达肌表而布汗痦，亦为邪湿外出之途径，有助于改善症状。

湿热流注之生，虽无季节性影响，随时可生，亦以见于湿令者多，其患发之源，在于湿邪内滞，气血不得运行，留着于经络肌肉之间，湿郁热蕴，外发而为流注之症；由于湿性粘腻，淹缠不休，不易骤化。湿热流注亦有偏湿、偏热之分，偏湿之症，身热不甚，每见胸闷食呆，肢节酸楚，治宜芳香化浊，身热持续不解的，亦多布痦外达，则热势渐减，湿得外泄，是本症内消的转归途径之一，湿热留滞不泄，则必化脓窜注不已，此时应及时切开排脓，则亦为本症湿热之邪外出的机转途径；偏热之症，身热不解，每见热势增高，为湿热化火之象，治应清热化湿，我亦常用芩栀的清气热为先。

暑湿与湿热流注，应以温病学说为证治依据，本症初起，即为邪毒流连于气分，及其身热不解，正当酿脓阶段，则为邪渐入营之象，此时治法，尤宜"透热转气"，使邪从气分而解，仍可获得内消，即如毒邪留滞不去，则成脓外溃，邪有外出之机，预后亦多良好，不因失治误治，极少邪入营血之象。流注与内症温病在治疗上略有不同，流注为邪气壅滞，结聚有形之证，故在清暑化湿，清泄湿热的处理上，应参以解毒通络，理气和营，借散有形之滞。在肿疡外治方面，因属阳症，过去均以消肿膏等清热消炎敷用，临床观察，每于肿势收缩后，遗留硬结历久才消，本人在廿年前始稍稍以消散膏的温煦敷贴，取效较捷，盖此种流注色白似阴，为气血之郁结而成，气得热则散，故获显效，此后即作为本症外治常法，迄未发现不良反应，爰供参考。

余毒流注包括病后余邪及疮疡余毒流注两种，前者均为正气虚衰，肌腠不密，复感外邪而成，后者则为毒泄不尽或者邪毒走散所致，本症的共同点，是均属邪气阻滞不散，导致结聚

80

外发，但有气虚不能化毒与毒盛留结走窜之分，气虚宜于益气为先，以推动气行而解凝滞，毒盛则应解毒为主，清解毒邪以制止走窜之源，若不为气虚毒盛，在治疗中均应适当加入理气行滞，解毒散结之品，如枳壳、郁金、角针、僵蚕、忍冬藤等，俾使有形之结聚，得以化散。

伤筋流注均属劳动不慎所引起，初起以酸楚为多，每见于四肢部位，偶亦患生于腰部，由于劳动伤经，筋力疲惫，致使气阻血滞，循行受碍，血不荣筋，而使筋脉不舒，但大多与腠理疏而风寒郁气有关，为气血不和之症，故行气活血，舒筋通络为治疗之总则，常用药物如当归、丹参的活血和血，元胡、香附的理气行滞，木瓜、伸筋草的舒筋活络等，随证投治，每能获效；部分气阻血结，肉腐成脓的，外溃后每有坚肿不消，此为气血凝结过甚，治须理气和营以解凝滞，亦可以淋洗热罨助治，宣通气血筋脉。

瘀血流注为本证中唯一以血瘀为主要致因的疾病，在临床上亦包括虚实两端，产后瘀血流注为正虚之证，大多见于体质素亏之人，治从养血活血为主，常用药物如四物的养血活血，益母草、红花的去瘀生新，元胡、枳壳、香附、木香等的理气止痛，灵脂、蚕砂的散瘀随证施治，为早期内消的措施，也可适当加用参芪益气，以助化瘀解郁药的发挥，至于成脓阶段，则不宜多用破瘀药物，以免造成流走多发。由于跌仆损伤所致的流注，一般属实，以其骤受外伤，局部血瘀不行而成，每见皮热木痛，治宜活血化瘀；有些瘀阻于皮薄肉少之处的，气血不易宣通，每获效较缓；本人则常以䗪虫的破瘀除积，血竭的散瘀和血助治，有一定疗效。

髂窝流注患生于髂凹部位，儿童及劳动妇女患生者多，由外感湿热或感染所引起，邪毒内蕴，气阻不行，郁结于筋脉络隧之间，气血凝滞而发。因本症患于髂凹深部、且为关节空隙之处，故结肿以后，影响关节活动功能，随着肿势大小，而有

81

不同程度的大腿挛缩现象；又因药效不易达到，每见化脓外溃；我家对本症内消，自订舒筋活血汤，随证加减，对内消疗效，颇有效应。基本方：

川楝子9克　炒元胡6克　当归尾6克　陈皮6克　川连1克　赤芍4.5克　制乳没9克　生甘草2克　忍冬藤12克

加减：气滞甚加木香3克、青皮6克、制香附9克。

坚结瘀阻加桃仁9克、红花3克、皂角针4.5克。

热重加天花粉9克，川连加倍。

湿重加赤苓12克、生米仁12克。

按髂凹为厥阴肝经之络所在部位，本方组成，以川楝子泻湿热而入肝舒筋，配元胡活血利气，通滞止痛为主药，少佐川连以清火解毒，归芍乳没的活血散瘀以定痛，忍冬甘草的解毒通络为治；用药量轻而效佳，一般服药后，痛止而挛急之筋渐弛，然后随证理气化瘀适当施治，每多得消散之效。

至于流注溃后，内服处方亦以清解余邪为主，不宜过服寒凉，以免邪郁复发；有的窜发不已，身热稽留，则应祛邪为主，兼固正气；部分出现阴液亏损，气虚血虚之象的，则应防止余毒窜发，治疗以扶正为先，祛邪亦属重要。

深部脓肿治法

深部脓肿有二：一为流走多发，色白高肿，随处可生的阳症流注；一为气血凝滞，色白平塌，寒多热少，半阴半阳症或阴症的慢性脓肿。前者虽色白似阴，焮发而毒易宣达，故易溃易敛，后者则毒伏深沉，不易起发，难溃难敛，施治忌用寒凉，以免毒邪郁遏入里，侵及骨与关节而形成骨髓炎等症，故临床上以移深居浅，使邪外达为主要治疗原则。此种深部脓肿在外科文献上属于"疽"的范畴，亦有称之为"流注""流痰"

的，但与阳症流注、骨髓炎、骨及关节结核等外科疾患不应混为一谈，应予区别。有关阳症流注的治疗，这里不作多赘，现就慢性深部脓肿的治疗，谈谈个人临床上的体会。

本症初起，局部色白坚硬，不痛或微有酸痛，自觉形寒，舌苔薄白或白腻，脉多沉细，其患生部位以大腿内侧为多，其次则为胁肋，腰臀等肉厚或空陷之处；其致病之因，大多数禀体虚，在抗病力低弱的情况下，感受风寒湿邪的侵袭，蕴结在里，致使气血凝滞，不得宣散而成，亦有因情感内伤，肝气郁结所致者，则多患于胁肋部位，但临床上较少见。本症患生过程缓慢，并与正气的盛衰关系密切，正气虚衰的，则为阴症，最易内侵入骨而形成骨髓炎等；正气不足者，则成半阴半阳之症，此时入里则为阴症，达表则为阳症，疾病的转归，全在机体正邪的转化。

本症早期治疗，在于开其腠理，解其凝滞，使沉伏之毒邪得以透达于外，为取得内消或移深居浅的措施之一，其属阴寒之症，则阳和汤可为主方，但临床上纯阴的深部脓肿少见，大多为半阴半阳之症，因而本人常用的为双活祛寒汤，处方为：

当归9克　防风3克　羌独活各3克　赤芍5克　秦艽9克　制半夏6克　细辛1克　白芷3克　忍冬藤12克　白茯苓9克　川牛膝9克　炙僵蚕12克

本方适用于深部脓肿早期，局部色白硬结，畏寒无热阶段，以羌独活、防风、细辛、白芷的解表祛风寒，用药量轻，其旨不在于发汗，而在于开腠宣通，使归芍的活血，僵蚕的散结，秦艽的去风寒湿等药得以发挥作用，而达祛邪消肿之效，为外邪所致本症的内消方。

部分表邪已解，而局部硬结，根盘散漫，尚未成脓的，每见脉弦细，或沉细有力，此时首应考虑正气不足，不能化毒行消，或是无力托毒外出，一般的可用和营托毒汤投治，处方为：

83

生西芪9克　川桂枝4克　炒当归9克　赤白芍9克　生炙草6克　忍冬藤12克　陈皮6克　白茯苓9克　炙僵蚕12克

本方以生西芪益气，当归赤白芍养血活血，配桂枝甘草以调和营卫，加用忍冬解毒通络，陈皮理气，僵蚕散结，茯苓利湿，从益气和营而达温行通络，解凝散结之功，寓扶正祛邪，以使内消或移深居浅为目的。此方并可用于溃后的坚肿不消，亦能取得消肿托毒之效。

早期失治，正在酿脓阶段者，一般每有身热见证，化验检查，白细胞总数升高，此为寒化为热现象，应详审有否成脓，临床上每以触诊鉴别，在硬结根盘中有微软一点，即为初步化脓之象，此时根据化热程度，可以酌用清热解毒药以控制炎症，亦可以抗菌素佐治，间或仍能内消者。至于局部中心透红一点，按之皮肤觉热，并疼痛显著，则已失内消之机，应以托毒透脓为法，使脓毒透达，移深居浅，而不致内陷筋骨，常用的透脓汤为：

生西芪12克　当归身9克　白芍9克　忍冬藤12克　皂角针9克　炙甲片4克　甘草节5克

本方即为深部脓肿及化脓性骨髓炎的脓不透达而设，一般服2～3剂，结合外敷箍毒药以束脓毒，或用千捶膏盖贴疮顶，以提拔透脓，均有促使脓肿局限化及加速化脓之效。

尚有因情感内伤所致的深部脓肿，大多患于胁肋部位，每见结肿深入于肋间空陷之间，与上述治法有所不同，盖此处皮薄空陷，气血循行不畅，并因肋间神经分布关系，疼痛常扩大至胸腋等处，均由正气不足，肝失条达，气机阻滞导致气血凝结所致，早期治疗，宜理气解郁，常用疏气消肿汤投治：

炒柴胡4克　川芎4克　当归6克　赤芍4克　青皮6克　忍冬藤12克　制香附9克　炒枳壳6克　全蝎1克

本方以芎归芍的活血，柴胡、青皮、香附、枳壳的理气行滞，忍冬的解毒通络，全蝎的搜风散结为治，其中柴胡青皮并为胁肋部位的引经药，用以引导各药直达病所，疏理气机，通行脉络，而得内消。有些局部皮肤微热，或则舌苔燥腻，脉见弦劲的，为郁久化火之兆，势将蒸脓，此时宜加丹皮6克，焦山栀9克，龙胆草2克，茯苓12克，以清泻郁火，亦有能内消者。

当消既不成，已在成脓阶段，毒不透达，则局部漫肿范围扩大，掣痛刺痛感觉亦甚，此时除内服透脓汤以加速脓毒外泄外，本人常以桑柴火烘法，以拔引毒气，并祛散痹阻，可减轻症状，颇为有效。胁肋间化脓以后，切开宜早，以防脓液透膜内溃，而致变证。

深部脓肿化脓过程较缓慢，在寒化为热，肉腐成脓阶段，亦均与正气的盛衰有关；正气不衰的，局部渐焮发，皮色透红一点剧痛数日后，内脓已蒸，可在短期内脓熟外溃；正气不足的，痛虽不剧，成脓亦慢，且脓多稀薄；更有部分邪盛正虚患者，剧痛历久不休，肉腐而液化缓慢，此为正不胜邪之象，往往溃后脓腔面积大而难欹，爰举一罕见病例简介于后。

病案举例

患者夏某，女，38岁，住上海市松江县泖港公社，右臀部于二月前酸痛漫肿，先经针刺数次无次，嗣即寒热交作，疼痛不止，乃转某医院治疗，连续四诊，均肌注青链霉素及内服四环素片，去痛片等，症状不见改善来诊。当时局部症状，右臀漫肿如覆碗，皮色微红而热，疼痛剧烈，呼号不绝，T38℃，脉弦数，经用藿梗、当归、白芍、白芷、乳没、银翘、枳壳、茯苓等品，仍肌注青链霉素，连续两诊，疼痛不减，日夜不能入眠，身热稽留，局部坚肿，自备止痛片一日间服8～10片，三诊时因路远寄宿一天，观其疼痛呼号之状极为不忍，爰试以耳针疗法，找到痛点后刺入，剧痛即止，乃以胶布固定，是夜患者酣睡，翌晨去针，从此痛势不甚，四诊时，局部四周仍坚硬，中间高肿有波动感，乃切开处理，深刺5cm后，方流出黯色脓液，并有大块腐肉外排，历时约一月始痊，而局部肌肉尽削，溃疡面凹陷可容拳，但患肢活动如常，至今已数年，尚有 5cm 面积的凹陷形。按一般深部脓肿化脓以后，切开脓泄则肿渐退而新肉渐生，此病例脓出不多而大量腐肉外排，可能与患者邪毒炽盛，而正虚不能化脓有关。

深部脓肿化脓后，脓腔深度随患生部位而不同，如臀部肉厚之处则较深，胁肋间则较浅；切开排脓后，在内治方面应根据症状，适当的以补益气血，托毒排脓，或则养阴清热等剂投治，扶持正气，祛其邪毒，以助长肉生肌之力；在外治方面，本人很少采用药捻，喜以陈升丹直接点敷溃孔，约敷至总深的三分之二处为度，因升丹善于提毒拔毒，能使溃孔流脓通畅，尤以纯品取效较速，陈升丹则更无引起疼痛刺激之弊；当溃孔浅至 3cm 左右时，则以三味散提脓散的点敷即可。临床上观察，深部脓肿溃后愈合较慢，尤以流脓稀薄的，脓水淋漓，迁延难愈，并因之引起腐蚀骨质等变症，故近 30 年来常用抽脓疗法，逐步代替开刀以排脓毒，对不属于骨髓炎的脓肿，每较切开处理疗效为捷，抽脓疗法已另有介绍，不再多述。

慢性骨髓炎的治疗

病案举例

1. 褚某，男，17 岁，住松江县古松公社，初诊日期 1967 年 5 月 5 日。

患者于两年前右臑部肿胀疼痛，先后外溃 3 处，并屡次手术扩创，经久不愈，先后摄 X 光片 3 次，确诊为慢性骨髓炎，最近寒热 3 日，右臂又肿胀疼痛，因而远道来诊。T38.5℃，脉细数，苔薄白，局部症状，右臂自肩至肘上漫肿，肩前有 3cm 长切口瘢痕，中有小溃孔一处，外侧正中有溃孔两处，疮口胬肉外突，触诊肱骨明显坚硬胀大，呈长圆形复碗状肿块，探针触及粗糙骨质，均有少量脓液流出，据云各溃孔均已排出小碎骨块数次，现后侧有红肿一块，按之波动，乃在局麻下切开，排出稀薄脓约30ml，治以清热和营。

处方：

藿梗12克　当归9克　白芍6克　银花12克　桑枝9克陈皮6克　广郁金6克　生甘草3克　蒲公英12克

内服5剂，外敷三味散，盖黄连膏。

5月11日复诊，局部红肿渐退，各溃孔排脓较前为多，续用上法治疗。5月16日局部红肿消失，脓出渐稠，坚肿仍然，剪除各疮口胬肉后均点敷红升丹，外盖2%石炭酸软膏，内服处方：

川芎3克　当归9克　白芍6克　陈皮6克　银花12克川断12克　桑枝9克　广郁金6克　生甘草3克　龟甲12克制僵蚕12克

6月16日治疗后，脓腐外排，肩前曾排出长1厘米细碎骨二片后，脓少孔浅，臂部后侧溃孔，新肉红活，改用九一丹点敷，正中溃孔二处贯通，坚肿仍然，以挂线法处理，仍点敷红升丹，内服同上。6月28日肩前及臂部溃孔呈凹陷状愈合。外侧正中两溃孔已合并形成4cm左右溃疡，触及大面积粗糙死骨，钳之有活动感，疼痛引及肘部，每日有稠厚脓腐少许流出，内服处方：

桂枝2克　当归9克　白芍6克　陈皮6克　银花12克骨碎补9克　广郁金6克　生甘草3克　络石藤9克　川断肉12克　枸骨根12克

隔日1剂，外敷三厘散，盖石炭酸软膏。至8月22日，局部消毒后，浅在疮口发现死骨外露，触之活动，以血管钳夹持后拔出圆形完整肱骨一段，全长7cm，溃孔流血无脓，患者顿时右手下垂，腕关节，手指全部不能活动，乃以海浮散撒布溃孔，盖以锌养软膏，并用棉垫及小夹板包扎固定，以三角巾悬吊胸前，每日换药1次，内服处方；

87

党参 12 克　骨碎补 12 克　生芪 12 克　当归 9 克　伸筋草 10 克　白芍 6 克　川断 12 克　嫩桑枝 12 克　陈皮 6 克　炒枳壳 6 克　枸骨根 12 克　炙虎骨粉 3 克（分 2 次吞服）

每日 1 剂，1 周后复诊，右上肢仍下垂，手指已能活动，握物无力，溃疡面接近愈合，肿胀消失，处理同上，并用淋洗方：独活、桂枝、防风、鸡血藤、白芷、川草乌、甘松、伸筋草各 6 克，嘱待溃疡愈合后，每日淋洗 3 次。其后在 1969 年患者伴他人来诊，据云在一个月后功能恢复，现能从事重体力劳动，检视患臂，此溃孔凹陷最深处，直接粘附于骨质。

按本病例初起可能由于暴力撞击等原因，造成肱骨损伤，日久渐因感染而引起骨髓炎症状，历时两年余，时时反复外溃，成为慢性痼疾，诊治之初，因续发脓肿就医，切开后，炎症存在，故以清热和营投治，殆至炎症消失，爰内服和营散结之品，以改善局部气血运行，外敷红升丹以拔毒去腐，清除窦道为法，当两个溃孔愈合，而外侧正中坚硬不消，溃孔贯通而脓腐已去，故扩创处理，以便于死骨外排，并内服和营方中加骨碎补、枸骨根的强筋健骨以修复骨损，其后剔除死骨长达 7cm，与一般死骨情况不同，实属临床上所仅见，而当时患肢下垂活动障碍，深恐形成残废，经内服壮骨舒筋之方，并以淋洗助治，竟得恢复如常。本病例的临床体会，首先在于内服和营健骨之剂，外用重剂拔毒去腐药物，使病灶内脓腐不留，气血运行正常，均有利于骨质的再生，其次当死骨脱离组织外排；导致患肢的功能障碍，适当的投以壮骨舒筋之剂，尤以炙虎骨粉一味吞服，对修复骨质实有良好作用。

2. 钱某，男，18 岁，1979 年 4 月 18 日初诊。

患者左大腿慢性骨髓炎 3 年，去年曾去上海某医院进行清除死骨手术，并用链霉素、卡那霉素肌注及红霉素口服等疗法，随钦即溃，历久不愈，因远道来诊，经检：大腿正侧上 1/3 处，有约 6cm 长斑痕一条，中有溃孔约 1cm 大小，胬肉外翻，探入深5cm，外侧正中有10cm左右长凹陷斑痕一条，有小溃孔一处，探之斜向下侧深8cm，探针有粗糙骨质磨擦感，经扩创1cm，内侧近膝有溃孔一处，胬肉凸出，探之斜向上侧深4cm，可触及骨质。各溃疡脓稀而少，周围均坚肿，各溃孔均点敷红升丹，脉舌正常，处方：

生西芪12克　白芍4克　广郁金6克　鸡血藤12克　陈皮6克　广木香6克　白茯苓12克　银花12克　制香附9克功劳叶12克　怀牛膝9克

4月28日复诊，局部脓腐稠厚，坚肿渐减，改敷提脓散，内服同上，先后在各溃孔排出小碎骨片数块，最大的长1cm半，小的不满1cm，自觉症状改善。5月12日近膝溃孔新肉生长，深红1cm，正侧溃孔深约2cm，均接近愈合，改敷九一丹，中部溃孔深7cm，仍触及粗糙骨质，仍敷提脓散，内服处方加骨碎补9克。5月24日正侧及近膝部溃孔已呈凹陷状愈合，中部溃孔触及活动骨质，以镊子钳出长3cm阔0.6cm边缘不整的薄形死骨一块，仍敷提脓散，内服同上，其后又排出小碎骨数块，于6月1日来诊时，溃孔深3cm，新肉已长，改用九一丹外敷，患者要求停止服药，乃嘱每日服新鲜鸡蛋两只，并注意营养。6月20日溃疡已愈合，为防止复发，要求诊断，经检愈合疮口凹陷，按之正常。其后在10月份伴一骨结核病员来诊，再为检视患肢，完全正常。

按本病例历时3载，并经扩创清除病灶处理而脓毒不尽，继续复发，是由于朽骨未曾尽除所致，就中医认识，骨质破坏以后，必须在患者正气渐复，抗病力强的情况下，骨质渐修复而腐骨脱离，此时腐骨小的自动排出，大者则以手术协助取出，则在治疗中事半而功倍，本例患者的治疗经过，即是以内服托毒排脓，并大量疏理气机，使毒邪外达，气血流行，以改善局部的凝滞痼结之象，去其症结，即是扶正，外治则拔毒去腐，使溃孔瘀阻之状，得以外泄通畅，有利于碎骨的排出，从

89

而腐去新生。

骨髓炎大多为感受外邪或是外伤所引起，均是在患者正气不固的情况下，方始感染而侵袭入骨所致，本症初起，呈急性炎症现象，多寒热交作，或则高热不解，局部疼痛剧烈，痛势每遍及整节长骨，皮肤发热，按之漫肿，在近骨处有硬结肿大，压之痛甚，此时内服方剂应以清热解毒，活血通络为主，本人常用方：

当归15克　赤白芍15克　生甘草3克　元参12克　忍冬藤24克　焦山栀9克　青皮9克　蒲公英15克　桑枝15克

患生于下肢的，去桑枝加川牛膝12克，生米仁15克。本方以当归、芍药、甘草的活血止痛，元参、忍冬藤、公英、栀子的清热解毒，并以青皮行气，忍冬藤配桑枝牛膝等以通络为治。盖高热得解，则炎症亦能控制，活血以行其凝滞，通则不痛而痛除，是以早期及时应用，每得内消，部分由风寒湿邪感受的，则初起症状较缓和，与深部脓肿相似，故治疗亦类同。局部疼痛，皮色渐见红热，宜外敷清势消肿膏或青军膏，以消炎镇痛，青军膏方：

青黛3克　生大黄9克　生半夏3克　冰片2克　制乳没3克　樟脑18克　生南星3克

共研细末，以凡士林调成20%软膏。

本方配伍，以青黛大黄清热，半夏南星止痛消积肿，乳没行瘀活血，并加樟脑冰片的窜透引药入里而发挥作用。

骨髓炎早期症状，在临床上较为少见，一般的均在化脓阶段及溃久不欲的慢性期为多，本症与深部脓肿的鉴别，早期在局部触诊上有所不同，深部脓肿结肿虽深，但肿块圆整平滑，按之痛经，骨髓炎按之肿块附着于骨，并有骨质增粗及高凸感，疼痛剧烈，切开后，骨髓炎在干骨部位往往坚硬不退，有的反而扩大。

慢性骨髓炎的治疗经验，大致步骤，当反复发作，在化脓切开时，宜适当应用清热解毒与调和营卫施治，及至急性炎症消失后，则以拔毒排脓佐以散结之品，此时如无细碎死骨排出，而坚肿渐退，脓腐稠厚的，则短期可愈，部分坚肿不减的，每有死骨瘤结，虽愈合一时，势必复溃，应以补肾健骨之品，以助修复损坏之骨质，常选用骨碎补、枸骨根、狗脊、虎骨、豹骨等品配入，有一定疗效；其中骨碎补，枸骨根为常用药，枸骨根具有补虚健骨，能通络，利关节，并有消炎作用，制止本症复发之功，鲜者药效显著，故每嘱病家自己挖掘新鲜根入煎剂，切片晾干备用，一次量约 12 克至 30 克，一般药店无此药。外治方面，则喜用陈升丹点敷，此药拔毒去腐之效确实，且能避免因脓腐未尽而溃孔收缩，形成假愈合之弊，但临床上有些忌汞患者，引起过敏反应，改用乌金散、黑虎丹等无汞药物外敷，疗效较缓，因溃孔易于收缩，脓腐不能尽泄而迁延愈合时机。

骨结核证治

骨结核为外科慢性病，患于骨及关节部位，本症初期局部无显著症状，仅觉骨与关节之间隐隐酸痛，且病程经过缓慢，易为病者忽视，或误认为风湿样关节炎，致失内消良机；其后局部漫肿，不红不热，或则寒热交作，但热势不甚，此时已迁延日久，局部组织变形，寒胜为热，肉腐成脓，故临床上以形成寒性脓肿或溃疡为多见。骨结核溃疡初期，脓水清稀，往往伴有败絮状腐物排出，有些成脓较久，切开时脓出有腐臭气息，后期症状，局部可见溃孔胬肉外突，形成窦道，脓出时厚时薄，以探针自溃孔能触及粗糙骨质，脓出清稀的，则溃孔深为形成瘘管之象，本症往往并见患处关节挛缩或外凸，造成肢体机能障碍及畸形残损，本症由于患生日久，气血亏损，且脓水长期淋漓不断，难于愈合，或随敛随溃，极为顽固，治疗原则除了局部处理外，改善体征，消除患者的全身症状，最关重要。

病案举例

1. 沈某，男，37岁，1967年3月5日诊。

患者两年前腰背疼痛数月，经上海某医院确诊为胸椎结核，用抗痨药治疗半年后，左侧背部形成冷脓肿自溃，脓水淋漓，嗣后中西药治疗年余不欲，因而来诊。

经检：体温正常，形瘦神惫，面色㿠白，脉沉细无力，舌苔淡白，自觉畏寒，食欲少进，吐语轻微，出视X光片，第8～10胸椎间隙狭窄，骨质破坏，局部症状在背第9～12胸椎左侧旁开2寸处有溃孔两个，上下距离约2cm，近脊椎旁漫肿，按之脊椎增粗有压痛，以探针斜入可触及椎体，两溃孔贯通，乃剪通扩创处理，内部空隙极大，撒布提脓散，内服处方：

鹿角霜9克　炙鳖甲12克　生西芪9克　当归6克　川断肉12克　炒白术6克　白芍6克　功劳叶12克　潞党参9克　菟丝子9克　广郁金6克　骨碎补9克

3月12日复诊，局部脓出转稠，精神较振，饮食增加，初诊获效，仍从原意处理，至4月13日五诊，患者面色红润，精神好，溃孔底部新肉红活，并取出粘附腐肉的1cm长扁形碎骨一片，局部漫肿已退，内服处方去鳖甲加怀山药12克，外治以九一丹撒布。5月2日七诊，溃疡愈合，脉濡，舌红苔薄，续处十全大补汤加减，嘱服一月后复查。5月31日复查，一切正常，停止服药而愈。

按本病例为胸椎结核溃疡，初诊面㿠神疲，脉沉细无力，舌苔淡白，并感畏寒，均属气血两虚见证，尤以阳气衰微之象明显；盖肾主骨，肾伤则阳衰，本症罹患日久，正气虚而邪留不去，更因脓水淋漓不断，精血日耗，阳虚不能化生阴液，阳

92

损及阴而导致气血亏损，爰以鹿角霜、菟丝等的温养肝肾，参芪归术等益气养血，以培本为主，佐以郁金的行气散瘀，方中鹿角霜温补督阳，为脊椎结核属阳衰之证的主药，川断、骨碎补益肾而强筋骨，具有修复骨质损坏之功，结合补益气血之品投治，阳气渐复，则精神振奋，气血渐充而毒得外出，复诊症状有所改善，已获初效，慢性病应守方长服图功，故连续一月之久，碎骨外排，局部新肉红活，已现生生之兆，乘胜前进，酌加山药的健脾胃内服，并以九一丹的去腐生肌外敷而愈合，由于本例患者历时两载，缠绵不愈，气血虚惫，投药后迅速向愈，诚恐疗效不固，再事反复，故以十全大补汤善后，经复查无异常发现。

2. 王某，男，17岁，1979年5月6日诊。

患者于1976年秋左侧髋关节酸痛数月，治疗无好转，嗣于12月因剧烈疼痛，并伴寒热，至某人民医院治疗，血检白细胞总数7000/mm³。中性细胞68％，淋巴细胞32％，血沉72mm/小时，住院两个月，先后应用青链霉素、氯霉素、红霉素等热度不退，加服保泰松后体温下降，至出院时仍有低热及局部漫肿，继续门诊治疗至1977年4月底，左髋关节强直，不能站立，转上海某医院治疗，X光摄片左髋关节髋臼及股骨头有不规则破坏，无死骨形成，继续红霉素内服，外敷金黄散，至5月31日左股部肿痛有波动感，切开引流后回家，其后迭经中西医药治疗，又形成脓肿二处破溃不欲，1978年8月及1979年4月X光摄片均见髋关节狭窄，在股骨头见小圆形透亮区，症状无好转。

5月6日初诊，T37.5℃，面色苍白，形瘦削，脉细数无力，舌淡少苔，午后潮热，食欲不振，局部所见，左下肢不能伸直，臀部肌肉收缩，环跳部股骨外突，跨部外侧溃疡一处，孔深6cm，大腿外侧有溃孔两处，深各约5cm，溃疡四周坚硬而胬肉外露，流稀薄脓水，局部点敷红升丹，内服处方：

熟地炭 12 克　　知母 6 克　　黄柏 4 克　　炙龟甲 12 克　　当归 6 克　　丹皮 6 克　　怀山药 12 克　　炙橘白 3 克　　川牛膝 9 克　地骨皮 12 克　　穞豆衣 12 克　　白芍 9 克

5 月 16 日二诊，T36.8℃，潮热除，局部溃孔排出腐渣样脓液，其他症状依然，内服上方去知、柏，加麦冬 9 克，续服 10 剂，外治同上。6 月 5 日四诊，T36.5℃，局部尚有少量腐渣样脓排出，四周坚肿渐减，脉濡细，舌苔薄白，食欲差，精神稍振，内服处方：

潞党参 12 克　　黄精 12 克　　当归 6 克　　怀山药 12 克　　净萸肉 9 克　　白芍 9 克　　炙龟甲 12 克　　炙橘白 3 克　　砂仁 3 克　焦六曲 9 克　　白茯苓 9 克　　怀牛膝 9 克

外敷提毒散。

6 月 15 日五诊，精神好转，饮食增加，局部脓出较稠，大腿外侧一溃孔深 2cm 左右，新肉红活，有愈合之象，仍以上方内服，外治同上。6 月 24 日六诊，大腿外侧一溃孔收敛，症状显著改善，至 7 月 15 日就诊时，仅剩胯部溃疡未敛，探之仍深 6cm，并触及粗糙骨质，脉象细而有力，舌苔薄白，处方：

潞党参 9 克　　炙黄芪 9 克　　炒白术 6 克　　山药 12 克　　当归 6 克　　白芍 6 克　　川断肉 9 克　　广郁金 6 克　　焦六曲 9 克　骨碎补 6 克　　制香附 9 克　　白茯苓 9 克　　怀牛膝 9 克

外治以提毒散加白大升少许和匀点敷溃孔。其后内服上方加减，外用海浮散等施治，至 11 月 4 日就诊时，溃疡愈合，检查左下肢缩短，髋关节粘着不能活动，走路跛行。

按本病例初起髋关节酸痛，不加重视，殆至剧痛发热，方始就医，由于大毒蕴伏日久，瘀结化火而热势鸱张，应用抗菌素两月而不能抑制炎症，以致阴液耗伤，低热稽留，历时半载形成冷脓肿外溃，此后脓水淋漓，溃而不敛，又达两年之久，其气血亏损自不待言。就诊之初，患者脉细数，潮热食呆，均属阴虚火亢现象，舌淡少苔，则为气血大虚之征，爰从壮水之主以制阳光着手，滋阴降火佐以健脾益气为法，从大补阴丸加味投治，其中熟地所以改用炭者，是免其性粘腻而碍胃，并加山药稽豆以益脾肾，归芍地骨丹皮以补血退虚热伏火；局部溃疡历久不愈而脓水淋漓，势成瘘管，故重用纯升丹点敷，以图拔管去腐之效，服药7剂，火降而潮热除，局部排出腐渣样脓液，是为沉伏之毒邪外泄现象，均属佳兆，虚热既除，内服爰去苦寒清火之知柏，加黄精麦冬以益气养阴；尤以黄精一药，既有养阴之用，又具参芪益气之功，我遇阴虚之症而脓毒不尽的，常赖以益气托毒排脓，每获实效，随着症状的改善，阴生则阳长，气血渐生，大腿部溃疡相继收敛，而跨部溃孔依然，显有死骨存留不去，仍重于益气托毒，修复骨质为先提，俾使死骨外脱，毒尽而愈。总结本症由于罹患日久，气阴两伤而阴虚生热，致使津液渐涸，此种现象，治疗最为棘手，自滋阴降火以至益气生津的处理过程，历2月有余，为疾病机转的第一步，其后正气渐复，而死骨不去，再以补益气血托毒排脓，施治三月余而竟全功，在阴虚火亢病案中，就本人临床上所见，尚属获效较捷的一例，这与患者正当青年发育阶段是有一定关系。

骨结核早期，局部酸楚隐痛，脉沉细或迟，多为阴寒凝滞现象，随证投以阳和汤的开腠解凝，或大防风汤的散寒邪伏结之剂内服，外以温煦祛寒的膏药敷贴，使凝滞之邪化解，可得内消；及至迁延日久，畏寒神疲，或则午后潮热，局部漫肿或坚肿，是为寒邪化火之渐，此时亦宜阳和汤为主，酌加黄柏、功劳叶等滋阴清火之品投治，如见阴虚现象的，可投六味地黄加小金丹内服，外敷青军膏清热散结，部分亦能控制症状的恶化，促进局部冷脓肿的吸收而愈，有些则继续扩展，寒热疼痛不止，关节强直，骨组织变化而成脓外溃。

骨结核溃疡临床所见，患于脊椎部的以阳虚火衰为多，因督脉主一身之阳，肾阳不足，元气虚惫，寒凝之邪乘虚侵入，则阳气衰微而损证毕现，治疗以鹿角胶（霜）的温补督阳为主，从而适当的配以大补气血，壮筋养骨善后，兼有寒邪凝滞的，则解其寒凝，扶正托毒，以达改善全身症状为法，使阳气渐复而愈；患于四肢骨及关节的，初溃而见局部周围坚硬不化，仍为阴寒凝滞现象，盖骨结核溃疡虽亦因寒郁生热化火而成脓，由于正气先衰，正虚邪盛，则寒邪稽留瘤着于内，无力化解外达所致，故治疗仍宜以阳和煦解寒凝为先，及其坚肿渐退，然后方可补益气血，托毒扶正投服，此时我每配桂枝以升降气机，川断、狗脊等健骨舒筋佐治；有些溃疡因初时历久不消，寒热稽留而成脓迟缓，致使真阴受灼，溃后亦多潮热盗汗，舌红苔少或薄黄，出现一派阴虚火旺现象，大多见于儿童久溃不欲者，治疗最费周折，盖久病失养，阴精耗损，阴虚生热，不同于一般发热，治宜滋肾水而降阴火，如大补阴煎、知柏八味丸等加减投服，有些津液已亏，则加石斛，元参以生津养阴，务使热退阴生，方可图治，亦有投滋阴降火之剂，而低热缠绵不退，津液日涸，导致气阴两虚而骨枯髓减，此时宜培补元阴，以挽救生机，如左归丸等，及其阴虚症状改善，则亦应以补益气血善后，因此种症状常有严重骨质破坏现象，故每用骨碎补，虎骨等配服，以助骨质的修复；有的经年累月溃而不欲，脉象濡细，舌淡少华，肌肉瘦削，是属气血两亏之候，是为溃后脓血出多，而淋漓不断，致使精血日耗所致，治宜大补气血，但亦因辨别其由于阳损及阴或阴损及阳，从而适当的以补阳益阴调整机体的失调，但此种病例，往往治疗经年方愈，故对于自觉症状轻微的，常采取间断服药法，并嘱注意营养，缓缓图治为主。

　　按骨结核症状的转归，初起由于三阴亏损，阴寒凝滞，及时开腠理，解寒凝，气血通行则内消而愈，寒郁渐渐生热化火，则宜阳和煦解，滋阴清火，以控制炎症，此时或则成脓外

96

溃，或则吸收而消散，端赖正气的强弱而进止，溃后初期，每多寒邪稽留不尽，仍须温煦祛寒，补益托毒兼施，脓出渐稠，坚肿得消，一般可以短期痊愈；迁延日久，脓水淋漓，患于脊椎部位的多阳虚火衰征象，临床上宜以血肉有情之品，温补督阳，患于四肢骨及关节部位的，儿童多阴虚火亢之证，治从滋阴降火，或则养阴清热，虚热得解，阴生阳长，则病入坦途。但骨结核溃疡绝大多数患生于体质素禀虚弱之辈，虽亦有由于劳伤所致的，而溃后脓水淋漓，日积月累的气血耗损，也势必导致正气的虚衰，故当阳虚阴虚症状有所改善以后，仍宜按气血两亏施治，以扶正祛邪为法，以上为本证之常，如脊椎结核出现阴虚火旺之象的，是为肾精干涸，真阴外露的危殆之症，虽扶阳救阴，每多缠绵不愈，且多导致阴阳决离之变，四肢结核而见阳虚之证，一般为正气不衰的佳兆，适当施以调和营卫，大补气血之剂，每多速效。

治疗在全身症状改善的情况下，蚀腐化管，剔除死骨，促进慢性溃疡的再生机能，亦属重要，是直接关系到本症的预后，本人喜用白大升随症状的所现，掺和于拔毒去腐，长肉生肌的外用药中敷布，取效满意；白大升原为拔毒去腐之品，临床观察，本品对于深部溃疡，有移深居浅之效，收敛以后，亦无复溃之弊，盖其能自深部去腐生新，拔除瘘管，逐渐移浅而愈。当溃孔触及粗糙骨质的，除在内服药中加用骨碎补、虎骨等品外，常以断背丸投治，本品具有抗结核作用，对于修复骨质及改善体征均有帮助，我的制法是断背龟一只，用湿粗纸包扎 10 余层，细铅丝固定后，置炭火中烧存性，然后研成细末，饭糊为丸，每日 2 次，每次 3 克。

多发性疖肿三例

病案举例

1. 陈某，男，45岁，1979年6月4日初诊。

患者后颈部疖肿已经持续1年，最近发作剧烈，因而来诊。T38.9℃，局部疖瘰满布，上至发际、旁及耳下9cm×7cm范围内有高突脓头10余个，红肿疼痛，据述曾先后应用抗菌素多种，暂时能抑制，停药后即复发，脉弦数，舌红苔腻中黄，经局部消毒后，以白川末撒布外用，金黄散合硫桐脂软膏拌匀外敷，并处清热解毒方内服5剂：

夏枯草9克　淡黄芩9克　焦山栀12克　银花12克　地丁12克　败酱草30克　生甘草6克　蔷薇花6克　蒲公英15克　绿豆衣12克

复诊T37℃，舌苔薄白，局部红肿渐退，原有疖瘰已脓出而愈，又新起疖瘰3个，红肿不甚，去除脓头后外治同上，内服去黄芩加制僵蚕。

其后于8月底伴病员来诊，据述服上方10剂后痊愈。

2. 王某，男，38岁，1979年6月28日初诊。

臀部疖肿此愈彼起，已持续10个月，最近在右侧部及大腿后侧出现疖肿5个，疼痛肿大，坐立不安，经检：体温正常范围，局部各疖瘰均红肿，根盘硬结疼痛，自觉形寒，经消毒处理后，以千捶膏盖贴，脉弦，舌苔白腻，内服清热理湿处方：

黄柏6克　黄芩6克　银花12克　连翘12克　川牛膝9克　赤芍5克　赤苓15克　生甘草3克　滑石12克

7月3日复诊，症状改善，无新疖肿出现，溃疡以九一丹外敷盖膏，内服原方加陈皮6克。7月9日三诊，局部基本痊愈，在左臀又有数个细瘰出现，搔痒流滋，因恐复发来诊，舌苔白腻，经用金黄散加硫桐脂软膏外敷，内服：

广藿香 9 克　焦山栀 9 克　银花 12 克　连翘 12 克　粉草
薢 6 克　赤芍 5 克　陈皮 6 克　土茯苓 30 克　六一散 12 克

同年冬因胃病来诊，知已痊愈。

3. 蒋某，男，48 岁，1979 年 5 月 3 日初诊。

患者左眼角及颔下患疖疼痛肿甚，右肩下疖毒溃已 10 余
天，就近治疗症状未改善，主诉：自前年夏天患生疖毒至今，
在颈、面、肩、背等处不断发生，经常有 2～3 个疖毒在上半
身分布不定，打针服药仍不能制止，今春以来，自觉精神不
振，劳动无力，每发热 2～3 天，即有疖毒出现，曾在上海某
医院诊治，仍不断发生，此次因经医生诊断为下唇疗，所以来
诊。经检：T38℃，脉濡细数，舌苔糙白，右肩下溃疡肿退，
腐肉未尽，以九一丹撒布；面部两处疖肿，均已成脓，挤去脓
液后，以三厘散点敷，均盖四环素软膏，内服处方：

玉屏风散 12 克　川连 2 克　银花 12 克　连翘 12 克　地
丁草 9 克　夏枯草 12 克　生甘草 3 克　菊花 12 克　丹皮 6 克
绿豆衣 12 克

5 月 9 日二诊，肩下溃疡已愈，面部两疖毒接近愈合，左
耳后又起疖毒，经以金黄散加硫桐脂软膏外敷，并内服上方。
以后连续五诊，内服药先后加用丹皮、赤芍、败酱草、共服药
30 余剂而症状消失。

按语

疖为小疡，患生于浅表皮腠之间，以夏秋季节较为多见，
为暑热熏蒸所致，局部红肿疼痛，根盘在一寸之内，治以清暑
解毒处理，一般 2～3 天脓出肿退而愈。有些则长期反复发生，
缠绵不愈，形成多发性疖肿。

多发性疖肿在临床上有两种类型，一为固定患生于颈后发际
或臀部，俗称发际疮或坐板疮，其患发范围不变，常有数个或更
多的反复发生，一为患生于全身各处，无一定部位，此愈彼起，

99

不断发生，可持续数年不愈。本证由于热毒内蕴，治疗总则以清热解毒为主，而临床上所现症状不同，必须随证施治，去其病因，然后可获大效，否则仅是制止一时而已。本证初起大多始于夏秋之交，感受暑热湿毒，蕴结外发而生；因毒邪不能尽解而愈，则蔓延留滞于皮肉之间，经年累月反复外发，如例1患者，固定患生于颈后发际，形成整片红肿，疖瘰满布，是为暑热之邪蕴结所致，暑为阳邪，暑热熏蒸，郁于肌表，则发为热疖，郁久化火成毒，留结不去则窜发不已，治应大剂清热解毒；毒留日久则气血因之凝结，徒去在表之火毒，而不解留滞之邪，仍属治标，故散结驱邪，至关重要。方中败酱一味，清热解毒，方书谓"破凝血，能化脓为水"，故重用以散结毒，复诊症状改善，又增僵蚕的搜风散结，以竟全功。外治以白川末（即白胡椒）撒布，此方得自民间草医，用治发疽疖肿的初起阶段，具有消肿提脓之效，盖气血凝滞不行，为形成局部坚肿之源，白川性温热，气血通行而坚肿得消，经敷用后，每得脓毒易出，肿势渐退，且可减轻疼痛感，对改善局部症状有显效。

　　例2患者固定患于臀部范围，并向大腿扩展，本症初起亦属暑热熏蒸，毒结外发而成，暑必挟湿，而湿者下先受之，故患于臀腿等处，均属湿热蕴结所致，湿为重浊粘滞之邪，留着不去，湿热相搏，则伤气而毒窜于皮腠之间，不断感染，反复发作，治从清热解毒，而利湿更属主要，湿不去则热不除，热不除则留毒不尽，方中以芩柏的清热泻火，银翘的清热解毒，以赤芍的散恶血，合牛膝以助血行，并以赤苓六一散的淡渗利湿施治，使湿有出路，则热毒得以外泄，其后左臀部出现细瘰，搔痒流滋，此为湿热余邪未尽，渗发于外，治以芳化理湿而愈。因患者疖肿分散于臀部大腿，而根盘红肿，故外治以千捶膏分贴局部以拔毒提脓，复诊时脓泄，以九一丹善后。

　　例3患者患生无定处，而偏于上半身，每发仅2～3个疖肿，初起亦属暑热熏蒸所致，由于连续患发，而致精神不振，劳动无力，是为毒盛而伤正之象，疖肿患于皮腠之间，其所以引起窜发不已，并有气虚之象者，结合主诉是由于卫气不固，亦即所谓"肌腠不密"，机体缺乏防御能力，以致反复感染暑湿热毒之邪而成；不予固正，则蔓延不止而卫气更虚，两者相互为因，本人在临床上曾见一青年，患多发性疖肿近年，面色苍白，神疲肢软，全身乏力，宛如大病之后，说明虽属小疡，日积月累，则正气渐虚而邪得乘机而入。本病例就诊时结肿大而痛甚，是由于热毒炽盛，故治疗宜清热解毒为主，而以固正杜绝窜发之源，处方以银花解毒汤加玉屏风散投服。按玉屏风散原为治卫虚自汗不止之剂，能固卫表而止汗，应用于内病之属表虚者，每有良好效果，移用于因卫气不固的多发性疖毒，亦基于此理。本人10余年来，以玉屏风散入煎剂，治疗多发性疖肿之脉濡而精神欠佳（气虚）者，屡用屡效，说明卫表得固，增强了机体抗感染力量，亦属治病必求其本之意，但应注意久病必须缓治图功，临床观察，以12克为度，若加大剂量，反而不能取得预期疗效，提供参考。

多发性疖肿就病理上说，均属热毒结聚窜发于皮腠之间，临床辨证则每多病同因异，故治疗亦多同中有异，如颈部疖肿为火毒或风热蕴结所致，下部疖肿则为湿热内蕴而成，其发无定处的疖肿，有属火毒炽盛而流窜于皮腠，有则因患生日久，正气受伤而卫表不固，所以疖虽小疡，其病变多端，治疗则在清热解毒的总则下，根据症状而适当配用散结、祛风、渗湿、固表之品，从清源着手，则可以杜绝本症的窜发不止。

急性乳腺炎治疗

急性乳腺炎发生于初产妇哺乳期的最多，少数则见于怀孕后期，其罹患之因，属于哺乳期的，大多是患者乳汁过多，婴

101

儿吮吸不尽而壅积；或因乳头破碎结痂，影响乳汁外泄而阻塞；或因婴儿含乳睡眠，吹风入内，致使乳汁凝滞不散而结肿；亦有在断乳时，因宿乳蕴留不化所致；怀孕后期的乳腺炎，中医认为是胎气旺盛上冲，致使乳房结肿。在早期治疗上，详辨病因，去其瘕结，可获消散于无形，属于乳汁壅积的治法，首宜疏通乳络，解其壅滞，本人在临床中不断总结，制订了一个通用方，定名消乳汤，处方为：

青皮12克　橘叶12克　蒲公英30克　生甘草9克　白蒺藜9克　全瓜蒌15克　香白芷3克　当归9克　浙贝母12克　赤芍药6克　炙僵蚕12克

祖国医学认为乳头属厥阴肝经，乳房属阳明胃经，故乳汁壅滞的治疗，应疏厥阴之滞，清阳明之热，此方组成以青皮橘叶配蒺藜，以疏肝解郁而散壅滞，瓜蒌公英配青皮白芷的引经，清热解毒而消肿，当归赤芍的活血行血，贝母僵蚕的搜风散结，从而使凝滞之乳汁通下，蕴结之热邪清解，以达肿消症除。临床证见舌苔黄腻，身热不解，宜加黄芩6克、焦山栀9克，以退热清火；自觉形寒而身热的，加炒牛蒡12克，祛风清热解毒；坚肿甚，则加留行子9克，炙甲片5克，以破坚行瘀；因断乳而结肿的，加炒麦芽15克至30克，川牛膝12克，以助回乳；因乳头破碎而感染所致的，应控制乳头感染为先；局部均外敷消肿膏以改善炎症，一般的2～3天内可得消散。有些早期发现乳汁积滞不通，全身症状尚轻微而来就诊的，往往以塞鼻法配合消肿膏外敷，每于1～2天内消散而愈，取效简捷；家传塞鼻方：公丁香1粒，临用研细，蘸于酒精棉球上，用两层纱布包裹成椭圆形，塞入患乳对侧鼻孔，至肿痛消失为度。

怀孕后期的乳腺炎，治宜清热解毒，理气安胎，常用自订橘叶汤投治，处方为：

细苏梗9克　淡黄芩5克　焦山栀9克　银花12克　橘叶12克　蒲公英30克　青皮6克　生石膏12克　代代花7朵

本方以苏梗、青皮、橘叶、代代花的理气，芩、栀、公英、银花、石膏的清热施治，盖气行则血行，热清则肿消，两者相辅并治，初起未化脓的，则可内消；至于本症化脓后，在切开手术中，有些能出现胸闷、呼吸急促，胎气上冲，胸膈疼痛现象，并因之引起早产者，临证宜慎。

尚有无乳儿而患乳腺炎的，大多因局部破伤感染所引起，治疗应按急性脓肿处理。

急性乳腺炎不能及时内消，化脓后应尽早切开，以免脓腔扩展，易致"传囊"之变，因乳腺管自乳头呈放射形分布于乳房，形成穰隔。故手术时，应顺放射形方向作切口，以避免损伤乳腺管；患生于乳头周围的，切开时尽可能避开乳晕部，均为防止乳汁自溃孔外流，形成乳漏的措施；一般的说，脓肿切开，排脓通畅，愈合亦速，有些历久迁延不愈，则应审其原因施治，兹举临床罕见病案两例于后。

病案举例

1. 荘某，女，28岁，工人。

患者于去年十月间娩一婴儿，于50天时死亡，左乳房因乳汁阻塞不化而结肿成脓，经某医院治疗，切开两处，肿热不退，继续切开三处，缠绵不愈，迭经更医就诊，历时半载，于1970年5月2日自沪来诊。当时症状，左乳房皮色如常，坚硬肿大，在右上侧有溃孔一处，向下斜深5cm，左上侧近乳晕部有并行溃孔两处，相距约3cm，各向对侧斜深约4cm，内部呈三角形贯通，乳头偏左下方有溃孔一处，深3cm，右上侧中部有愈合瘢痕一处，按之均有稀薄脓液流出；主诉有掣痛感，尤以夜间疼痛更甚，头眩食呆，经检体温正常，脉弦细，舌苔薄腻，局部以三味散药捻插入疮口，外盖薄贴，内服处方：

软柴胡1克　炒白术6克　生白芍6克　炒当归9克　青陈皮9克　煅牡蛎18克　白蒺藜9克　银花9克　夜交藤15克　合欢皮9克　泽泻6克　白茯苓12克

5月10日二诊，服药7剂，夜间疼痛轻，脓流渐畅，右上侧溃孔向下剪开1cm，内外治疗同上。

5月18日三诊，局部坚肿减退，流脓通畅稠厚，溃孔分别浅半至1cm，自觉症状显著改善，脉濡细，处方：

潞党参9克　炒白术6克　怀山药12克　炒当归6克生白芍9克　蒲公英15克　银花9克　白蒺藜9克　青陈皮9克　广郁金5克　炒枳壳5克　白茯苓12克

内服7剂，外治同上。

5月25日四诊，局部肿势已退，按之尚有坚硬感，疼痛消失，溃孔腐肉渐去，左上侧两溃孔已各浅至2cm左右，探之不贯通，脉见濡细，苔薄白，处方：

潞党参9克　炒当归9克　生西芪12克　炒白芍9克白蒺藜9克　怀山药12克　青陈皮9克　炒枳壳6克　白茯苓12克　广郁金5克　焙米仁12克

内服7剂，局部敷三厘散盖薄贴。

6月2日五诊，局部继续好转，患者精神亦振，食欲正常，嘱仍服原方，隔日1剂，并给以九一丹外敷至愈。其后在8月份来信云：已于6月底痊愈。

按本病例患者初起因乳汁阻滞，致使乳房结肿化脓，为急性乳腺炎的一般症状，经多方医治，先后外溃5处，而缠绵不愈，竟历半载之久，临床较为少见。审其病因，结合主诉，本症初期，由于乳儿暴亡，骤停吮吸，致使乳汁蕴积不得化解，留结而热腐成脓，虽先后切开数处，复因脓毒不得畅泄，毒邪滞留而局部坚肿不消；但亦应考虑患者因情志不舒，恺郁悲伤，肝气郁结不得疏散，导致心脾营虚而乳房坚肿不消；因之，认为本症初期是属邪实之郁征，及其久溃不钦，则为正虚之候，历时半载而局部坚肿不消，显是气血郁结不达之象，盖邪之有余，亦即正之不足，参之脉象，弦脉见于溃疡，亦为血虚之征，故亦应考虑正虚不能托毒而作肿。乳病治疗，首重理气疏络，使郁者达而结者散，气血调和则诸证悉减，爰以逍遥散为基础，加蒺藜的疏散肝郁，牡蛎的软坚，合欢夜交的通络和营投治，全方具有理气解郁，软坚散结，和营消肿之作用；复诊时疼痛减轻，药合病机，患久难图速效，故原方连进10余剂而坚肿渐消，流脓稠厚，溃疡腐去新生，说明气血流行而坚结化解，为本症机转的第一步。患者脉现濡细，虚象毕现，治宜扶正以托毒，而疏解郁结之余邪，仍属重要，故以参术山药的益气健脾，归芍的养血和营，蒺藜、郁金、枳壳等的理气散郁，公英银花的消肿解毒为治，四诊时肿势消失，按之尚有坚肿一小块，经以补托处理，而左上侧溃孔贯通的，竟有向愈之机，说明气血充沛，则肌肉自生，得免受深部扩创手术的痛苦，实属佳兆，爰以大补气血善后，历时两月而愈。

2. 龚某，女，41岁，店员，1968年8月16日初诊。

主诉：幼儿5岁，前年断奶时，右乳房即有一桂圆大硬块遗留，不觉疼痛，今春突起红肿，硬块增大，渐因形寒发热，经就医肌注青霉素3天，热退而局部肿硬不减，连续治疗，约半月后在乳晕部切开，排出黄色稀脓少许，迁延不愈，经数处诊治，诊断为乳癖？乳岩？嘱切片检查。现时觉掣痛，其姐系患乳岩死亡，思想紧张，经他人介绍来诊。当时症状，局部皮色如常，在右乳晕部左上侧有一细小溃孔，以探针探入，横斜向右侧约3cm深浅，脓稀量少，局部有5cm×5cm圆形硬结一块，按之光滑，疼痛不甚，乃稍扩大创口，外敷三味散，内服逍遥散加减，理气和营，消肿软坚之剂；5日后复诊，症状仍然，脉弦缓，苔薄白，内服处方：

川芎6克　当归9克　炒白芍9克　生黄芪9克　鹿角片9克　广郁金6克　橘核12克　土贝母9克　煅牡蛎12克　青皮12克　白茯苓12克

内服5剂，外治同上。

8月27日三诊，坚硬范围稍减，局部有滋水流出，仍内服原方，外以三厘散点敷，并以生半夏半粒，白芥子7粒，葱头1个捣烂，用纱布两层包扎后，塞左鼻孔，每次4小时，连续3天。8月30日四诊，坚硬范围仅1cm左右，溃孔排出少量稠脓，外治内服同上，继续给药塞鼻3天，9月2日五诊，坚硬部位如豆大，溃孔深约2cm，乃沿疮口剪开约1cm，外以海浮散敷布，停止内服药，至9月中旬基本愈合，呈一凹陷小孔。

　　按本病例就诊时，局部有坚硬一块，溃疡脓稀而不愈合，已历数月，追溯病史，患者在两年前断乳时已有硬块遗留，是为乳汁蕴结不化所致，此次突起红肿疼痛，坚肿扩大，显因局部感染引起急性炎症无疑，一般的说，切开以后，则脓泄肿退而愈；本病例所以溃而不敛，坚硬不消，良由结肿日久，气血凝滞而难于行消，故初诊投以理气和营，疗效不显。详察其因，盖乳头为肝肾二经之冲，乳房为阳明气血会集之所，气血凝结，导致肝肾亏损，正气虚衰，爰以四物去地，养血活血，生芪的益气托毒，鹿角的温肾阳而散瘀消肿，青皮、郁金、橘核、土贝等的疏肝理气而散郁，全方以调补气血而推动气机流行，使结者能散，肿势能消，并用塞鼻法助治以达预期目的；此法我家习用已两代，为乳核、乳癖初起，局部色皮如常而坚结掣痛者，用以塞鼻，并外贴消散膏，每于数天内消失；本病例溃后而坚硬不消，姑以本法助治，亦得获效，尚属初次应用，足证本法的有利无弊。以公丁香塞鼻，半夏、白芥子塞鼻的区别在于：公丁开郁散壅，适用于乳汁凝滞之症，半夏白芥化痰消积，适用于乳核坚结之病，两者均为乳疾的简捷疗法，亦须辨证而用，爰供参考。

　　按语

　　急性乳腺炎是外科临床常见病，中医根据怀孕期及哺乳期又分为内吹、外吹，亦有统称之为乳痈的，按"痈"的意义，是属阳实之证的代表称，故症见红肿热痛，成脓快而愈合亦速，为本证的一般现象，乳部疾患多见气郁之征，故疏肝理气，清热解毒为本证的治疗常法，则未成即消，已溃易欲。但症亦有变，本文所列两例，一则溃达半载不愈，一则结肿年余始溃，乍看均不属乳腺炎症状，考其原因，则又属乳腺炎失治之症；盖例一患者初由乳汁留滞而起，溃后历久不愈，虽脓流而坚肿不消，是属气血郁结之症，而气郁是主因，疏肝理气，气行血行，气血流畅则结肿能散；例二的结肿日久，亦因乳汁留滞所致，但气血久凝，则气愈结而血愈凝，补正以助气的推行，温热以化久凝之血，也是以达到疏理气机的流畅为目的，与乳癖乳岩之症的治疗转归迥别；两例病因虽同，症状表现则异，故临床审证求因，对于疑难之症，显得更为重要。而辨证施治，灵活运用，亦正是应病变万千的中医特点。

瘰疬的证治

病案举例

1. 张某，男，24 岁。

患者于两年前因颈淋巴结核化脓，经某医院切开并抗结核治疗三个月，症状不能控制，继续窜发，中西医治疗年余，欲而复溃，不能痊愈，胸透双肺正常。于 1969 年 5 月 2 日来诊。症状及处理：左耳后至颈有溃疡两处，肿块如蚕豆大 3 粒，右颈在耳下有溃疡 1 处，肿块 1 个，面积 5cm×3cm，颌下有横形溃疡两个，各溃疡均有脓腐块粘连，周围皮色暗红，溃疡内四周有空隙，经局麻后，剪除空隙皮肤，并在颌下两溃疡处作剪通扩创处理，处敷三味散，脉细数，舌苔白腻，饮食如常，自觉疲乏无力，处方：

当归 9 克　夏枯草 12 克　煅牡蛎 12 克　白芍 6 克　浙贝母 12 克　青陈皮 10 克　元参 12 克　忍冬藤 15 克　白茯苓 12

克　制半夏6克　广郁金6克　炙僵蚕12克

8日复诊，局部腐肉渐去，部分溃疡已见新肉，但色淡而不红活，肿块不见缩小，乃处方：全蝎末15克，核桃肉120克，捣匀后分10天服，外治同上，18日复诊，右侧肿块收缩至3cm×2cm，左颈部肿块向溃疡移动，仍服全蝎核桃，至6月7日来诊，右颈部肿块消失，左颈部尚有肿块一枚，并自溃疡边缘挤出砂石样脓腐物5块，以镊子揿压质硬如石灰，据患者云，已先后排出此种腐肉数次，继续内服原方，外以三厘散撒布，在6月底全部愈合，留有瘢痕硬结，随访至今未复发。

颈淋巴腺结核，中医称为"瘰疬"，是缠绵难愈的慢性病之一，本病例溃经两年，曾以抗结核及手术治疗，而仍结肿累累，窜发不已，此为凝聚之痰，坚结不得化解所致；就诊时全身症状轻微，无虚损见征，固与患者正当壮年，气血未亏有关，但由此可知病在经隧而未损及脏。初诊局部进行清创处理，以拔毒去腐外治，内服处方从痰湿凝结施治，投以消痰软坚散结之剂，肿块不见收缩，究属迁延日久，根深蒂固，不易速效，鉴于患者正气未衰，爰以"蝎桃膏"予服；按蝎桃膏为治瘰疬效方，外科文献中一般记载是以核桃劈开去肉，装入全蝎或煨或煅存性，用黄酒调服，此法殊乏实践经验；《疡医大全》瘰疬门治病奇方中有用"真牛黄二钱，全蝎一百枚研细，以核桃肉捣丸如桐子大，每服廿丸"，至于所用核桃肉若干，每次各药含量多少，均须研究，不敢放胆应用。本人所用蝎桃膏系家传方，每天用量为全蝎1克半，桃肉12克，盖全蝎具解毒散结之功，而虫蚁搜剔并有逐瘀通络之力，核桃肉则滋补肝肾，并有治疮消肿之效，两者相伍，攻补兼施，对于气滞痰凝之瘰疬，不见虚损征象者，用之每有显效，临床观察，药性和平，服法简便，利于慢性症的应用，本例服用以后，肿核渐消，溃疡腐去新生，历时50余天痊愈，随访数年未复发。至于本病例治疗中，左侧肿块向溃疡移动，并排出砂石样脓腐

108

物，此种现象，可能与全蝎的通络散结有关，其机理如何，尚待通过科学实验，作进一步研究。

2. 许某，女，35 岁，1968 年 3 月 28 日初诊。

罹患瘰病 11 年，初起颈项结核累累，渐即破溃不愈，并逐渐向胸腋窜溃，时愈时溃，历经中西医药治疗无效，最近因左胁部又起脓肿，因而来诊。经检，体温正常，面色萎黄，形瘦削，精神不振，脉弦细数，舌淡苔白，午后潮热，夜多盗汗，饮食呆滞，婚后不孕，在 26 岁时经闭不行；局部症状，左耳下、颈部有溃疡 2 处，颔下溃疡 1 处，左胸外侧有长 4cm 及腋下有长 3cm 溃疡各 1 处，胁部有 5cm×4cm 色黯红肿块一个，按之波动，切开后排出稀薄黄脓，夹有干酪样腐块，外以三味散撒布，内服处方：

黄精 12 克　夏枯草 12 克　生牡蛎 18 克　当归 9 克　地骨皮 12 克　青陈皮 10 克　炒白芍 6 克　玄参 15 克　焦六曲 12 克　广郁金 6 克　白茯苓 12 克　焙米仁 12 克　川贝母 9 克

4 月 7 日复诊，服药 10 剂，精神较振，潮热已止，胃纳增加，局部溃孔腐肉渐去，据云敷药后觉疮口疼痛，乃以三厘散撒布，原方加糯稻根 12 克，续服 10 剂，于 4 月 18 日来诊，各溃疡面均见新肉，溃孔边缘有空隙存在，不见收欽，及分别剪除耳下、颈部溃疡周围空皮，撒布六和散，胸腋等处仍以三厘散敷用，脉弦细，舌苔薄白，内服处方：

当归 9 克　生西芪 12 克　夏枯草 12 克　炒白术 9 克　炒白芍 6 克　地骨皮 12 克　玄参 12 克　川贝母 9 克　煅牡蛎 12 克　广郁金 6 克　炙鳖甲 12 克　白茯苓 12 克

内服 10 剂，并给以五倍子粉，嘱以开水调成糊状敷脐内，连续 3 天。4 月 28 日诊，局部耳下颈部溃疡将欽，胸腋等处腐肉尽而脓少，外治同上，患者盗汗已止，脉转濡细，内服上方去地骨皮、元参、煅牡蛎，加潞党参 12 克，炒生地 12 克，川断肉 12 克，续服 10 剂。5 月 8 日来诊，耳下、颈部及胸部溃疡均收欽，

109

仍给以六和散外敷，内服处方同上。在 5 月 15 日来诊，腋胁溃疡亦愈，要求继续处方，以巩固疗效，乃为拟方：

潞党参 12 克　炙黄芪 12 克　当归 9 克　炒生地 12 克川断肉 12 克　白芍 9 克　怀山药 12 克　青陈皮 10 克　制香附 9 克　白茯苓 12 克　炒枳壳 6 克　泽泻 6 克

嘱隔日 1 剂，续服 1 月。

其后于 1970 年 4 月间，患者因妊娠反应要求诊治，见其面色红润丰满，已不相识，据告痊愈后服药 40 余剂，月经即正常，从此身体壮健。

按本病例历 10 年之久，时溃时敛，窜连胸腋，潮热盗汗，症属虚损一途，患者脉弦细数，舌淡苔白，为肝胆郁火上亢，炼液成痰，阻滞于经脉之间，而致瘰疬丛生，长期窜溃不止，精血耗伤，虚火内动，血气空虚，而致经水不通，考方书对瘰疬而见男子咳嗽潮热，女子经闭骨蒸，均为坏症，预后不良；治疗原则以补养气血，调理脾胃，固其根本为先，爱宗前人经验，结合临床症状，以滋阴清热为主，理气消疬为治，俾使虚火降而潮热除，正气固则盗汗止，服药十剂，诸症改善，潮热已退，而盗汗不止，加用糯稻根效仍不显，良由患者卫气久虚，漏卮无力堵塞，乃以芪术固气，佐以五倍子的收涩敷脐止汗，内外并治，方始获效，至此，则潮热骨蒸之象已除，治从补养气血，扶正达邪，溃疡相继收敛，患者在瘰疬愈后，由于气血渐回，则经脉自通，故月经恢复循行之常。在外治方面，除一般的拔毒去腐外，本症罹患日久，局部再生机能衰弱，因而以六和散长肉生皮，以助溃疡的收敛，本人所用六和散的组成为：海螵蛸 9 克、煅龙骨 9 克、象皮 6 克、乳香 6 克、轻粉 6 克、血竭 6 克。

本方系从全生集原方加重海螵蛸龙骨之量，取其收湿干脓之力，以加强生肌收口作用，临床上用于臁疮褥疮冻疮的溃而不敛，均有卓效。

3. 陈某，男，19岁，1970年9月18日初诊。

患者于两月前发现左颈淋巴结核如蚕，胸透肺部正常，服异菸肼等无效果，因而来诊，经检患者神色如常，主诉无全身症状，左颈自耳后至缺盆共有圆形结核5枚，坚硬如石，推之能活动，除缺盆上一枚面积有2cm半外，其余均在2cm以下，脉舌正常，即予消散膏加消核散外贴，五日后来诊，局部按之坚硬，呈扁圆形，结核收缩不明显，仍以消散膏外贴，并处方：

夏枯草12克　煅牡蛎30克　玄参15克　蒲公英12克浙贝母12克　银花9克　荆山棱4克　猫爪草12克　蚤休9克　炙僵蚕12克　蓬莪术4克

内服7剂后复诊，肿块显著缩小，内外治法同上，至10月7日就诊时，局部肿块大部消失，仅剩缺盆上1枚，面积在1cm左右，自觉体力减弱，倦怠嗜睡，脉见濡软少力，舌苔薄白，乃于上方加生黄芪18克，至10月22日来诊，局部摸及如黄豆大结肿1粒，乃嘱停服中药，继用消散膏而愈。

按本病例左颈结核如蚕，已经两月，质坚而推之能移，无自觉全身症状，说明罹患不久，正当壮年之际，尚属正气旺盛，故初诊用消散膏外贴，以图消散，复诊结核变形，已获初效，惟肿势收缩不显，盖坚结有形之物，积聚凝滞，最难化解，鉴于患者正实邪实，投以攻坚散结之剂，直捣病所，以求邪去而正不伤，服后肿块显著缩小，药合病机，继续投治，十余天内，大部消散，而患者脉濡倦怠，究属攻克之剂，邪去而正亦虚，乃加生芪益气固正，以完消散之全功。按方中夏枯除热散结，玄参、贝母清肺化痰，蚤休开结导热，牡蛎化痰软坚，僵蚕搜风散结，各药并与猫爪草均有消瘰疬之作用，加银花、公英的清热解毒，三棱、莪术的行气而开坚结，药用集中于结核的消散，故得获速效，但虚者不宜服用，以免虚虚之变。

111

4. 张某，女，38 岁，1971 年 10 月 21 日诊。

患者颈部两侧淋巴腺结核一年余，曾在某医院治疗，胸透左上肺有结核钙化病灶，经抗痨治疗半年，颈部症状无好转，乃远道来诊。

经检：右颈有结肿 2 个，左颈耳后至缺盆有结肿 3 个，均有 2cm 左右大小，颌下肿块一个为 5cm×3cm 大，按之结硬，推之活动度不大，时时掣痛，脉细数，苔薄黄，夜多失眠，时觉头眩，外以消散膏加消核散贴局部，内服处方：

夏枯草 12 克　浙贝母 12 克　软柴胡 5 克　焦山栀 9 克煅牡蛎 12 克　白蒺藜 9 克　炙僵蚕 12 克　赤芍 4 克　青皮 9 克　忍冬藤 12 克海藻 9 克　昆布 6 克　嫩钩藤 12 克

10 月 26 日复诊，自觉症状好转，检视局部结核收缩，掣痛消失，脉数苔薄，仍服原方，外治同上；11 月 1 日来诊，颌下结肿为 3cm×2cm，两颈结肿显著缩小，仍以上方去山栀，加全蝎 1 克，共服药至 11 月 15 日，肿核基本消失，仅颌下及左耳后尚有蚕豆大肿块各 1 粒，继续内外并治而愈。

按本病例原有肺结核史，罹患淋巴结核以后，采取抗痨治疗，而疗效不著，症见头眩失眠，脉细数，苔薄黄，是为肝胆之火郁结上炎，以致阴液受损，痰涎凝结，入络而贯联颈项，爰以柴胡、夏枯、山栀等的清热降火，牡蛎、海藻、昆布的咸寒软坚，并参以理气散结之品投治，复诊掣痛消失而肿核收缩，是为久郁之火得以疏解之佳兆，而凝滞之气血得以运行，则坚结之肿块亦能逐渐化散，三诊时所以加全蝎者，因其善消肿硬之疮疡，本人于瘰疬病例中，屡获显效。

按语

颈淋巴腺结核，中医称为"瘰疬"，其致病之因有二，有因痰湿结聚，邪毒凝结，阻滞入络而结肿，有因情志郁结，肝肾阴虚，化火上亢，津液受灼，炼液成痰，凝结脉络所致，就临床上说，本症亦有虚实之分，盖初起属实者多，此时局部坚结虽甚，而患者正气不虚，则详审病因，从坚者削之，留者攻之，及时投治，所谓"适事为故"，有利于内消的处理，如例三患者发现颈部结肿两月，无全身自觉症状，尚属体实证实阶段，故掌握时机，以全力攻坚散结而取得消散之效；一般的说，病久属虚，但亦有虚中挟实，应视临床见证，适当的以祛邪固正，俾使病气衰去而正安，如例1患者溃已二年，全身症状轻微，虽历久不愈，气血因而受伤，脉证相参，则毒邪盛而正气尚未衰竭，仍在邪正交争阶段，此种症状，在临床上最为多见，本病例以蝎桃膏的滋补肝肾，消疮散结并治，其中从扶持正气为主，而达祛除毒邪之效，寓攻于补，而不伤正，屡用均获确效；瘰疬患久，每多阴虚见证，但亦应有所鉴别，有属阴虚火旺，有为气阴两伤，如例四患者，颈部结肿年余，不溃不消，由于肝胆之火郁结不解，凝滞日久，则津液受损而致阴虚火旺，治从疏肝清火，以去其先因，软坚散结，以解其瘰结，往往可得肿消于无形；如例2患者，溃达十年以上，而见潮热经闭，气阴两亏，已入损途，此种现象为瘰疬中最为严重之候，治疗原则在于调理整体为先，本病例为阴损及阳，故以滋阴，清骨蒸瘰热着手，治宜缓缓图之，使阴生阳长，气血旺盛则溃疡得敛。亦有因患肺结核而并发淋巴腺结核的，临床上则每早期出现咳嗽潮热，肺肾阴虚征象，此种病例，应在抗结核治疗的前提下，适当的以清肺阴，滋肾水改善全身症状，肿结期则加散结软坚之品，以消散结肿，溃疡期则宜加益气健脾之剂，使气血渐复，以助收口。

　　以上为治疗瘰疬的大法，尚有民间流传着很多独特治瘰经验，如火针疗法，是用火针直刺固定的瘰疬中心，临床应用，对于小形瘰疬，每多获得消散之效；如用砒剂腐蚀未溃的冷脓肿，临床应用，对于去除腐核有着显著作用，并能加速溃后的愈合期，但应注意用量，防止砒中毒，同时对于体虚不胜腐蚀峻剂的，往往造成局部皮肉坏死，反而影响愈合；如灸疗法，以直接艾灸百劳穴，具有改善症状的作用，在冷脓肿形成后，以米粒灸直接在病灶中央灸之，待其自溃，临床观察，对于腐去新生的过程显著缩短，对预后有一定帮助，然而这些独特的经验，均有其适应范围，必须掌握症状的虚实而选择应用，方不致贻误病机。

瘰疬一证，临床上不论其虚实久暂，运用辨证施治的原则，除了少数因并发症而导致预后不良外，一般的在患者耐心配合下，均能取得良好疗效。本人对于溃后而无全身症状的患者，则仅以外治为主，其外用药运用，去腐阶段宜用重升丹，取其力峻而效速，去腐宜净；至腐尽新生，则专用生肌收口之药，使久溃而无再生能力的疮面，借药物作用以助其收敛。

鼻 渊 效 方

病案举例

1. 高某，女，58 岁。鼻流浊涕，色黄腥臭，已历 7～8 年之久。近两年来嗅觉减退，香臭不知，头眩时觉胀痛，经多方治疗无效，于 1964 年 9 月 12 日前来就诊。据告近一周来头眩耳鸣，鼻窍不通，以口呼吸，前额胀痛剧甚，按其脉弦带数，舌苔黄腻，诊为风寒郁久化热，清道壅塞而致鼻渊，爰投以清肺饮加减，用藿香、川芎、麦冬、焦山栀、黄芩、生石膏、知母、苍耳子、龙胆草，内服五剂，并给以鼻渊散，每日吹鼻腔 4 次。复诊，吹药后鼻窍稍通片刻，其他症状不减，乃去石膏、知母，加桔梗、白芷，续服 5 日。9 月 23 日就诊，症状仍不改善，深感罹患日久，不易获愈，患者则但求眩晕减轻，坚持诊治；脉弦数，苔白腻，乃为处方：

柴胡 3 克　当归 9 克　焦山栀 9 克　辛夷 3 克　浙贝母 9克　玄参 30 克　广藿香 9 克　勾藤 12 克

内服 3 剂，给以鼻渊散吹鼻。

9 月 26 日四诊，鼻窍已通，流涕减少而无腥臭味，头痛眩晕均减，耳鸣症状消失，脉和缓，舌苔白腻，乃以原方加党参 9 克，续服 3 剂而诸症均愈。同年 12 月及 1965 年 3 月两次追访，疗效巩固，偶受感冒后，仅流清涕数天即愈。

2. 邢某，女，38 岁，患鼻渊症 5 年，常流浊涕，嗅觉减退，前额胀痛时轻时重，经常以呋麻合剂滴鼻，疗效差，最近因感寒后头痛剧烈，鼻塞不通已半月，影响睡眠，流涕如脓，有臭味，于 1979 年 3 月 9 日来诊。脉弦数，舌苔薄白，为风寒外束，郁而生热化火，肺气壅遏而成鼻渊，处方用荆芥、薄荷、杭菊、川芎、桔梗、甘草、浙贝、山栀、辛夷内服 3 剂，并以苍耳散吹鼻腔内，1 日 3 次。复诊头痛减轻，鼻塞流涕仍然，处方：

柴胡 3 克　当归 9 克　焦山栀 9 克　辛夷 3 克　浙贝母 9 克　玄参 30 克　丝瓜络 9 克　银花藤 30 克

内服 3 剂，头痛除，鼻窍通而浊涕减少，乃仍以原方续服 3 剂而愈。随访未复发。

按鼻渊一证，其病因多由风寒热三者为病，参考文献记载，如《外科正宗》谓："总由风寒凝入脑户，与太阳湿热交蒸而成"，《外科证治全书》则曰："涕臭为热，胆移热于脑，风寒伏邪所致"，肺通窍于鼻，肺受风寒则鼻不利，风寒凝滞日久不散则寒化为热，积热则清气不升而壅塞，湿热交蒸则鼻流浊涕如脓而秽臭，肺中壅遏则致鼻窍窒塞，不闻香臭，鼻通于脑，胆移热于脑，脑受风热所烁，则渗下涓涓不绝。临床上则每见虚实两端，盖本证初起属实者多，以清肺火通窍为法，久病致虚，虚中夹实，亦宜酌予扶正，此为鼻渊治疗之常法。例 1 患者高年气虚，病久不愈，头痛眩晕，为虚实夹杂之候，近期症状转剧，脉数苔黄腻，均属热象，是为新感引动伏邪，风火相煽而发，急则治标，先从清肺饮加减，以清热通窍，并吹鼻渊散以消炎清热助治，俾使火

115

热之势得挫，肺气壅塞得通，邪能稍戢，然后去浊滞而升清气，以清补兼施，讵服药罔无效果，乃以"取渊散"加藿香的芳香以振清阳之气，勾藤以息风平肝，迅即获效，浊涕少而臭味除，邪渐去则加党参补中以扶正，药仅数剂而诸症悉愈，随访巩固。例二患者正当壮年，虽病亦数载，头额胀痛，时轻时重，见症多实，近因感寒而发，寒邪束肺，寒化为热则肺失肃降而空窍阻塞，治从祛风清热、宣肺通窍，吹苍耳散以祛风通窍，俾使外感之邪得以表解，通宣肺气以泄浊，服后效不著，乃以"取渊汤"加银花藤以清热消炎，丝瓜络以宣通络脉，先后六剂而愈，随访未复发。

取渊汤为陈远公所创，陈氏制方多奇特，学术上亦多独创新见，且其疗效则确如所论，如清肠饮的治疗肠痈，三星汤治疗急性化脓感染等，均有着显著疗效。取渊汤原方为辛夷 6克，当归、山栀各 9 克，柴胡、贝母各 3 克，玄参 30 克，其方解从胆移热于脑的论点出发，认为辛夷入胆，引当归以补脑之气，引元参以解脑之火，加柴栀舒胆之郁，则胆不来助火，自受气之益也，不止鼻之涕者，清脑中之火，益脑中之气，正所以止之也。考历代治鼻渊之方，崇尚辛散，清肺火，散寒邪，除积热，升清阳，临床应用有效有不效，取渊汤我于高例首次应用，从其获效之捷，引起重视，其后随证加减用治数例，均获显效；通过实践综观全方组成的体会，认为在于清肺脑之热，宣通气机而得鼻通涕止之功，其中辛夷入肺胃气分，助清阳上行通于头脑，其性走窜，本方用为引药，以领诸药直达肺脑而发挥其作用；其引当归以使头脑之气血各有所归，栀子泻心肺之邪热，贝母泄降以开宣肺气，柴胡升举宣发，振清阳之气，驱邪达表，元参清胸膈心肺之热邪，疗风热泄肝阳，药性和平，且其剂量的厘定，主次分明，实为鼻渊之效方；元参为方中主药，其泄降下行，能清风热上行之邪，能制君相浮游之火，寒而不峻，润而不腻，故不论鼻渊之新久虚实，用以清热，最为适当，陈氏谓其能解脑中之火，临床观察头痛浊涕的迅速消失；殆与重用本品有莫大关系；辛夷为方中引药，究属耗散精气之品，不宜多服，且不利于久病致虚之辈，原方剂量似较重，爰减为三克投治，亦觉不逊疗效，历年来所遇鼻渊病例，均以取渊散为基本方随证加减施治，都得获效。

鼻渊治疗方法，须内服外治并投，尤以本症初起或症状较轻的，仅需外治即可获效，以其能直接在局部发挥作用，对改善症状帮助很大，本节所列鼻渊散的组成为：

芙蓉叶研成细末，加冰片少许和匀。

盖芙蓉叶具有清热消肿之功，其性虽凉，对于急性发作者，用以吹鼻，退肿清热使局部症状的改善，足以辅助内服药的不足之处。

苍耳散组成：

苍耳子、白芷、辛夷、薄荷各等分，加冰片少许和匀。

按苍耳散即为苍耳子汤原方加冰片组成，本方以通窍祛风见长，而性较和平，曾治一陈某，为高中学生，患本症一年余，治疗少效，影响学习，于1973年冬求治于我，即以苍耳散5克，嘱每日吹鼻四次，一月后随访已愈。1979年夏随访未复发，说明症状轻者，单用外治法亦能取得根治之效。有关吹鼻外用药的配伍方面，除上述数味外，常用的有鹅不食草、细辛、丝瓜藤等相互配合应用，本人曾作多种试用，亦有效果，但认为本方的优点，在于局部无刺激性，即是儿童患者，亦易接受治疗。

甲状腺腺肿瘤一例

病案举例

程某，女，33岁，教师。

患者颈前右侧结一肿块，近两月前迅速扩大，经就近治疗效不显，乃转上海某医院门诊，临床诊断为甲状腺瘤，于1979年7月11日作同位素碘[131]扫描图，测定结果：甲状腺位置正常，失去正常形态，外形不大，临床于右叶扪及结节处的放射性较邻近正常甲状腺的组织低，结论：甲状腺右叶"凉结节"。甲状腺吸碘[131]机能试验报告：吸碘率正常。确诊为甲状腺右叶腺瘤，建议约期手术切除。返家后曾在当地医院中医治疗，局部症状不减，乃来就诊。

症状：颈前右侧有 3.5cm×4cm 隆起结肿一块，皮色不变，坚硬如石，摸之呈椭圆形，表面不光滑，推之不移，有刺痛感，自觉胸闷，面色苍白，脉沉弦细，舌苔薄白。

8月14日处方：

炒柴胡5克　夏枯草12克　当归6克　赤芍5克　浙贝母12克　黄药子12克　广郁金6克　炒枳壳9克　青皮6克　炙蜂房12克　制僵蚕12克　海藻12克

外用消散膏加消核散敷贴。内服10剂后，8月25日诊，症状无改善，乃去炙蜂房加蒺藜12克，续服10剂，外治同上。

9月3日就诊，肿块仍然惟推之微活动，脉濡细，舌苔薄白。处方：

炒柴胡5克　生西芪18克　当归9克　白蒺藜12克　赤芍6克　蓬莪术4克　广郁金6克　制半夏6克　青皮6克　海蛤壳12克　煅牡蛎12克　广木香6克　白茯苓12克　制僵蚕12克

外治同上。9月24日诊，服药10剂，肿块逐步缩小，原方加煅牡蛎12克、全瓜蒌12克，外治同上。10月4日诊，肿块继续缩小，基本方加白蒺藜10克，外治同上。

10月14日就诊，肿块面积为 1.8cm×2cm，质坚硬，表面不光滑，推之活动度不大，有组织粘连感，肿块随吞咽上下，据述，近月来无刺痛，近旬肿块缩小不明显，自觉上课体力不支，脉濡细，舌淡苔薄，乃重订基本方为：

生西芪24克　当归9克　赤芍6克　荆三棱5克　蓬莪术5克　青皮9克　川贝母12克　煅牡蛎12克　炒枳壳6克　广郁金9克　全蝎1克　炙甲片5克

外治同上。10月25日诊，结肿缩小而局部有阵发性疼痛，乃以基本方去甲片，加生鳖甲12克，橘络3克。11月5日结肿显著有收缩，局部无不适感，仍服上方10剂。11月15日就诊，外观无形，肿块面积为1.0×1.0cm，按之其中坚硬结核如黄豆大（约0.5cm），仍粘连。

处方：

生西芪24克　当归12克　赤白芍12克　莪术6克　三棱6克　青皮9克　广郁金9克　枳壳9克　炙鳖甲12克　山楂肉12克　白蒺藜12克　全蝎2克

并嘱按方内服，并再次以同位素扫描，了解疗效后再诊，外治同上。

12月14日来就诊，携来上海某医院1979年12月13日同位素[131]扫描图，诊断书：测定结果：甲状腺位置、形态、大小尚可，放射性分布尚均匀，右叶扪及结节处，放射性与邻近甲状腺组织相似。结论：甲状腺右叶"温结节"。甲状腺吸碘[131]机能试验报告：吸碘率正常。经检局部仍有硬结节如黄豆大。

处方：

生西芪24克　当归12克　赤白芍12克　莪术6克　三棱6克　青皮9克　广郁金9克　炒枳壳9克　炙鳖甲12克　白蒺藜12克　制香附10克　全蝎2克　炙僵蚕12克　煅牡蛎12克

并按本方为基础，内服一月余，肿块质软而小，临床症状基本全愈，嘱继续观察并在三个月后复查。1980年4月初追访，疗效巩固。

甲状腺病，中医属"瘿"的范围。中医所称的气瘿相等于甲状腺肿，肉瘿相等于甲状腺腺瘤或囊肿，石瘿相等于甲状腺癌。就其病因来说，历来认为由于忧思郁结，肝脾气逆，脏腑不调，气结痰凝而成。治从理气解郁、化痰散结为法。本病例甲状腺右叶肿大，坚硬如石，并迅速扩展，经诊断属甲状腺右叶腺瘤，曾内服中药一月效不显，初诊时，参阅病史，结合症状，亦以疏肝理气，软坚散结投治，药用柴胡、郁金、枳壳、青皮的疏肝理气，当归、赤芍的养血活血，夏枯、贝母、僵蚕、海藻、黄药子的化痰消瘿软坚散结，炙蜂房以消恶疽。先后服药廿剂，症状依然。考甲状腺疾患，在中药方面，采用理气解郁化痰散结处理，如消瘿汤、海藻玉壶汤之类，其中均重用含碘较高药物如海藻、昆布、海浮石等，对于消除症状，具有一定作用，即本人所处廿剂方药中，也不出此原则，亦应用了海藻、黄药子等的软坚消瘿，其所以不效之因，无疑与一般甲状腺病不同，值得探讨。

按患者局部症状坚硬如石，推之不动，与方书所称的"石瘿"相似，并从放射性同位素检查，吸碘率正常，同位素扫描显示"凉结节"来看，本症属于甲状腺腺瘤，但也不能排除甲状腺癌。盖坚结之症、大多蒂固根深，经年累月，郁结成块，及其燃发，忽然肿胀，时觉掣痛，均为顽瘤大证。本病例皮色如常，而近两月来坚肿迅速扩大，正如张山雷氏论石疽乳岩的症状变化"大证已成、变动乃速"的情况相似，故本例的坚硬不移，为气血不流，凝滞阻隔，痰瘀内结所致，郁结日深，则正气疲惫，正虚则邪毒更张，是以脉见濡细，亦为虚象，当前治法，首应祛其瘀凝坚结之邪，坚者削之，结者散之，邪衰则正盛，爰拟方以生芪、当归、赤芍、茯苓补益活血，柴胡、青皮、木香理气解郁，莪术配郁金、蒺藜以破瘀消积，半夏、海蛤、牡蛎化痰软坚，加僵蚕以搜风散结，投服 10 剂消息之。复诊坚肿稍见缩小，已获初效，由于坚结之症，磨积攻削须缓缓图功，乃按效方制订成基本方，用生芪、当归、赤芍益气活血，并重用黄芪以配莪术三棱的化瘀消积，俾使久服而气血不

120

伤，柴胡、青皮、枳壳、郁金的疏肝理气，半夏、蛤壳、僵蚕的化痰散结软坚，连续服药卅剂，并先后加煅牡蛎以增强软坚之用，全瓜蒌宽胸化痰，白蒺藜散瘀行滞，肿块缩小愈半，惟患者精神不支，究属攻伐之剂，邪渐去则正亦虚，且近旬疗效较差，按内经云："大积大聚，其可犯也，衰其大半而止"此所以防"失正"而蹈虚虚之变，今症见质仍坚硬，表面不光滑，尚属恶象，如不清其源则余焰复燃，功亏一篑，骤变堪虞，乃重订基本方，再增黄芪用量，去柴胡的劫阴、半夏的辛散，加川贝的化痰散结、甲片的攻坚通络，并以僵蚕易全蝎以消肿硬，十剂后，结肿续减，而局部有阵发性疼痛，检视原方，可能为不胜山甲攻窜之力所致，故去甲片，加鳖甲滋阴，并以橘络通络隧投之，先后以此方加减，服至肿如黄豆大，在12月放射性同位素扫描显示，基本正常，继续服药月余善后，追访疗效巩固。

　　通过本病例治疗体会，初诊时，谬于对甲状腺腺瘤即肉瘿的传统认识，从理气解郁，化痰散结施治，重于补碘消瘿，连续二诊而无疗效，说明临症治病，不应墨守成规，应以症状为中心，灵活施治，其后以益气活血，破瘀消积，化痰软坚为主，而佐以理气解郁投治，盖痰瘀凝结之证，久郁则正气随之而虚，补正之目的，在于发挥行瘀破结之力，使气血不受损伤，而瘀结得以速化，气血得以流行，药后获效，则应守方以竟全功，而病家的耐心服药，亦属主要。就本病例治疗药物方面，个人认为三棱、莪术的破瘀除积结合黄芪的益气固正，两者相互配合，起到消坚磨积而正气不衰的良好作用，故自始至终作为主药，而其它活血行气、化痰软坚的增减应用，则均以协助主药而发挥其相辅相成的疗效。至于本例症状经确诊为甲状腺腺瘤，就其临床检查印象而言，局部坚硬如石，表面不光滑，发展迅速，均与癌症相仿，由于未作病理切片等检查，始置疑不论，但自症状改善至基本全愈，共服药100余剂，较临

121

床上所治其它甲状腺囊肿及腺瘤病例的一般疗程为长，在肿块缩小至黄豆大而质仍坚硬，则亦不属于一般的甲状腺腺瘤见症，再以本症外治来说，消散膏加消核散的敷贴，对于一般外科肿疡及结核，如瘰病等，均有显著疗效，本例敷贴两旬，竟不见缩小，殆至加掺硇砂的消积块峻剂后，方始逐步缩小，说明本症的痼着症状亦不属一般，因而设想按本法施治原则，用以治疗确诊的甲状腺癌，是否能取得相应的疗效实有研讨的意义。

脱疽治验

病案举例

1. 曹某，男，45 岁，住上海松江县新五公社。

患者右大趾初起肿痛色黯，就近医疗，疼痛日甚，转至某医院治疗，诊断为血栓闭塞性脉管炎，局部渐溃烂，嗣经中西医诊治，未见好转，乃至上海某医院中医外科（病历号85951）门诊，内服处方为归尾、地丁、牛膝、银花、玄参、败酱草、桂枝、白芷、苍术前后十余剂，并外敷治疗，症状无改善，于 1969 年 7 月 12 日来诊。

经检：右大趾色黑腐烂，延及足背上 3cm，第二趾色黯红漫肿，疼痛剧烈，冷罨觉痛轻，脉细有力，舌苔薄腻，经清洁溃疡面后，撒布三味散，外敷石炭酸软膏，处方：

当归 12 克　赤白芍 30 克　生甘草 9 克　丹参 12 克　忍冬藤 30 克　广郁金 6 克　蚕砂 12 克　蒲公英 30 克　花槟榔 6克　米仁 12 克　怀牛膝 12 克

7 月 19 日二诊，局部疼痛减轻，右大趾溃疡面腐肉脱落，第二趾痛止，皮色灰黯，上方续服 7 剂，外治以三厘散撒敷。

26 日三诊，大趾溃疡面新肉生长，疼痛消失，外敷九一丹，盖辛养软膏，停止内服药，在9月份随访已全愈，但患趾站立较久有胀痛感。

血栓闭塞性脉管炎，中医属"脱疽"范围，盖足趾为四余之末，气血凝滞，血行受阻，则痹塞不通而痛，瘀滞日久，局部筋骨失于营养，则色黑而见坏死，造成趾骨脱落。本病例就诊时，一趾色黑腐烂，延及足背，一趾色黯漫肿，疼痛剧烈，均为气血不通现象，局部冷毒痛轻，此为热胜肉腐，而毒热鸱张，势将蔓延扩展之兆，爰以当归、丹参、赤白芍活血通络，郁金、槟榔配牛膝，调气血而下行，忍冬、公英、甘草清热解毒，佐以蚕砂、米仁理湿投治，以通血脉，清热毒为主，使瘀滞之气血得通，毒热之势得以清除，则痛定而腐止；方中重用芍药甘草，取其调血脉而缓急止痛，患趾喜冷，为郁久化热之征，故用大量忍冬、公英清热解毒而通络，蚕砂一药为祛风燥湿之品，临床应用取其能宣通皮肉络脉的痹塞，服药后痛改而腐脱，血行改善而症状得以控制，是以能于短期内全愈。

2. 张某，男，36岁，农民，1967年11月5日诊。

患者两年前因开河两足受寒引起麻木不仁，经至某地针灸治疗10余次，症状不见改善，渐于去年冬季，左足第2～3两趾，疼痛微肿，步行困难，经各地医疗，日趋严重，趾上侧溃烂，日夜剧痛如针刺，夜不能卧，将足露于被外，则麻木而痛轻，曾至上海某医院治疗，建议截趾，患者拒绝手术而回家。

经检：左足背色灰白漫肿，按之皮肉冰冷，第二趾端趾甲已剥离，有蚕豆大微凹溃疡一处，并向左侧延及趾下，第三趾上侧亦有色黑干枯溃疡面一处，均有腐肉粘连，触之剧痛，有坏尸秽气，四周边缘不明显，第四趾色紫黯，木痛微肿，脉象沉细，舌苔薄白，内服方：

生西芪12克　生甘草9克　白芍24克　忍冬藤30克
白茯苓9克　米仁12克　怀牛膝12克　当归9克　桂枝3克
局部溃疡面敷提毒散，盖石炭酸软膏。

11月20日三诊，连服上方10余剂，疼痛稍减，局部溃疡面腐肉不脱，流脓水较多，足背按之仍冷，脉舌同上，内服原方加淡附子4.5克，桂枝增至6克，外治同上，至12月10日就诊时，局部疼痛基本消失，腐肉已脱，溃疡面呈褐红色，外治改用长肉散撒布，盖辛养软膏，脉细有力，苔薄，处方：

党参12克　生芪12克　忍冬藤30克　当归9克　白芍24克　白茯苓12克　山药12克　生甘草9克　焙米仁12克　怀牛膝12克

12月22日来诊，局部溃疡四周已现白口，一周来疼痛又甚，要求服前次药方，脉舌同上，乃于上方加淡附子4.5克。以后疼痛逐步减退，患肢足背无冰冷感，至1968年2月中旬全愈。同年夏秋农忙季节已参加劳动。

其后在1972年冬来诊，左足趾又觉疼痛，检视第二、三、四趾色紫黯微肿，按之自足背部以下，皮肤温度显著降低，脉细，舌苔薄白，处方：

淡附子3克　忍冬藤30克　桂枝3克　当归9克　怀牛膝12克　赤芍30克　生甘草9克　生米仁12克　生姜3片

内服5剂后来诊，疼痛寒冷情况均减轻，嘱续服原方至愈，后随访共服药20余剂而愈。患者于1977年春突起心肌梗塞死亡。

本病例起由感寒受冻，阳气不能下达，血脉随之凝滞，故症见麻木不仁；历久不解，络脉阻塞，瘀结不通，故足趾先黑，形成干枯坏死溃疡，结合患者脉见沉细，均属寒湿内着，不能热腐成脓现象，至于患者疼痛剧烈，遇冷则痛轻而麻木，亦为真寒假热之征兆，是以虽溃，则腐肉粘连，气如尸臭，治拟温通祛寒，益气活血，使寒湿内滞之邪外祛，瘀凝之气血得行，初诊以生芪益气，归芍活血，配桂枝温经通脉，忍冬解毒通络，茯苓米仁利湿，配牛膝以散瘀下行，以观病情进止，药后疼痛稍减，局部脓水多而腐不脱，足背不温，虽获初效良由病重药轻，是以气血尚未遍行，寒湿滞留不祛，爰倍桂枝并加附子以散寒邪伏结，使阴霾煦解，血行通畅，服后，症状逐步好转，疼痛消失而腐去新生，乃以补益气血，托毒生肌投治，但患者渐即疼痛又甚，盖寒湿为阴腻之邪，久着不易短期尽解，且正当冬令，则伏邪新感，均能导致寒邪复萌，仍加用附子温通而痛渐止，计前后共服附子 300 克而全愈。1972 年再次出现脱疽早期症状，因记忆犹新，迳以温通逐寒活血通络施治而消散，嗣患者于数年后突然心肌梗塞死亡，是否与血栓闭塞性脉管炎病史有关，值得思考。

附提毒散方

蜈蚣 10 条，全蝎 3 只，制乳没各 9 克，升丹 3 克，研细末撒布局部。

方中蜈蚣、全蝎性毒而转能解毒，并具化腐止烂之效，配以乳没的止痛活血化瘀，对改善局部瘀滞之状，有所帮助，且本方含升丹之量轻微，故敷用于溃疡面，一般无疼痛等刺激之弊。

按脱疽一证，患生四肢之末，由于气血之亏，阳气不能畅达，血脉随之凝滞，阻塞不通而致病；临床所见，以外因寒湿下受者多，但亦有因于精神刺激，肝气郁结，肾阳不足等脏腑失调导致正虚而形成，或由外伤触毒等引起，故治疗原则，因于寒者温通，正虚的调整机体，外伤触毒的去其所因，随证施治；总之，在于疏通脉络，气血畅行则瘀阻通而诸症可除。本证早期以解其凝滞为法，盖血得热则行，寒则凝，即不因寒邪内着，亦可酌加温经通络之品，以利气血的运行；中期则寒化为热，或则郁久化热，局部腐烂外溃，此时应以清热解毒，活血通络兼施，用药不宜偏温，以免助火而增张腐烂之势，有些正气虚衰，寒湿凝滞，既不能使气血畅行而消散于无形，又无力化热蒸腐而外溃，则局部干枯，形成坏死无脓，宜以补益气血，或则养阴壮阳，此时则又须凭证所现，适当参以温通之品，从调理整体，使气血自复而腐脱新生，后期筋骨色黑外

125

露，往往腐烂未止，或则腐韧不脱，首宜养阴益气，托毒解毒并治，使腐去而局部症状改善，然后方可切除死趾，则不致毒势上延，以利生肌收口。在内服药的应用上，活血通络方面，常以芍药甘草汤合当归、丹参、牛膝等同用，盖芍药甘草具有养阴通血脉，止痛解痉作用，脱疽的剧痛，临床上一般止痛处理，不易缓解，本症虽因气血瘀凝，络脉痹塞而"不通则痛"，但由痹塞而局部周围神经长期受劫的影响，故痛势特殊，而芍药甘草的应用，取效显著，用量芍药 30～60 克，生甘草 9～15 克，而牛膝能破瘀引药下行，故亦为本症的要药；清热解毒方面，常用忍冬、公英取其药性和平，无苦寒凝滞之弊，而兼有通经达络之功，部分阴虚火旺之象显著者，则以大剂元参的养阴清热亦属必要。

脱疽的患生，与气血运行的正常与否，关系最为密切，临床上常见由于气血的凝滞而再次发作，并因之而导致生命的危险。我于 1963 年曾治一朱姓患者，为缝纫工人，左一、二三趾色黑腐烂，趾骨外露，经调治数月，趾骨脱落而愈。其后于 1966 年冬再次复发，远道来诊，因故嘱其去上海治疗，其后于 1970 年秋又船载来诊，则两足均已作高位截肢，左手指又有两指干枯坏死，面容黧黑消瘦，详询治疗经过，据告在 1966 年截肢后，1968 年右足又色黑腐烂，去沪作第二次截肢，鉴此症状，嘱以不治，后悉又存活年余，两手均指节脱落而殁。按古籍称脱疽为"十指零落"，睹此患者之症状，恰如所描述，亦为临床上所仅见，爰并志之。

瘘管证治

瘘管亦称"窦道"，古代文献则称之为"漏"，是局部破溃后流脓出水，经久淋沥不止的顽固疾患，前人认为"多因气血亏损，溃后先脓，后则清稀流水，久而不敛，遂成漏管"，服托里之剂，则瘘化肌生；就临床上分析，固有因气血亏损，脓水不绝，致使疮口不能骤合而成瘘管，但大部分则为各种原因，导致脓肿溃后不敛所引起，如肛痈溃后不断的重复感染，破溃流脓，乳房疾患因乳腺管损伤而乳汁外流，骨髓炎等溃后有死骨存在等，均使历久不愈而形成瘘管，亦有为手术后遗症，多因感染或线头等异物存在而形成瘘管的，这些是由长期的脓水淋漓，从而导致气血不同程度的亏损现象，在治疗上两者是有着显著区别的。

瘘管治疗原则，凡气血亏损于前，则应以补益托里，调治整体机能为先，使气血旺盛而敛，至于久溃不敛而后引起气血不足者，则以手术、挂线、化管等外治为主，去其致病之因，改善局部症状，清其致虚之源，则气血自复而愈。

气血亏损于前之证，大多素禀体虚之辈，罹患深部溃疡或结核性溃疡以后，脓水清稀，淋漓不敛，形成瘘管，溃久则气血更虚，正虚则无力化管生新，治当去其病源，从扶正着手，治程每多缓慢，必使气血渐复，余毒外泄，结合外治的蚀管生肌，内外兼施，有因死骨内存者，则须待死骨外排后愈合。

病案举例

1. 杜某，男，35岁，干部。

患者于20年前在上海某医院因腹部手术形成瘘管，经反复治疗，并在三年中进行两次扩创缝合手术，瘘管仍不愈合，五年前又因副睾结核，再次手术摘除左侧睾丸，切口一期愈合，不久在原瘘管脓出转多，探之向纵深扩展，屡治无好转，经诊断为结核性瘘管，患者拒绝再次扩创手术，长期服抗结核药，并以中西医药治疗，延至1959年11月3日，经友介绍来诊。

患者面色苍白，脉细，舌苔薄白，自觉精神疲惫，饮食减退，局部见证，左腹部有垂直切口斑痕3条，最长的12cm，

127

最短的 6cm，在脐下二寸旁开约 6cm 的斑痕中有溃孔一个，以探针探入窦道向下引伸深约 9cm，直至耻骨上部，按压有少量薄脓水外排，乃就疮口向下扩创 1cm 许，用大升丹（以红升 10 克、白大升 2 克组成）直接点敷至 6cm 的深部，外盖 2％石炭酸软膏，每日换药 1 次。内服处方：

生黄芪 12 克　炒白术 9 克　山药 12 克　炒生地 12 克制香附 9 克　银花 12 克　白茯苓 12 克　鸡内金 9 克　炒当归 9 克　生米仁 12 克　广郁金 6 克

11 月 13 日复诊，局部挤压后有厚脓及小腐块排出，以球头探针测窦道为 8cm 深，仍以大升丹点敷至 5cm 深度，内服上方加党参 12 克，至 12 月 5 日来诊，局部挤压后有少许厚脓，窦道深 6cm，改用提脓散加白大升点敷局部，患者精神好转，食量增加，脉细有力，舌苔如常，乃处方长服，隔日 1 剂：

生西芪 12 克　党参 12 克　当归 9 克　熟地炭 12 克　川断 12 克　山药 12 克　鸡内金 12 克　银花 12 克　广郁金 6 克生米仁 12 克　云苓 12 克　生甘草 6 克

至 1960 年 3 月就诊时，窦道尚有 3cm 深，挤压脓少，肉芽渐红活，给以九一丹加白大升点敷局部，并用棉垫加压扎紧，至四月中旬痊愈，1961 年追访未复发。

按本病例患结核性瘘管 10 年，先后手术扩创及抗结核处理而不愈，初诊脉细神疲，显属气血俱虚之证，盖气血运行凝滞；则余毒瘀结不得外达而脓水常流，导致局部不敛而成漏，内服以黄芪、生地、当归、白术、山药等补益气血，健脾托毒，佐以银花解毒，香附、郁金理气行滞，加鸡内金的健胃，以助药物及营养的吸收运化，并取其具有化瘀消积之功，有利于瘘管的化解，全方扶正托毒为主，从根本上改善全身症状着手，复诊已获初效，毋需更张，在原方基础上先后加用党参，甘草的补中益气，川断的调血脉生肌，生地易熟地炭以增强补血之力，随证调治，使气血渐复而愈。

患者形成瘘管已有 10 年之久，屡治少效，显因粘滞之余毒不易拔除所致，故外治初期以大升丹点敷，大升丹以红白两升相伍，有增强蚀管化腐，移深居浅之功，在结核性屡管临床应用上，每得脓水转厚，管壁化脱外泄，随即逐步腐去新生，但在本例点敷大升丹历时 1 月，溃孔脓腐已少，而瘘管仅浅三分之一，获效仍较缓慢，考其原因：①由于患生日久，虽脓腐渐出，而局部气血失养，肉芽生长因之迟慢；②窦道向下延伸过长，形成"袋脓"之状，引流不畅，影响愈合之机。按一般瘘管出现"袋脓"现象，则常以棉垫压迫疮口下侧，以防止脓水的潴留，促使加速愈合，但本病例管道过长，早用此种方法，易于造成假愈合而复溃，反使功败垂成，亦非所宜。改用提脓散加白大升点敷，从去腐生新之中，并藉活血化瘀的乳没，改善局部的凝滞现象，内外兼顾，又经 3 个月，瘘管浅至3cm，疮孔内肉芽转为红活，有向愈之象，方始以棉垫加压，并用九一丹收口而愈。

结核性瘘管包括因体虚而形成的深部瘘管，多为正虚而余邪未尽之症，正虚而不能托毒外出，余邪滞留则脓水清稀而不净，证治原则，除适当地养阴补虚，调整机体的偏胜，改善全身症状外，蚀管化腐，长肉生肌的局部治疗，临床上实占重要地位，此类瘘管形成以后，管壁不厚，常见肉芽色淡，或并有水肿之象，为局部气血凝滞，运行失常所致，首宜重剂拔毒去腐点敷直至管道的三分之二深部，以清除管内脓腐，所以不用药捻者，避免因药捻长期反复插入，影响瘘管的化蚀生新，有反使管壁变厚之虞，同时重剂拔毒药，并能防止疮口缩小及假愈合之弊；待至脓腐将尽，瘘管转浅以后，亦不宜骤用生肌之品，务使局部新肉红活而敛，方不致复溃。本人在 1979 年曾治一结核性瘘管，患者姚某，13 岁学生，于 4 月间因右侧锁骨上有横长形结肿一块，经某军医院检查治疗，后在喉结右下方切开排脓，脓水淋漓不愈，诊断为结核性瘘管，于 6 月份至

129

某地中医外科治疗，应用线香型药线插入，并连续肌注核苷酸及 B$_{12}$针剂等处理，症状无改善，复至某医院则建议约期手术扩创，嗣经人介绍 9 月 12 日来诊，检查局部自溃孔向缺盆斜向下，有深 4.5cm 呈 30°角管道一条，另一管道斜向下深3cm，呈 60°角，经以红升丹点敷深部，陆续排出大块硬结脓腐物，检视其中伴有线香型药线残迹，直至 1 个月后，尚有此种残余药线排出，殆至脓腐尽去，方于 12 月初收敛而愈，此由药线残留而造成管道底部的瘀塞，影响新肉的生长，故笔录备考。

脓肿溃后不敛，形成瘘管，大多因重复感染所致，其浅在的，可以手术切开，深部的可以挂线扩创，条使管道暴露，则化腐生肌，能自底部逐渐愈合，自无复发之虞，有些历时久远的，则毒腐凝聚积累，致使管壁坚厚，且多形成分枝，或则瘘管自纵深外达者，如无明显全身症状的，均宜以外治为主，腐去新生，气血自复而愈。

2. 叶某，男，39 岁，1967 年 9 月 12 日诊。

患者于 18 岁时，臀部流注反复脓溃，经数年治疗不愈，形成慢性瘘管，脓水时流，因能参加劳动，故若干年来已不求医，偶然急性发作，则购买消炎药片内服数天，肿退即停服，习以为常，今次伴亲友来诊，陈述此病，出视局部症状，在右臀环跳部有管口一处，左臀有管口两处，均色黑呈凹陷状，挤压有少许泡沫脓排出，经局部消毒后，在右臀管口置入化管吊药 1 粒，并以膏药盖贴三疮口，加以固定，嘱不可揭视，3 天后复诊。15 日启视局部脓腐满布，稍加清理后，右臀疮口发现大块腐肉外露，以镊子夹住，缓缓抽出长 13cm，呈 Y 形橡皮管样完整瘘管一条，管壁坚厚，按压局部，仅有少量血水流出，乃给以三厘散，各敷入疮口 1cm 为度，每日换药 1 次，其后于 9 月底来云，仅敷药 1 周即痊愈，检查局部愈合情况良好，随访未复发。

按本病例为临床上所罕见，患者形成瘘管达 21 年之久，由于前期治疗失去信心，认为已成痼疾，此次在偶然机会中，爰为诊治，检视局部，各溃孔无脓液外流，挤压有少许泡沫脓排出，说明管道冗长，由于脓腐长期不断的粘附管壁，凝结而使管壁坚厚，在无急性感染的炎症状态时，由于管壁的阻隔，已经形成了假性愈合，故无组织液渗出，亦无清稀脓水淋漓现象；化管吊药腐蚀力强，适用于管壁较厚的瘘管，敷用以后，因吊药溶化分布整个管道，局部疼痛剧烈，并引起瘘管周围水肿，一般在 24 小时后疼痛消失，肿势亦逐渐消退，脓水增多，3 天内管壁游离，成段外出，根据具体症状，适当应用拔毒生肌之品外治为主；本病例管壁特厚，得以一次钳出，而脓腐尽去，收敛迅速，均为临床上所仅见的现象。化腐吊药组成：

白吊 30 克　蟾酥 3 克　蜣螂 6 克

共研细末，以白及水调成糊状，搓成丸，如绿豆大，晾干备用。

手术后形成瘘管之证，部分因切口感染引起的，由于手术过程中，必定造成暂时的气血之虚，复感染毒邪，寒热稽留，则正气不足，而热毒鸱张，流脓不尽，影响疮口愈合而成瘘，治宜益气托毒，佐以清热消炎，热除肿消以控制炎症感染，正气渐充以托毒生肌，结合外治的去腐生新，则毒尽而愈。部分因异物线头等存留，影响愈合的，则流脓清稀，除因并发感染外，局部炎症不甚，必须去除致病之癥结，则能速愈。

3. 杨某，男，51 岁。

患者有胆囊炎史 3 年，于 6 个月前，因剧烈疼痛至某医院住院治疗，采用保守疗法不能控制症状，3 天后手术切除胆囊，并插管引流，于 1 月后切口愈合出院，渐即局部肿痛，穿溃流脓，去某医院复诊，清除疮口，换敷料半月不愈，再次进行扩创，仍遗留窦道一处，脓水淋漓不愈，在 1968 年 11 月 18 日来诊，经检右上腹部有垂直手术斑痕两条，中有溃孔一处，胬肉外翻如猪脂状，四周微呈凹陷，孔深 6cm，按之有薄

131

脓水流出，患者面色萎黄，脉象濡细，舌苔薄白。

内服处方：

生西芪 9 克　炒当归 9 克　怀山药 12 克　广郁金 6 克
广木香 4 克　白茯苓 12 克　白芍 6 克　陈皮 6 克　焙米仁 12
克　银花 12 克

外治剪除胬肉，以三味散点敷疮口，外盖辛养软膏，11
月 25 日二诊，疮口出脓稠厚而少，并见红活新肉，探针探得
孔深 3cm 半，自觉精神好转，脉细有力，停止内服药，给以
九一丹而愈，其后曾因胆囊部剧痛来诊，检查疗效巩固。

按本例患者罹患胆囊炎 3 年，在保守疗法不能见效的情况
下，行胆囊切除术，并插管引流，历时 1 月后始愈合，渐即复
溃，又经扩创处理，仍形成瘘管不敛，诊得脉象濡细，面色萎
黄，均属虚证现象，由于患者久病，气血不调于前，又因手术
切开，导致气血的亏虚于后，是以愈合迟缓，而所以敛后即溃
者，可能由于余毒未尽所致，但也不能排除因气血亏虚，局部
肌肉无再生之力，形成假愈合而复溃。初诊鉴于虚象毕露，爰
以黄芪、当归、白芍、山药等的益气血，而托毒排脓，酌加银
花的解毒，郁金、木香的理气行滞投治，调理气机，俾使正盛
而余毒尽泄；外治剪除胬肉，以三味散点敷拔毒去腐，复诊，
脓稠而少，管道移浅近半，均属患者正盛邪衰，气血通畅之佳
兆，故仅给九一丹的拔其余毒生肌而愈。就此病例的体会，虽
患者气血不调于手术治疗之前，但与结核性瘘管的气血亏损于
前不同，故形成瘘管后的治疗与预后亦有差别，盖结核性瘘管
气血难于速复，必以养阴补虚，缓缓调治，且新肉不易生长，
故疗程较长，手术后瘘管无异物存留者，即见虚象，以补益气
血，托毒排脓，每能正气渐复，新肉易生，故疗程较短。本人
曾治一胃切除术后形成瘘管患者，历时年余不敛来诊，经以益
气托毒投治，亦于匝月愈合，说明溃疡的收口，均赖气血的旺
盛，则肌肉自生，瘘管的治疗亦然。

132

4. 张某，男，40 岁。

患者经上海某医院胃切除手术后，形成瘘管，已经 4 个月，经人介绍于 1970 年 5 月 1 日来诊，经检上腹部正中切口斑痕中部有疮口一处，长 2cm，局部挤压脓少，探得管道深 6cm，无全身症状，外敷三味散盖辛养软膏，1 周后复诊，清除疮口脓腐物时，钳出 3cm 长线头 1 根，探测深度为 4cm，继续以三味散外敷，并给以九一丹 1 包，嘱如疮口继续好转，深度在 2cm 时敷用，在 6 月份随访，获悉已早愈合。

按手术后异物残留而致瘘管，一般以线头为多见，因线头细小，不易发现，每多迁延不愈，本病例手术后经过良好，并无重复感染现象，故异物残留导致切口不敛，为本症主因。初诊敷用三味散后，局部脓腐结聚外达，复诊时线头随脓腐物而外露，去除异物后，溃孔即迅速愈合，为此类疾患的普遍现象，临床上多数病例在敷用拔毒提脓的外用药过程中，有时能随脓腐结聚外排，这是中药外治的特点。手术后异物残留与骨髓炎死骨内存形成的瘘管完全不同，异物残留仅能引起局部的无菌炎症，即或重复感染而脓水淋漓，均属实症范围，而骨髓炎形成死骨内存的，初起即由正气不固，溃后则多虚症现象，有些因外伤引起的，虽无体虚见症，而死骨不易速脱，迁延日久，亦能致虚，故在治疗预后上均有显著差别。

有些瘘管内连脏腑，都因早期失治，以致内外窜溃而成，临床所见以腹部为多见，治疗最为复杂，首宜内托生肌，使内口先行愈合，则脓腐余毒得以外排，而无反复窜溃之变，治疗多方，必须通过辨证灵活施治。兹简述回忆病案二则于后：

(1) 1959 年夏曾在本地出诊治疗一朱姓老太，左下腹自溃一疮口，当时流脓颇多，已经数日，现则脓水淋漓不断，经检视在髂骨上侧有牛眼形溃孔一枚，四周色黯红微肿，流稀薄脓水，气秽并有褐色腐块，按压后排出甜瓜子 10 余粒，以探针测之，垂直深度约 5cm，主诉：左少腹疼痛已半月余，痛势不甚，未曾医疗，数日前自溃，流出大量脓液后，自觉症状减轻，嗣其孙女发现有不消化食物从疮口排出，因而来邀出诊，初步诊断为结肠穿孔成瘘；患者精神如旧，脉舌均正常，局部溃孔以纸捻蘸提脓散插入，外敷辛养软膏，并嘱禁食不易消化食品，3 日后复诊，溃孔脓腐已尽，仍流稀薄脓水，停用纸捻，以长肉散直接点敷局部深处，历时半月，而溃孔新肉渐生，尚有 2cm 深，防止形成假愈合，嘱有意识吞服甜瓜子半汤匙，连续换药 3 天，疮口无异物排出，乃以海浮散外敷而愈。

（2）1963 年冬曾治一男性渔民，右腹部麦氏点脓肿高突，色红光亮，按之波动皮薄，有自溃之象，乃切开排脓，排出褐绿色脓液为 300ml，有粪臭气，并排出蛔虫一条，长约 15cm，诊断为阑尾脓肿形成局限性腹膜炎，患者主诉：右腹疼痛已半月余，每天仍坚持捕渔劳动，直至 3 天前疼痛转剧，祇能向右侧卧，不能坐立，方始求医。经检患者脉大无力，舌苔白腻，内服处方，以四妙汤加味，外以红升丹点敷，并用千捶膏置膏药中心盖贴疮口处，逐步脓少孔浅，最后以九一丹收口，历时 20 余天全愈。

按上述两案均由因循失治所致的病例，就其患生部位，似与外科文献所载的大肠痈小肠痈症状相符，而两例患者均未早期就医，待其脓熟外溃，且多局限而不弥漫扩展，亦属临床上所罕见。例①年事虽高而正气不虚，故以外治为主，初诊用纸捻蘸药插入引流的目的，在于使深部的内口，先期腐去新生，内口得敛，是愈合之前提；复诊时溃孔无脓腐排出，乃以拔毒力轻，生肌效好的长肉散点敷，以改善局部血行，使新肉渐长，竟于短期内获得愈合。例②成脓日久，而劳累过甚，脓血大泄，则气血受伤，已现虚象，故见脉大无力，内治以益气内托为主，使正气渐复，外治以红升丹点敷，拔毒去腐，并盖千捶膏提毒外出，相辅并治，务祈脓腐不致内留成患，投治后腐去新生亦得速愈。按内连脏腑之瘘管，有急性与慢性之分，上述两例，均起病急而成脓速，为急性阳实之证，施治得当，则愈合亦快，与一般的阳性脓肿同，临床所见，体实邪实，治疗中局部脓腐均能数日内排出，渐即脓水减少，并因腹部皮肉较富，均有利于通畅的内口修复，故得速效；如腰部胁肋等处，形成瘘管而伤及内膜的，属慢性或结核性瘘管，起病缓而成脓慢，阴虚之证为多，临床所见正虚而余毒未尽，虽经内外并治，气血不易恢复，且因腰胁等处，皮肉薄少，往往迁延难愈，临证应予区别。

瘘管症状表现不一，每与患生部位的生理有关，变化多端，爰举病案 1 例于下：

患者陆某，男，64 岁，木工，1969 年 8 月 19 日诊。

症状：阴茎根部左侧有边缘光滑，并行溃孔 2 个，右侧有溃孔 1 个，下侧有溃孔 2 枚，小便时，尿液自尿道口及溃孔成放射形排出，已经 5 个月。

病史主诉：患者于半年前阴囊肿大，疼痛剧烈，经就近治疗，肿势渐减，在阴茎根部周围形成肿块，先后化脓破溃，有尿液自疮口流出，乃去某医院诊治，诊断为结核性瘘管，内服抗痨药等无效，现局部时有刺痛感。

患者脉细苔腻，局部溃孔四周皮色黯红，以探针探入半 cm，即疼痛难忍，乃以红珍生肌散点敷各溃孔，外盖辛养软膏，并嘱每次小便后，清洁疮面，再次敷药，内服处方。

生黄芪 12 克　肉桂 3 克　桑螵蛸 9 克　川断肉 12 克　白芍 6 克　益智仁 9 克　生米仁 12 克　粉草薢 9 克　银花 12 克　白茯苓 12 克　生甘草 6 克　龙胆草 3 克

8 月 24 日复诊，阴茎下侧溃孔收缩，小便次数减少，其他症状依然，处理同上；9 月 3 日来诊，下侧溃孔收敛 1 处，其他溃孔收缩，小便时尿液淋沥滴下，量少，继续上法处理；9 月 15 来诊，仅剩下侧 1 溃孔，其余均愈合，嗣于 10 月初，其女来云已经痊愈。

本病例为临床上所仅见，就诊之初，鉴于患者经常排尿，一日数次冲击疮口，影响瘘道的修复，至于能否愈合，信心不足，应如何着手治疗，亦无所适从，深感棘手，患者远道来诊，求治心切，爰为拟方，以生芪益气，桂芍鼓舞膀胱机能，萆薢、益智、桑螵温补下焦气化而缩小便，茯苓、米仁利尿消炎，银花、龙胆、甘草清热泻火而解毒，并以川断、乌药的调气，止痛生肌投治，全方以兴奋膀胱机能与调理下焦气化相结合，缩小便与分清利尿并用，从调整泌尿系统的机能，使小便次数减少，以利溃疡的收敛，外治用红珍生肌散点敷，以生肌敛疮为要，施治1月，竟获全愈。治疗经过顺利，实出意外，备供参考。

按语

瘘管在临床所见，症状不一，总的认识为溃后余毒不尽所致，导致脓水淋漓，不能收敛而成瘘，治疗目的，在于解决疾病的癥结，达到瘘管的愈合，由于罹患之因不同，治疗方法亦异，大致可分为虚实两端，虚证瘘管，大多气血亏损于前，或则罹患日久，脓血大泄而致虚衰于破溃之后，此种瘘管，余毒未尽，致使脓水清稀淋漓不绝，且每窜流而形成多种窦道；正虚则局部气血不充，无生肌之力，但亦须加以辨别，相应地以益气托毒或是大补气血，以使正盛而邪衰，则毒尽而肌生。实证瘘管，大多见于素禀壮健，毒邪炽盛之症，溃后毒不尽泄，以致毒邪滞留，凝聚于局部，粘附于脓腔而形成瘘管，或则溃后引流不畅，收敛过早，致使余毒稽留，反复感染脓溃，形成瘘管，此种症状，由于体实而余毒滞留，流脓时稠时稀，时多时少，或则局部红肿，发炎化脓，反复外溃，患于肌肉丰富之处的，亦能形成窦道分枝，治疗以清热解毒，或则稍加益气行滞之品，以改善局部血行；而解除症状的首要措施，在于外治，适当的切开或挂线等处理，使瘘管暴露，脓腐去而肌肉生，每可速效；但应注意探查时手术宜轻，谨慎的循管道而进，以免造成假道，影响疗效，此为治疗瘘管之常法。至于有些瘘管症状特殊，病因不同，应辨别邪正盛衰，以整体与局体，内服与外治，随着症状的表现，从而灵活施治，则预后良好。

褥疮外治体会

褥疮为久病卧床，因局部皮肉长期受压或摩擦而形成的溃疡面，常见于尾骶、背脊及其附近的处所，一般的初起为一褐色红斑，随即破损，形成黑色腐肉而溃烂，此时腐肉往往韧掯不脱，逐渐扩大，并有坏死臭味，历来认为大病而出现褥疮的，为"皮肉先死"，一般预后不良，故申斗垣说："病人但见席疮，死之徵也。"

褥闻的形成，包括两种原因，一为久病大病导致正气虚衰，气血虚则运行不畅，无以营养肌肤，故局部出现皮肉坏死；一为由于大病着床，不能转侧，皮肉长期受压，气血不得流通，而致皮肉坏死，或则由于摩擦损破，复因感染而溃烂所致，所以本症实为一切严重疾病引起的并发症，至于是否为"死徵"，则并不尽然。就临床所见，溃疡面有几种现象：①溃疡面色黑而腐肉韧掯，气臭而脓水稀薄，局部平塌或凹陷，四周漫肿，有紫红色或黯红色的不规则红晕，腐肉基底及四周有空调感，自不觉痛，此种现象每见于病热危殆的患者，为正不胜邪之征，当去除腐肉后，则溃疡面干涸，肉芽不长，形成干性坏死，患生部位，以骶骨及腰椎部先见，然后发展至脊椎的大部分及肩胛骨、髋部等处。②溃疡面色灰白而腐肉韧掯，或结有干痂流稀脓血水，局部平塌，四周有红晕、微肿，自觉疼痛，此种现象每见于急性重病患者，因长期局部受压，血行受阻而成，多为正邪俱衰时的见征，当去除腐肉后，脓腐淋漓，施治适当，新肉逐渐生长，患生部位以骶骨及臀部为多见，部分亦能扩展至脊椎等处。③溃疡面平塌，腐肉色白或呈微绿色，粘附不脱，四周红肿，流少量脓腐物，按之疼痛，此种现象见于急性重病患者，正气未衰，邪尚炽盛的阶段，多因局部感染而患生，去除腐肉后，每见新肉易长，患生部位以骶骨及臀部为主，这三种症状，仅举其大概，但当患生褥疮以后，不论由于正衰邪盛，均能影响预后，故一直为病家所重视。

褥疮治疗原则，应以内外并治为主，内治之法，应视患者原发病的具体症状而灵活应用，清热解毒，活血养阴，益气补血等，随证施治，使病与疮两不相反，而相应地达到兼顾的要求。外治是褥疮的重要措施，改善症状，及时促使疮面愈合，有助于患者的正气复生，现就外治用药常法，简述之，凡属溃疡面腐肉韧捎，不能去除的，宜以剪刀逐层垂直剪开，深达基底部为度，切口最小在 2cm 以上，有些内底与腐肉已经形成空洞，则随即剪除大部分腐肉，使滞留的脓水外流，改善局部血行，并避免坏死组织的扩展，这是首要措施，往往经过此项处理后，患者自觉症状好转，然后外敷去腐拔毒药物。在药物的选用方面，初期腐肉未尽，并有与四周皮肉粘连的，宜去腐力强的制剂，如三味散撒布溃疡面，使腐肉与四周皮肉迅速分离脱落，此时根据患者具体情况，在不影响原发病的前提下，一般的以托毒排脓之品内服，如四妙汤加味，部分属于感染而有炎症状态的，则以清热解毒投治，亦应兼顾扶正养营，勿使寒凉郁遏而影响局部脓毒的外排而内陷。当腐肉去而肉芽生长无力，大多见于正气虚衰的患者，此时外用药物，常用红珍生肌散或以牡蛎粉先撒布于溃疡面，然后仍以少许三味散薄撒于表层，以减轻局部疼痛的刺激，而起到肉芽迅速生长之效，尤以红珍生肌散具有活血之功，能改善溃疡面的瘀凝现象，即如正不胜邪患者，局部形成干性坏死的，采用此种敷药方式，一般亦能于一二天内，局部症状得到改善；有些正气虚而未衰患者，当腐肉脱落以后，肉芽呈淡红色，生长迟缓，则宜用九一丹撒布，不宜以重剂拔毒外敷，以免刺激过甚，新肉长而新皮不生，造成长期不敛现象。当新肉生长情况良好，四周形成白口，应掌握生皮时机，以撒布六和散最佳，此时可隔日换敷料1次，以利加速新皮的生长。溃疡面敷布外用药后，以盖贴油膏制剂保护创面，油膏的选择，初期以黄连膏或市售之抗菌素类软膏为好，因此类软膏具有一定的抗菌消炎作用，对改善局部症状有帮助，及至腐肉脱落以后，常用辛养软膏或市售东方一号药膏敷贴，以其能助局部溃疡长肉生肌之力，尤以东方一号药膏疗效更佳。

褥疮在护理上亦关重要，对于久病卧床不起的，早期采取帮助患者变换体位，在骶骨部用气垫或其他中空的环形垫子衬入，以预防褥疮的形成；当已出现褥疮腐溃的，采用此种办法更属必要，使褥疮部位不受压迫，局部的气血凝滞，有所改善，同时使脓腐外流，而不致因浸润周围皮肤；造成湿烂皮损而感染扩大，且有利于腐肉的脱落。

139

临床应用数十年中，除部分垂危患者不予治疗外，一般均能收敛而愈，全愈过程在2周至1个月左右。本症外治特点是掌握去腐要快，生肌要速，在腐溃期必须用重剂去腐药撒布，俾使腐肉速脱，腐去以后，则以生肌药物被覆溃疡面，然后适当的加敷去腐药，保护新肉的生长，减少局部药物的刺激，在新肉生长以后，则宜六和散等，收敛生皮作用较强的药物，以加速愈合之机，这与一般外科溃疡的治疗"毒尽肌自生"的原则稍有不同之处。

阑尾周围脓肿证治

病案举例

1. 沈某，女，37 岁，1969 年 8 月 18 日诊。

患者病起 1 旬，初起右侧腹痛，寒热交作，就近医治，曾肌注青霉素 3 天，症状不见好转，又因咳嗽剧烈，于 8 月 14 日至某医院检查，诊断为急性阑尾炎，并发肺炎，建议住院手术治疗，因患者拒绝而配给青链霉素及四环素片等 3 天量回家，近两天来自觉右足不能伸直，前来诊治。经检：T38.9℃，脉滑细数，舌苔黄腻，面容消瘦，干咳阵作，胸肋觉痛，右下腹麦氏点有 6cm×8cm 肿块 1 个，按之压痛，并有波动感，当即在局麻下穿刺抽得稠厚脓 20ml，外敷消肿膏，处方：

藿香 9 克　当归 9 克　赤白芍 9 克　银花 24 克　陈皮 6克　广郁金 6 克　炒枳壳 9 克　败酱草 9 克　米仁 30 克　冬瓜子 15 克

内服 4 剂，仍肌注青链霉素。

8 月 22 日复诊，T38℃，干咳仍然，右下腹肿块质软，压痛减轻，继续抽出薄脓 20ml，舌苔白腻，脉细数，外治同上，内服处方：

藿香 9 克　黄芩 9 克　银花 12 克　败酱草 9 克　玄参 15克　地骨皮 9 克　桑白皮 9 克　广郁金 9 克　炒枳壳 9 克　生甘草 6 克　米仁 30 克　蒌仁 12 克　冬瓜子 15 克

8 月 27 日诊，T37.6℃，干咳减，咳时胸肋仍痛，右下腹压痛不明显，肿块缩小，仍有波动感，抽出稀薄脓 15ml 左右，舌苔白腻，脉细数，外治同上，内服上方去败酱草，续服五剂，9 月 1 日步行来诊，T37.2℃，干咳基本消失，食欲增加，精神好转，舌苔薄白，脉细数，右下腹肿块面积 3cm×

5cm，自觉右足尚有拘急感，外贴消散膏加消核散，处方：

藿香9克　当归9克　银花12克　白芍9克　青陈皮9克　广郁金6克　制香附9克　伸筋草6克　广木香3克　怀牛膝9克　生米仁30克

9月8日来诊，服药7剂，T37.2℃，右下腹肿块基本消失，无自觉症状，嘱续服原方5剂而愈。

按阑尾周围脓肿均由急性阑尾炎不能早期控制而形成，本病例患经近旬，曾先后用抗菌素而炎症不能抑制，因不愿及时手术治疗，以致形成局限性脓肿，由于迁延而脓液壅积，包块肿大，致使右足拘急而挛缩。初诊时鉴于寒热稽留，其势鸱张，急须控制炎症，以免穿孔而引起腹膜炎，外治以抽脓处理，泄其壅积之毒邪，衰其炎炎之势，从改善局部症状为先，内治以藿香、郁金、枳壳的理气行滞，合归芍的活血，疏利气机而解凝滞，用银花、败酱、冬瓜仁、米仁清热解毒，排脓消肿；盖本症成脓已数日，热毒蕴结，不得外排，是以高热不解，肿势更甚，在抽脓以后，毒邪渐泄，而瘀滞之气血急待疏通，血之凝有赖于气之行，宗"调气为上，调血次之"的意义，故以理气重于散瘀投治，气行则血亦行，高热稽留则肉腐成脓，热不解则脓不尽，故内服清热解毒，外敷清肿膏，均从挫其热势以达消肿为务；患者经物理诊断，并发肺炎，遵原治方案，仍以抗菌素助治。复诊肿块质软，为凝滞之邪渐解，干咳不减，热势不尽，陈远公曾说："大肠生痈，无不成于火，火盛不散则结郁成痈"，肺与大肠相表里，肺为脏在里，大肠为腑在表，大肠火郁热结，上薰于肺，由表及里，肺被火刑而干咳不止，爰加泻白散清泻肺火以止咳，仍以清热解毒，理气消肿为治，连服十剂而干咳渐止，肿块缩小，脓毒亦解，乃以舒筋通络解其余滞而愈。按阑尾脓肿而伴咳嗽之症，临床上时有发现，治疗中在阑尾症状改善后，一般的均随之消失，故不加重视；本病例干咳日久，并经诊断为肺炎，因而引起注意，

141

泻白散清肺火，且有清热凉血散瘀的作用，合于阑尾脓肿的治疗原则，服后诸症迅速改善，反映了脏腑表里关系的特点，在临床上有其参考价值。

2. 何某，男，48岁，1978年5月12日诊。

患者病起4天，腹痛日甚，寒热不解，10日至某医院就诊，血检：白细胞总数14600/mm³，中性82％，肌注青霉素80万单位2天，今日腹痛不减，因而来诊，T38.6℃，右下腹有4cm×7cm结肿一块，按之坚硬，有明显压痛及反跳痛，局部皮肤觉热，脉细数，舌苔白腻，处方：

川楝子12克　炒元胡9克　当归9克　忍冬藤30克　炒枳壳9克　赤芍9克　炒蒌仁18克　连翘12克　丹皮9克　生米仁30克　广木香6克　红藤30克

内服2剂后复诊T38℃，脉濡数，舌苔白腻，腹痛减轻，右下腹结肿仍然，重按有压痛，外贴消散膏加消核散，处方：

川楝子12克　炒元胡9克　当归9克　忍冬藤30克　红藤30克　赤芍9克　生米仁30克　生甘草6克　炒枳壳9克　全瓜蒌18克　炙甲片6克　广木香6克　皂角针6克

内服3剂，于5月17日步行就诊，T37.2℃，脉濡数，舌苔薄白，自觉症状消失，右下腹尚有桂圆大结肿1块，压之不痛，外治同上，内服上方去皂角、山甲加青陈皮9克、制香附9克，续服5剂而内消。

按本病例腹痛4天，经诊断为急性阑尾炎，曾用抗菌素治疗，而炎症不能抑制，局部检查右下腹结肿坚硬，为形成阑尾脓肿的早期症状，正在酿脓中。患者舌苔白腻，是湿热内蕴之象，盖六腑以通为用，由于湿热蕴结，肠胃壅滞而传导失司，气机不利则气血瘀滞，阻塞不通则腹痛日甚，郁蒸化热，则热胜肉腐而局部结肿成脓，症属湿热夹瘀；本例病势暴急，而临床无燥、实、坚、满之确证，不宜通里攻下，毒邪结聚，炎势方张，盛者夺之，则清热祛瘀，通滞消肿，急需投治；爰以川楝、元胡、枳壳、木香理气止痛，而通调气机，当归、赤芍、丹皮活血凉血，以行瘀凝，忍冬、连翘、红藤大剂清热解毒，以消将成之脓肿，蒌仁的润下以通滞，米仁的清湿热以护肠，全方以理气行瘀通其凝滞，清热润下以消肿护肠，药后，热减痛轻，炎症得以控制，已现内消之机，局部结肿不退，仍属瘀结不行之象，乃加皂角针、山甲、以攻坚通经，瘀滞凝结之邪得以化散，则气血行而肿势渐消，角针山角均属攻窜之品，用于摧坚散结，利在速战，故三诊肿减为瘀凝得行，去角针山甲而增青陈皮、香附理气之品，使气行血行而余滞尽解而愈。

3. 吴某，女，42岁。

患者初起脐周疼痛，并伴泛恶腹胀，自服十滴水后暂时缓解，翌日痛移向右下腹，陈发性剧痛，畏寒食减，经就近医疗，诊断为阑尾炎，肌注青霉素2天，症状无改善，第五天延中医诊治，服大黄丹皮汤加味2剂，痛势不减，寒热稽留，精神疲惫，乃于1976年7月24日来诊。T38.2℃，腹皮拘急，右下腹触及5cm×7cm肿块，压痛拒按，脉细弦数，舌红苔中剥，处方：

生地12克　元参15克　麦冬9克　银花15克　生甘草6克　黄芩6克　当归9克　槐花9克　赤白芍9克　炙橘白3克　生米仁30克

局部外敷消肿膏。

7月27日复诊，T37.8℃，症状稳定，局部穿刺抽脓15ml左右，并以生理盐水注入稀释后，抽得腐栓样脓块颇多，疼痛缓和，外敷消肿膏，处方：

藿香9克　元参15克　生甘草6克　麦冬9克　当归9克　炒枳壳9克　白芍6克　黄芩6克　炙橘白3克　槐花9克　米仁30克　忍冬藤30克

8月1日三诊，T36.8℃脉濡细，舌苔薄白，食欲增加，局部肿块面积3cm×4cm，无压痛，继续抽得稀薄脓4ml，外贴消散膏加消核散，处方：

143

藿香 9 克　当归 9 克　生西芪 12 克　白芍 6 克　玄参 15克　忍冬藤 30 克　青陈皮 9 克　炒枳壳 9 克　生米仁 12 克广郁金 9 克

8 月 6 日四诊，无自觉症状，检查局部重按尚触及肿块，内服上方去藿香加川楝子 12 克，外治同上。

本病例就诊时，寒热稽留，右下腹结肿，疼痛拒按，为阑尾周围脓肿酿脓期症状，按急性阑尾炎初起，腹痛剧烈，高热不解，不得内消而热腐成脓，一般多为阳实之证，但因热久而致阴液耗伤的亦不鲜见；本例患者，脉弦细数，舌苔中剥，均为阴伤之候，而精神疲惫，亦须考虑阴伤而阳损，初诊拟养阴以顾正，清热以败毒，藉观症候的进止，处方用生地、元参、麦冬增液以滋阴，当归、芍药、槐花养营而凉血，黄芩、银花、甘草、米仁清热败毒而消肿，从清肠饮加减投治，复诊热势稍挫，而症状稳定，乃抽脓以去其瘀滞之毒邪，内服原方去生地的粘腻妨食，加藿香芳香醒胃合枳壳以疏气，去银花而用藤，俾清热中兼具通络之用，三诊热退而肿块收缩脓少且稀，症状迅速改善，舌苔薄白，为邪去而津液渐复，脉见濡细，是邪衰而正亦虚之象，爰以生芪、归、芍益气和营，玄参、忍冬滋阴清热，静陈皮、藿香、枳壳、郁金理气行滞，米仁消肿护肠投治，盖腑气以通顺为上，气血调畅，瘀滞不留，故理气之法，尤为本症向愈阶段的重要措施。

按语

阑尾周围脓肿，均由急性阑尾炎不能早期控制而形成，临床所见，除有高热疼痛及血检白细胞总数、中性细胞增高外，以右下腹摸及局限性肿块，有明显压痛及反跳痛为主征，本症的辨证上，就整体而言，是急性阑尾炎的发展，因而一般的属于实证、热证、热胜肉腐，瘀滞成脓，是常见症状，但亦有热盛伤阴而致津液耗损，或瘀毒炽盛，导致正虚邪盛的变症，这是关系到患者素禀的强弱，毒邪，盛衰，以及罹病过程的久

144

暂，均有一定因素；在局部方面脓肿初期结聚，成脓、脓熟的鉴别，尤为重要，是直接影响疗效与预后的关键。

在治疗上，本证初期，瘀毒凝结，腑气不通，局部肿块坚硬，重在解决气滞血瘀，一般的说，由气滞导致血瘀者多，但亦有因败瘀阻于肠膜，不得化散而由血瘀引起气结的，此时治疗总法，以"通"为主，六腑以通为用，顺气去瘀均为"通"法，故大便热结者，则硝黄通腑泄热，荡涤瘀滞；气阻胀痛的，则枳壳、木香、元胡、香附行气通滞；血瘀凝结则桃仁、䗪虫、山甲等祛瘀散结；均为"通则不痛"，调整功能正常的治法，适用于气血未亏，可获内消的症候。及其热盛肉腐，脓毒蕴结，局部肿痛拒按，微有波动感，则重在制其瘀热蒸脓之势，本症来则暴急，属阳明实热者多，但亦有因热盛伤阴的，此时治法，以"清"为主，银花、连翘、败酱、黄芩均为常用之品，如大便燥结属实的，大黄通里泄热，亦为清之一法，至于伤阴之候，则应滋阴凉血，元参、麦冬、槐花、地榆、丹皮等均须重用，因本症伤阴由于热盛，不同于一般阴虚，血热得清，则阴液即可渐复，兼有便秘的，用蒌仁、郁李仁的润下，亦有清法。临床上局部症状亦须重视，本人每确诊有脓时，采用抽脓措施，对改善症状，避免手术，加速内消都有很好作用；当脓熟而热毒炽盛，局部有明显波动，此时常见虚实夹杂，治法则随证而异，总以排脓败毒为前提，局部治疗最为重要，或则手术切开，或则抽脓处理，使脓毒外泄，是不二之法；内治则从扶正祛邪，养阴和营为主，而清热解毒，理气化瘀亦须兼顾，总的来说，病变不一，上述各法临床也需随证灵活运用。

本证的转归，治疗得当，则热退毒解，肿消而愈；不能控制症状，则势必脓溃，向外穿破则形成局限性腹膜炎或弥漫性腹膜炎，向肠内穿溃，则脓自大便而出；形成腹膜炎的，易成瘘管，可按瘘管治疗，至于脓从大便出的，前人虽认为预后多不良，就本人临床所见，投以托里排脓之剂，每获良好疗效，

145

尚无失败病例。

胆囊炎胆石症治疗点滴

胆囊炎与胆石症互为因果，相互伴发，胆囊炎能诱发胆结石，胆结石梗阻则亦能促使胆囊炎的发作，这是胆部疾患之常，故治疗上两者亦多相互关联。本症在采用非手术治疗及排石的处理上，已有着行之有效的很多疗法，不拟多赘；现就临床上治疗有关胆囊炎及胆石症的个别病例经过，笔录备考。

病案举例

1. 步某，女，7 岁，住浙江湖州市红旗路。1975 年 5 月 14 日诊。

患儿近因发热至医院治疗，在检查中发现右肋下胆囊区明显肿大，随即作超声波检查，诊断确为胆囊肿大，配给板蓝根冲剂内服，一周后由亲属伴来诊治。

家长主诉如上；经检，T37.5℃，腹壁软，右肋下触及约有 4cm×3cm 巨大肿块，质中等，无明显压痛，自诉上腹部不适，其他无异常发现，脉弦细数，舌苔薄黄。处方：

柴胡 15 克　黄芩 24 克　生甘草 30 克　青皮 30 克　陈皮 30 克　广木香 24 克　白芍 60 克　郁金 45 克　全瓜蒌 90 克　枳壳 45 克　米仁 90 克　白茯苓 90 克　过路黄 300 克　分 10 天煎服。

5 月 24 日复诊，脉象同上，舌苔薄白，检查胆囊肿度收缩，家长代诉，饮食量少，食后嗳气，处方：

藿香 45 克　川楝子 60 克　当归 45 克　白芍 60 克　广木香 24 克　青皮 30 克　陈皮 30 克　鸡内金 45 克　川朴 18 克　枳壳 45 克　生甘草 15 克　郁金 45 克　白茯苓 90 克　过路黄 300 克　分 10 天煎服。

6月3日三诊，脉弦细，舌苔薄白，检查胆囊缩小仅摸及，食欲增加，自诉无不适，家长要求处方巩固疗效以善后，乃按上方去藿香、川朴、茯苓，续服10天，并嘱在停药1个月后分期作超声波检查，以了解胆囊具体症状。1977年向其亲属随访，未复发过。

患儿无显著自觉症状，因发热就诊时发现胆囊明显肿大，并经超声波检查诊断证实；儿童出现如此肿大之胆囊，实属临床所罕见的现象。就家长主诉及中医辨证，患儿脉弦细数，弦为肝郁，细则为虚，数则为热，结合自觉上腹部不适，是为气滞之征；盖肝胆相表里，肝气郁结则胆气随之行滞，通降失调，则影响胆汁正常的排泄功能，郁久蕴热，横逆而致脾胃运化受碍，故见舌苔薄黄，为湿热内蕴之象；按肝胆气滞能致脾胃之湿热内生，而湿热蕴结亦能导致肝胆之气滞，两者相互为因，病延日久则正气受戕而致虚。再就本病例胆囊肿大程度来看，①病非短期所成，而是因于无自觉症状，不曾及时发现，日积月累导致了胆气郁结，故其发热，食呆，腹胀等表现，可能均与胆肿有关；②胆肿为瘀阻不通之象，但不通则痛，而患儿无疼痛感觉，则应考虑由于胆汁淤积，通下不畅而致胆囊积液现象。

综如上述的认识，本证应以肝胆气滞致使胆汁淤积为主证，治从理气解郁，清热利胆为法，初诊以柴胡、黄芩疏解肝胆之郁热，青陈皮、木香、郁金、枳壳理气降逆，白芍、甘草通血脉而解痉，瓜蒌宽中润下而降浊，茯苓、米仁、过路黄的渗利湿热为治，方中芍药、枳壳相伍，并有破结之力，郁金、过路黄并具利胆排石之作用。服药10天，肿势已减，胆汁淤滞渐行，主诉食呆嗳气，仍是肝胆之气郁结、脾胃升降不利之象，爰以川楝疏泄肝胆之气郁，川朴的下气消滞，以辅佐枳壳木香等理气解郁之力，藿香的化浊醒胃，鸡内金的健脾养胃以改善脾胃的运化功能，加用当归合芍药甘草以调血脉，方中鸡金并用消积化石之功，与郁金、过路黄合用，使利胆排石之作

147

用增强，服药又 10 天而诸症基本消失，乃以原意出入善后而愈。

按本病例所以重用排石之品，盖胆为中清之腑，以通降为顺，今因胆汁流行不畅，淤积而胆囊肿大，自不能排除胆石的凝成；过路黄能促使郁积之胆汁畅流，郁金鸡内金在临床观察中有良好的化散结石作用，有利于结石的外排，因而认为本病例的得以胆囊收缩而恢复正常，与上述三药的应用，是有着一定的作用。关于广郁金、鸡内金的碎石排石问题，通过临床实践，获效颇多，对泌尿系结石亦有同样疗效，且其具有化碎结石之作用，实系从泌尿系结石病例中所发现，（参阅泌尿系结石治疗例 1、例 2）至其机制如何？适用于哪几种结石？尚待进一步研究。爰举专用此两药治疗胆结石而获效病例一则，以资说明：患者吴某，女，本县某厂工人，于 1972 年起因胆囊炎急性发作，曾送上海某医院住院数次，平时则遇劳即发，经治疗数日后缓解，因本人不愿手术治疗，以致迁延不愈，1973 年夏求治于余，详询病史，参阅病历后，建议以广郁金、鸡内金各等分，研末后和匀，每日 3 次，每次 3 克，在饭后半小时服，以 3 个月为 1 疗程，如急性发作来诊，另行处方。其后于 1973 年底追访，据述共服 1 个疗程，最初 1 个月内，有时觉隐痛，但不剧烈，以后即无此征象，停药至今未复发，1978 年随访已经痊愈。

2. 冯某，女，46 岁，饮食业职工，1973 年 8 月 19 日诊。

患者于半年前因上腹部突起剧烈疼痛，并伴呕吐，至某医院住院两天，痛止出院，半个月后复发，经住院检查诊断为急性胆囊炎，应用抗菌素及阿托品后，痛止出院。其后发作数次，于 5 月份胆囊造影 X 片示，有胆囊结石 3 颗，最大的为 1.8cm×1cm。建议约期手术治疗，因畏惧开刀，转由中医治疗，其间发作 2 次，均用阿托品及四环素内服控制症状，此次经人介绍来诊，经检：肝肋下 3 指，剑突下 4 指，质中，有压痛，胆囊未摸及，食后觉胀，大便秘结，每隔 2～3 天一行，

148

剧痛发作，则形寒并伴泛恶呕吐，腰背部板滞并呈放射性痛，脉弦细，舌苔白腻，处方：

　　川楝子12克　炒元胡9克　焦山栀9克　蒲公英15克生白芍9克　炒枳壳6克　过路黄30克　广郁金9克　广木香6克　制半夏6克　青皮9克　生大黄6克

　　内服5剂，服药后自觉胀闷大减，大便每日1～2次，脉细苔薄白，按上方去大黄加蒌仁12克，服至9月12日因剧痛发作来诊，T37℃，脉弦数，舌苔白腻，胀痛自上腹部直至脐周，不觉泛恶，大便2日未行，当即肌注642-2 1支，并口服硫酸镁10克，处方：

　　川楝子12克　炒元胡9克　生白芍9克　鸡内金12克川朴6克　炒枳壳9克　过路黄45克　广郁金9克　生甘草9克　银花12克　青皮9克　生大黄6克

　　内服5剂。当日服中药1剂，共泻下3次，痛即缓解，服至第3天上腹部不觉胀，乃再按方去川朴、大黄，加蒌仁15克，其后未发剧痛，于11月底自动停药，至1974年4月中旬突发剧痛伴呕吐，再来诊治，脉滑细数，舌苔白腻，主诉因食猪肉煮蟮鱼后复发，当即肌注654-2 1支，并配给硫酸镁30克，分3次服。翌日就诊，疼痛缓解，上腹部胀闷不舒，处方：广郁金、鸡内金各300克，研成细末，1日3次，每次2克；硫酸镁100克，分成10包，疼痛时服1包；禁食脂肪，保持大便通畅，7月26日来诊，据述服药期间，曾发生剧痛两次，服硫酸镁后大便泻下而缓解，现药已服完，乃仍处原方续服1疗程，患者于9月中旬再次胆囊造影，胆囊功能正常，未见结石，1976年随访未复发。

　　按本病例经胆囊造影确认为胆结石，就其症状表现，每痛则伴泛恶呕吐，平时食后觉胀，大便秘结，均为脾胃升降失常见症；盖肝胆以疏泄通降为顺，郁结阻滞，则犯胃克脾；胃气上逆，则泛恶呕吐，脾不健运，则食后作胀；湿热蕴结，胆汁

149

郁积，则大便秘结。证属肝胆之气郁结，胃失和降所致，治从
清热利胆，理气降逆为法。爰以川楝、元胡疏肝泄热，理气止
痛，配枳壳、青皮、木香、郁金的解郁行滞，白芍益阴养肝，
半夏降逆和胃，栀子、公英清热泻火，大黄通里，过路黄清湿
热投服，而方中郁金、栀子、大黄、过路黄均有利胆作用，故
服药后，大便畅行，腑气得通而诸症悉减，乃去大黄的通里，
加蒌仁的润下通便，使大便能通而不伤正气，俾作长期服药的
打算。至于再次剧痛发作，显属排石现象，故以654-2肌注与
硫酸镁口服结合应用，以达解痉止痛，使俄狄氏括约肌扩张而
有利于结石的外排。其后间隔半年，因食高脂肪而引起突然发
作，说明尚有残余结石存在，爰以郁金、鸡内金（定名为双金
散）研末吞服，并备硫酸镁以供剧痛发作临时服用而达解痉利
胆，简化用药，便于长期缓缓图治，历时五月经胆囊造影证实
结石消失，随访未复发。

　　按胆囊结石每多缠绵难愈，常能经过较长的缓解期而再次
急性发作，故临床症状消失，不等于痊愈，宜经过 X 光平片
或胆囊造影加以证实为妥；通过本病例的体会，认为采用"双
金散"的长期服用，似较适合于胆囊结石的治疗。有些胆囊炎
及结石症状不典型，易于造成误诊，如在 1978 年时曾治一病
妇夏某，年 56 岁，据述有 10 余年胃病史，在 9 月份因剧痛住
院，诊断为胃炎，肠粘连，10 月份再次剧痛住院，因痛不止
而转院，诊断为急性胆囊炎，用抗菌素、杜冷丁后痛势减轻，
渐即出现上腹部胀痛，并引起满腹疼痛，腹泻日 3～4 次，要
求出院来诊，患者脉沉细而缓，舌苔白腻，结合出院诊断，认
为气郁痰阻，影响脾不健运，仿岳美中氏右胁下疠痛案方意，
投以白芥子、全瓜蒌、元胡、川朴、枳壳、木香、青陈皮、郁
金、茯苓、藿香，并重用白芍 24 克，生甘草 9 克，1 剂而痛
缓，3 剂而大便正常，腹痛消失，脉转弦细，再服原方 3 剂，
大便反觉秘结，乃建议胆囊造影后再诊，嗣于 12 月 29 日来

诊，出示胆囊造影报告：胆囊收缩功能差，浓缩及收缩不显。乃以疏肝健脾，理气活血之剂，连续内服1月余，1980年3月随访，1年来疗效巩固，无胃痛发作，因而认为患者过去胃病史，是否为胆囊疾患的误诊，值得加以考虑。

泌尿系结石治验

病案举例

1. 洪某，男，干部。

患者于1972年起，时觉右侧腰部胀痛，时轻时重，1973年曾发生肾绞痛数次，经住院治疗数天后缓解，但不满1月则又发作，在9月下旬，又因肾绞痛伴呕吐，住院数日不能缓解，并引起休克，乃转杭州浙医二院，先后应用阿托品、杜冷丁、吗啡等1周后痛止，10月上旬出院，诊断为肾结石，建议转当地中药治疗。其后内服八正散加味，胀痛则时轻时重，1974年1月份又绞痛发作，住院达1月余，3月份又剧痛住院，乃于3月26日到上海某医院，经X光平片诊断为右肾结石，片示右肾区有2cm×1.8cm1块，1.8cm×1.5cm结石2块，并处以补肾阳药前后10剂，腰胁胀痛，食呆溲黄，于1974年4月21日来诊，脉细涩，舌苔黄腻，处方：

苏梗12克　淡黄芩6克　生山栀9克　广郁金9克　鸡内金9克　炒元胡9克　白芍9克　炒枳壳9克　赤茯苓15克　滑石12克　甘草梢6克　过路黄60克

并嘱夜间留尿观察，内服5剂后，自觉腰部胀痛减轻，乃续服原方5剂。

5月1日诊，据述服药至第7剂，晨起检视尿液，底层有混浊渣屑，脉弦数，舌苔糙腻，脘腹觉胀，且多矢气，处方：

苏梗12克　当归12克　赤芍15克　鸡内金12克　炒枳

151

壳 9 克　青陈皮 12 克　甘草梢 9 克　赤芩 15 克　广郁金 12 克　川牛膝 9 克　滑石 12 克　过路黄 60 克

　　5 月 11 日诊，本方连服 10 剂，每夜半即觉腰酸胀痛，尿急频数，先后七夜排出小型结石数 10 粒，最大面积为 3cm×3mm，半伴大量渣屑，昨日起小便清晰，腰酸胀痛均减，脉弦细，舌苔薄腻，处方：

　　生西芪 18 克　生地 12 克　川断 12 克　白茯苓 15 克　青陈皮 9 克　广郁金 9 克　怀山药 12 克　甘草梢 6 克　台乌药 9 克　桑寄生 12 克　川牛膝 9 克

　　5 月 21 日诊，服药 10 剂，精神好转，食量大增，腰部尚有胀感，脉细有力，舌苔薄白，近日留尿观察，底层有薄薄沉渣，建议 X 光摄片复查，并处方：

　　生西芪 18 克　苏梗 9 克　白芍 12 克　白茯苓 12 克　荆三棱 6 克　莪术 6 克　过路黄 60 克　青陈皮 9 克　广郁金 9 克　鸡内金 9 克　甘草梢 9 克　川牛膝 9 克

　　内服 10 剂善后。同年底随访，有时工作劳累，尚觉腰部酸胀，X 光平片未发现结石，1978 年追访，未复发，腰部酸胀仍存在。

　　本病例出现肾绞痛已经 1 年，并确诊为肾结石症，先后服用清热通淋之八正散及补肾阳药方，均未获效，且发作绞痛 3 次，而无排石现象，此可能与患者的结石较大有关。临床所见，患者舌苔黄腻，为下焦湿热薰蒸之象，脉细而涩，为气血虚滞之征，结合腰部胀痛症状，气滞不行则胀，不通则痛的认识，证属气滞瘀阻，湿热蕴结。盖久病而见虚象，正虚则气滞不行，肾虚则膀胱气化不利，是以结石固着，但相应地因结石久而不去，则气愈滞而正愈虚。鉴于前医用药，清热通淋则绞痛频发而石不消，温补肾阳则胸痞滞腻而石不化，本症为邪留滞而正已伤之候；且结石为有形之物，不去其所因，厥疾不瘳。治从理气化结为主，爰用苏梗下气解郁结之滞，配郁金、元胡、枳壳调理气机，以推动结石下行，白芍养阴而调血脉，鸡内金消积化石，以解其瘀积，并因症见湿热交阻，热结则煎熬成石而胶着难去，故清热利湿为辅，亦为清除结石之因的措施，爰以黄芩、山栀清热泻火，赤苓、滑石、甘草梢、过路黄的淡渗湿热而排石投治；药后首觉胀痛减轻为气滞能行，继则尿中出现沉渣，为结石渐化之象，舌苔转为糙腻，为湿热之邪渐清，已获初效，爰去芩栀之苦寒清热，而加当归、赤芍、川牛膝以活血行瘀，所以重用赤芍因系仿芍药甘草汤意，兼起解痉止痛作用，川牛膝并能助结石下行；患者连续七天排出大量细小结石，自觉症状大减，脉见弦细，邪去则宜兼顾正虚，处方以黄芪补气，山药健脾；生地合川断、寄生以养血益肾而调气机，配牛膝以活血下行，青陈皮、郁金、乌药的理气，茯苓、草梢的利湿热为治，药后正气渐复。所以尿液尚见少量沉渣，自属余凝外泄之象，除再处以化结通滞之剂外，并嘱摄片以作鉴定。

就本病例的临床体会，治法以理气为先，而降气解结之苏梗，实起推动气机升降之作用，患者原有大型结石3颗，在小便中排出时，则为大量小结石，其所以化碎之作用，个人认为与郁金、鸡内金的合用有关，按 Robbers 氏认为郁金挥发油中含有肝脂油精，为胆石醇的溶剂，可治胆石，而鸡内金善化瘀积，张锡纯氏谓其能消化瓷石钢铁之物，故曾以两药相合治疗胆结石，获效颇多，移治于泌尿系结石，则自本例为始，临床观察中，发现大量碎小结石外排，显然与此两药的合用有关，但细核全方组成，其中如过路黄的重用，可能对化碎结石亦有相辅作用。

2. 陈某，女，35岁。

1977年秋因急腹痛伴腰酸，至某医院住院治疗，痛止出院后，渐即再次发作，并伴尿急尿频，痛不缓解，乃转至杭州浙医二院治疗，于1977年9月6日摄X光平片提示，第三腰

153

椎右横突下可见类条状 1.0×0.3cm 密度增高影，余两肾区，左输尿管、膀胱均无殊，右输尿管中段阳性结石，经治疗后痛热缓解出院，嘱由当地中药治疗，嗣后即在某医院内服八正散加金钱草中药百余剂，并发作剧痛住院数次，痛点固定不移，每次均用镇痛剂制止后出院，于 1978 年 6 月 30 日，又因剧痛前来就诊，患者呈急性病容，腰腹部绞痛，尿急尿频，头汗淋漓，据其爱人云，曾目睹 X 光片，结石呈月牙形，横阻于输尿管中段，至今剧痛部位不变，脉象紧数，舌淡苔白腻，处方：

苏梗 12 克　白芍 12 克　鸡内金 12 克　台乌药 9 克　广郁金 9 克　带皮苓 15 克　花槟榔 6 克　甘草梢 6 克　车前子 12 克　滑石 24 克　怀牛膝 9 克　过路黄 45 克

7 月 5 日复诊，据述服药至第三天痛势缓和，小便亦利，现右腹部尚胀痛，但能忍受，脉滑数，续服原方 5 剂，并嘱夜间留尿观察。7 月 13 日三诊，自觉胀痛部位下移，小便混浊，仍服原方，7 月 20 日来诊，据述于 14 日腹部剧痛约半小时，当晚排尿觉胀痛不畅，晨起发现尿液底部有黄色闪光的结晶物一层，持续 5 天，现腹部不觉痛胀，惟乏力头眩，脉象沉缓有力，舌苔白腻，原方加生西芪 18 克，生白术 9 克，炒枳壳 9 克，去苏梗、槟榔、车前子，内服 10 剂，并嘱 X 光摄片检查后再诊。经某医院摄 X 光平片提示：未见明显阳性结石。1979 年 1 月追访身体已健康，1980 年 1 月随访未复发。

本病例确诊输尿管结石已达 9 个月之久，曾以八正散加金钱草内服而疗效不著，反复发作，究其原因，由于结石滞留造成通降失调，气滞而瘀阻作痛，按 X 光平片所示，结石呈月牙形，横阻嵌顿于输尿管中段，临床表现痛处历久固定不移，故不使结石变形，则外排非易；脉象紧数，见于急性发作期的，为急结剧痛之症，舌淡苔白腻，既由于长期瘀阻而导致气血俱虚，又因膀胱气化不利而湿热内蕴现象，证属气滞瘀阻所致，治宜疏理气机，化石通淋使结石下行，则气行而瘀通，处方以郁金、鸡内金化碎结石，苏梗、槟榔的下气通滞，白芍、甘草的缓急止痛，并以茯苓、滑石、车前、过路黄的淡渗通淋，加怀牛膝以助下行，药后痛渐缓解，自觉疼痛部位下移，为结石下行之象，至10剂后，出现腹痛尿急，排出结晶状沉渣，连续数天而胀痛消失，是为结石粉碎而外出之兆，嗣见乏力头眩，邪去而虚象毕现，故去苏梗、槟榔的下气，车前利尿，而加芪术益气，枳壳疏气行滞善后。就本例患者的体会，其结石嵌顿不行，已历九月，投药10余剂而结石成碎渣排出，则与方中郁金、鸡内金的碎石作用，似有一定关系，故录备研究。

附带说明：本地供应之金钱草为广东龙鳞草，过路黄为四川金钱草，两者根据报道均有排石之效，由于本人习用过路黄，故对两药的功效，未作实践的比较；且主观上认为两药都能排石，而无碎石之作用，临床上对结石症的作用，每以过路黄与郁金、鸡内金并用，故是否三药配合后，从而协同发挥了碎石作用，则有待积累更多经验以资研究。

泌尿系结石中医属于"淋"的范畴，一般的包括中医所称的石淋、砂淋、血淋等证，就其临床表现，石淋、砂淋尤与本证相符，而"血淋"则是肾结石中症状之一，不能说血淋即代表结石症。它的致病之因，历代医家认为肾虚而膀胱有湿热，积热久结下焦，小便不利则煎熬成石。盖肾与膀胱相表里，结石为有形之物，在其形成之初，由于气化通泄功能的不利，气滞又引起瘀结，瘀结不化更使气滞不行，愈结愈甚，故清湿热而通淋，去其所因，为本证治疗之常法，而行滞散结亦属本症重要措施。

泌尿系结石在现代医学的检验诊断上，已知包括有肾、输尿管，膀胱等几种结石，本人认为肾与膀胱均能引起结石的形成，而输尿管是两者之间的通道，由于肾结石的下行而梗阻于管道，造成了输尿管结石，这不属于原发病灶，而是肾结石症所引起的一种症状；因之关于泌尿系结石的证治，因部位不同，亦应加以区别。肾结石的形成，由于肾虚而气化功能不利，则膀胱湿热蕴结，薰蒸而致成石，亦有因膀胱湿热，影响气化作用而致肾气之虚，气滞则淤结成石，就早期症状来说，前者属正虚；后者因邪实，但久病伤正，亦宜考虑虚中挟实，此时治疗以权衡虚实为主，虚则补之，使肾之气化通泄功能运行正常，实则攻之，祛其蕴结之邪，以清致病之源，而化碎结石，不论证之虚实，均为肾结石治疗的先提。众所周知，肾结石的细小者，原则上可通行下达，或则阻于输尿管，或则留积于膀胱，或则随小便而出，所留存于肾的结石体积，绝大部分超出下行的范围，即是其他部分的结石症，其留着不去的原因，亦属相同。故临床上依靠药物推行下达，而不从化碎结石投治，不可能取得满意疗效，就例一病例，可作佐证。输尿管结石多由嵌顿梗阻所致，通降受到障碍，造成气滞瘀阻，治疗以通滞散结为要；梗阻日久，也能影响肾的功能而致肾虚现象，不见大虚之候，则解其瘀阻，正气渐复；膀胱结石的形成，有属膀胱湿热蕴结所致，有因上尿路结石下行淤积而成，一般的说邪实之症为多，治宜清利为主，从"通"着手。有关化碎结石的药物问题，临床体会中认为郁金、鸡内金、鳖甲、核桃仁有一定疗效，由于各种结石含有不同的主要成分，因而药物亦有选择性，但临床上似以郁金、鸡内金合用的疗效较为广泛，怎样准确投治，仍在摸索中，尚待加以鉴定。如在1973年时曾治龚某的泌尿系结石症，患者原有肾结核史，1970年右肾手术切除，长期服抗结核药，1972年起发现排尿刺痛，尿急尿频，左侧腰部酸胀痛，不能久坐，并出现血尿，乃至原手术医院检查，诊断为肾结核，尿道炎，因肾功能减通，建议中草药治疗，停用抗生素，症状长期不见改善，1973年4月来诊，根据病史及医院诊断，处方以滋肾阴，利尿之剂投治，历时二月，突然排出 4×3×1mm 结石一块，色白质坚硬，搋之不碎，患者自觉排尿刺痛减轻，其他症状依然，乃携带结石再去某医院复查，泌尿系未发现结石，诊断如前。但因已发现结石排出，故用药仍按尿石处理，在滋阴利尿药中，先后加用鸡内金、冬葵子、乌梅肉、鳖甲、金钱草、过路黄等，历时半载，全身体征好转，而尿痛尿急尿频症状依然。冬令适有核桃供应，因忆及《医学衷中参西录》胡桃解中曾说能治砂淋石淋，并有化铜之作用，乃嘱购服每日 2 两，连服 1 月，以其并有补肾之功，有利无弊；讵服后尿液混浊，留观底层有粉渣样沉淀，稍加摇动即四散，连续 10 余日后小便清晰，腰部胀痛顿除，诸症悉瘥，仅觉排尿刺痛，考虑因排石尿道受伤所致，继续调治，于 1974 年 1 月基本痊愈。就本病例中，体会到化碎结石药物有选择性，需随结石的成分而有所变易，患者虽然肾虚症状明显，滋阴益阳能改善全身症状，却无助于结石的化碎，因而两者必须相辅并行。再谈鳖甲化散结石作用，早年先父治疗膀胱结石，常用生鳖甲研末，每服 9 克，以鲜车前草六棵煎汤送下，取得满意排石疗效，认为鳖甲滋阴消积而能曲折自尿道排出，配合车前草的清湿热利尿合用，以助膀胱气化作用，此方为先父业师无锡丁仲祜氏所传。本人 1954 年曾治陆某，因眼结膜炎，自日服 S.T. 12 片，连续 2 天，眼疾已愈而小便淋沥不出，少腹作痛，日夜坐立不安，考虑因磺胺结晶形成，乃嘱以本方内服，历一昼夜而小便通，排出结石 3 粒，质坚硬，呈半透明色，以之拼凑则成一如蚕豆大结石，说明鳖甲确有碎石作用。以后用治膀胱结石数例，大多获效，录供参考。

至于"肾虚"问题，临床可见阳虚阴虚及阴阳两虚现象，这是发生在素禀肾虚，或是久病伤肾致虚的两种情况下，补虚目的，在于改善体征，使肾的功能得以发挥正常作用，从而推动结石的下行外排；此时亦应考虑到结石的滞留是致虚的关键

157

之一，所以辅用下气解郁以行滞，气机宣通，则结石下行，气滞能行，有助于肾脏功能的恢复，事半功倍，这是寓消于补之法。

关于清湿热通淋问题，由于气机痹阻则湿热孳生，而膀胱湿热蕴结，积热更是造成结石的致病因素，故清湿热亦为重要措施，当湿热炽盛之际，可暂用苦寒如黄芩、山栀、龙胆的清湿热泻火，以挫其蕴结之邪，而淡渗利尿则为结石症清除湿热的大法，淡渗应用对于膀胱结石有着显著效用，如在 1968 年时曾治盛某，年 9 岁，小便淋沥刺痛，去某医院检查，诊断为膀胱结石，拟手术治疗，家属征询于余，爰嘱以六一散 12 克加鸡内金 1 只，研末拌匀分 2 次日服，连服 3 日结石外排而愈。

综合个人对泌尿系结石的体会，认为"结者散之"是本症治疗的基本原则，故化碎结石使其外排是治疗的要求，而虚实滞阻等的辨别，补益、清利、理气、散瘀的措施，都是环绕解决结石外排的手段。

手术后遗症治疗点滴

病案举例

1. 杨某，女，44 岁，职工，1972 年 10 月 25 日诊。

患者于 1966 年在上海某医院摘除卵巢囊肿，行截宫术后，有肠粘连后遗症，经常腹痛腹胀便秘，治疗无效，于 1967 年钡剂造影，在乙状结肠、直肠底部有粘连，又经中西药治疗，症状不见改善，1971 年至上海连续理疗 3 个月，治疗期间，症状有所减轻，回家后，胀痛如旧，现经常腹痛腹胀，时轻时重，胀甚则觉有肿块上窜至胁，能频频嗳气则舒，平日走路稍急，即觉左少腹疼痛剧烈，长期便秘，服药则轻松，亦须 4～5 天大便 1 次，经检：下腹部有手术疤痕 1 条，左少腹压痛明显，触及条索物，长约 9cm，现已 1 周未大便，脉弦数，处方：

苏梗 12 克　川朴 6 克　炒元胡 12 克　炒枳壳 9 克　广郁金 6 克　生大黄 12 克　花槟榔 9 克　广木香 9 克　元明粉 9 克冲

药后当天腹痛剧烈，渐即大便畅行 2 次，腹部稍舒，第二天续服 1 剂，排少量水样便，腹仍胀痛，头眩晕，夜失眠，脉弦细数，舌苔薄腻，乃去大黄、元明粉加炒蒌仁 18 克、生芪 12 克，服药后，大便隔日 1 行，腹部胀痛阵作，原方连服 11 剂，11 月 8 日就诊，经检：腹部膨胀，脉弦细，舌苔薄红，处方：

潞党参 12 克　生赭石 12 克　炒枳壳 6 克　忍冬藤 15 克　煅牡蛎 12 克　白芍 12 克　炙鳖甲 12 克　山楂肉 12 克　青皮 9 克　炒蒌仁 24 克　怀牛膝 12 克　砂仁 3 克

服药 10 剂，腹胀痛并减，大便通畅，左腹部肿块未摸及，无压痛，其后在上方基础上，先后加用黄芪、三棱、莪术等服药 50 余剂而基本全愈。追访近年来偶有腹胀，得矢气后即缓解。

本病例因术后组织粘连，引起胃肠功能紊乱，就诊时脉见弦数，弦属肝，数为热，良由罹患已历六年之久，长期情志不舒，肝气怫郁，横逆犯胃，致使气机升降失调，"浊气在上，则生䐜胀"，而见腹胀上冲之象。大便秘结，因由于肠燥津枯所致，结合西医检查，结肠直肠底部粘连，则亦应考虑与肠腔狭窄有关，以承气汤的通里攻下为先，并佐苏梗、元胡、槟榔、郁金、木香的疏理行气，而达散结通便，药后症状暂时减轻，而出现头眩失眠等象，究属久病之躯，通导治标仅能取快一时，爰去大黄朴硝的泻下，加潞党补中，蒌仁润下宽中为治，复诊腹部膨胀，自觉胀痛阵作，此属脾胃升降失司，气机阻塞，难图速效，爰以镇逆散结，理气润下，缓缓调治，连续数 10 剂而基本治愈。

2. 徐某，男，42 岁，农民，1972 年 11 月 12 日诊。

患者于两年前因胃穿孔急诊至上海某医院手术治疗，术后 3 个月，疼痛时轻时重，痛甚则有泛噁呕吐，痛引左肋下及腰部，经复查诊断为手术粘连，再次手术治疗，并先后用糜蛋白酶 40 余支，症状无改善，经检上腹部按之坚硬，左上腹压痛明显，无肿块摸及，主诉：胸闷且胀，每次剧痛，需 1～2 天始缓解，曾用过多种止痛剂，效果不满意，饮食每餐 2 两，脉濡细，舌苔薄白，处方：

川楝子 12 克　元胡 12 克　白芍 15 克　白茯苓 12 克　当归 9 克　生甘草 6 克　制乳没 12 克　制半夏 6 克　陈皮 6 克　淡竹茹 12 克　丹参 12 克　天仙藤 6 克

11 月 19 日诊，服药 7 剂，疼痛渐减，有时觉气胀泛酸，脉舌同上，原方加党参 12 克，炒白术 9 克，砂仁 3 克，煅牡蛎 12 克，去川楝子、天仙藤、竹茹续服 7 剂，疼痛显著减轻，精神好转，食量增加，尚有隐痛感，处方：

党参 12 克　炒白术 9 克　制乳没 12 克　当归 9 克　白芍 12 克　焦六曲 12 克　陈皮 6 克　制半夏 6 克　白茯苓 12 克　砂仁 3 克　广木香 6 克　怀山药 15 克

服至 12 月 15 日停药，1973 年 2 月初来云，因雨雪感寒，饮食不慎，又觉隐痛，嘱长服香砂养胃丸。随访基本全愈。

本病例因胃穿孔而手术处理，术后三月，疼痛不解，再次手术，而仍不消除，是为手术后遗症可知，鉴于脉象濡细，初步辨证认为由于患者耗血过多，导致气随血滞，而运行失常，气滞则血瘀，瘀阻不通则痛不缓解，初诊以活络效灵丹行瘀定痛为主，加川楝、元胡、陈皮、天仙藤以理气解郁，半夏、竹茹平胃止呕佐之，首从去除在标的症状，然后调其致病之本为法，药后痛减而呕噁不作，已得初效，爰加参术益气补中，砂仁行气调中，煅牡蛎化痰制酸投治，以作消息，服后症状显著改善，说明药证相符；乃以香砂六君为主方，酌加归芍养血活血,乳没去瘀止痛,山药六曲以健脾胃善后,疗效巩固。

3. 陆某,女,住上海市青浦小蒸公社,蒸东大队4队,1971年10月12日诊。

主诉:行绝育手术5年,腹部时时剧烈疼痛,经常腹胀不舒,两侧输卵管疼痛,月经淋漓不断,已有多次因大量出血,引起休克,去医院抢救输血,并常用激素调整内分泌等处理,屡治无效,经上海节育办公室检查后发给医疗证,全部医疗费用由国家负担报销。

症状:面色苍白,脉弦细,舌苔淡白,少腹部可触及条索状肿块。处方:

川芎4.5克 川楝子9克 赤白芍12克 当归9克 炒元胡6克 白茯苓12克 肉桂1克 生蒲黄9克 炒灵脂9克 制乳没6克 小茴香3克 淡干姜1.5克

内服5剂后,接服处方:

生西芪18克 白芍12克 牡蛎18克 乌贼骨12克 茜草6克 龙骨18克 生地炭18克 川断12克 广郁金6克 炒白术12克 白茯苓12克

内服10剂。

10月28日复诊,主诉:服第一方后即不痛,月经量微,服第二方后,腹胀渐和,经血已止,而左侧输卵管仍觉痛,症状显著改善,仍依法施治。

按初诊第一方增加小茴香至4.5克,肉桂1.5克,淡干姜3克,内服3剂接服第二方,以生地炭易熟地12克加附子6克,内服10剂。

11月10日三诊,腹部舒适,左侧输卵管痛止,右侧稍觉不舒,脉细,舌质转红苔薄,处方:

川楝子9克 炒元胡6克 生西芪12克 当归9克 炒白术6克 赤白芍12克 牡蛎12克 龙骨12克 白茯苓12克 陈皮4.5克 广郁金4.5克 制乳没9克 肉桂、大黄

（后入）各 1 克

续服 10 剂而愈，于 12 月底并为拟膏方调理。1974 年追访疗效巩固。

按本病例因绝育手术引起月经淋漓不断，甚则大量出血，已历 5 年之久，为临床上所罕见，就其症状所见，患者腹胀腹痛，是由于术后瘀血内阻，不通则痛，血瘀必兼气滞，气结不行，则腹肿胸闷；瘀滞脉络，冲任受损，不得固摄，则血不循经，而致淋漓不净，甚则崩中；盖血凝则气滞，气愈结则血愈瘀，两者相互为因，日久瘀滞不解，则新血不生而气血更损，故脉见弦细，舌苔淡白，均属气血两虚见证。治疗原则"虚则补之"，但瘀凝日久，骤用补益固摄，反使留瘀为患，而祛瘀为先，又虞瘀去正气更衰而致变。爰以一攻一补，标本兼顾施治，初诊以少腹逐瘀汤加金铃子散，解郁逐瘀，继以安冲汤加郁金解郁固冲；按少腹逐瘀汤善治妇科病因瘀阻而致的崩漏少腹胀满之症，临床观察，一般数剂即效，本病例气滞郁久，俾恐气不周流则瘀不能行，故加金铃子散疏理气机，使气行血行，以增逐瘀之力，冀达推陈致新之功；惟瘀滞渐解，正气亦必随之而虚，气虚不能摄血，则中气下陷，仍有经漏不止之虞；盖无形之气不固，则有形之血不生，是以继投安冲汤益气固摄，以治气虚漏下，并加郁金行气解郁，以免因补留瘀。复诊痛肿均除，而经漏亦止，左侧输卵管尚痛，究因本症罹患五载，瘀阻痼着，非短期所能尽去，仍以少腹逐瘀为主，遵前人久漏属寒之旨，故增姜桂之量，以温运化瘀，倍茴香以强行气之力，投药 3 剂以解余凝，使瘀去而新生，继服安冲汤加乌附子以温补命门之火，生地易熟地以增补血之力；三诊腹部舒适，左侧痛止，右侧稍觉不舒，结合脉舌，症状显著改善，爰以安冲汤合金铃子散加减善后，所以加用少量肉桂、大黄者，仿张锡纯氏秘红丹意，以其寒热相济，平肝降逆，此原为治吐衄鼻衄之方，移治本症，取其能疏肝调气而下瘀除积。

异症记实

临床上曾遇到一些奇特的外疡，其患病经过不可思议，并至今尚不能解释其所以发生的病机，因记录资料丢失，仅检得简录两则，爰加整理以志之。

病案举例

1. 蟑螂蜇伤引起败血症。

1952年秋曾有沈某，自上海北新泾来诊，时已午后2时许，临床所见，右上肢自肩至手背全部肿大，手背近合谷穴处有一小溃疡疮口，腐肉栓塞，臑部及肘下手背均有大片红肿，高热在40℃以上，脉滑数，自觉泛噁眼花，拟诊为"疔疮走黄"。据述病史，患者在某木材厂为炊事员，旬前于睡眠朦胧中，觉右手背刺痛，随即以左手扑打，触及虫体，乃开灯检视，发现蟑螂一只沿壁爬去，翌晨手背漫肿，伤口疼痛，就近医治外敷药物，至第3天畏寒发热，肿势上延，局部结痂疼痛，又经打针服药，热度不退，肿势更甚，乃至市区某医院检查，诊断为败血症，因拒绝住院，配给青霉素乳剂及S、D、片等，用药5天，症状更趋严重，不能工作，病休回乡来诊。

处理经过：当日局部消毒，清除部分腐肉，各红肿部位敷清热消肿膏，内服五味消毒饮加夏枯草，仍注青霉素乳剂。因至家尚有3里路，诊毕即离诊所，约步行半小时，即觉头眩胸闷，两眼视物不清，跌倒在地，嗣由过路熟人扶持到家，已掌灯时候了；患者神志时清时昏，当晚即煎药分次喂服，至天明神志已清醒，卧床不起，又待1日，扶持来诊；高热在40℃左右，见上臑部已成脓，切开后排出稠脓，用药捻插入溃孔盖膏。3日后复诊，手背部肿减而上肢仍然，去除药捻，溃孔有腐肉堵塞，在清除腐肉中，发现有黑色异物随之排出，长

163

1.5cm，呈 V 形，病员确认为蠼螋脚，经洗涤后在放大镜下观察，确为虫类断脚。次日热度退尽，上肢肿势大减，又 5 天而全部愈合。

按蠼螋为多足虫类，虽《千金方》曾载本物尿人，有"身恶寒壮热"、"心闷不佳"的症状出现，一般的说，以出现虫咬皮炎症状为多，一经外治，即可消退而愈，本病例症状特殊，螫伤于手背，而断脚在肌腠之间，竟上行达数十厘米，并出现急性全身感染，几乎危及生命。何以能逆上而行至如许距离的机理，颇费深思，且在臑部排出异物后，所有症状，均于短期内消除，说明致病之源，确为蠼螋断脚所引起。

2. 头皮衄血。

赵某，年 40 余，某公司职工，因神经衰弱，经常间断病休，1973 年春在血吸虫普查时，临时抽调协助普查工作 2 个月，得与共同工作，据告他患一奇病，已数次发现在左侧颞部有血流出，似汗下流，另无他自觉症状，用手帕抹之而发现血迹，有时他人看见告知，每次约数分钟至 10 余分钟即自行停止，曾去医院数次检查，均在血止之后，故无确切诊断。曾服过中药凉血止血，西药止血剂仍出血如故。其后在工作期间，出现流血 2 次，首次为其检查，因血已止，局部未发现出血点，约旬余及时发现再次流血，检视在颞部发际中有血液渗出，以药棉拭去，无明显出血点，见血自毛孔中渗溢，其时适有上海某医学院师生在此实习，乃请某医师会诊，认为临床少见，以毛细血管出血可能较大，嗣后并作血液检查等，亦无异常发现。乃建议长服归脾丸，同年秋遇赵君，询及此病，据云归脾丸仅服 1 斤，现已数月未复发，其后在 1976 年春再次随询，此症已愈。

按衄血大多自孔窍而出，属于外科的，则有"血箭"的记载，因其血自毛孔如箭之射出故名，曾临床遇到 2 例，都见于下肢，踝关节上侧，采用先父口述治法以漂净青黛用醋调厚敷局部，压迫包扎，2～3 日后洗去药物，均获根绝之效。本症血亦自毛孔而出，但渗溢下流，能自行停止，且反复发作于同一部位而无瘢痕可见，与"血箭"症状不同，又有"肌衄"之症，为阳气怫郁不能敷扬于外，阴血上乘阳分，血不归经所致，患者曾用开郁凉血止血之剂无效，显属症情不合。血症论有"汗血"症，系指多汗及鼻衄或为皮肤血汗，亦与本症的固定一处者不符，详考本证，爰从脾不统血而妄行外溢着手，以归脾丸长服，俾脾气充足，能摄血而不渗溢，至于本证是否因归脾丸内服之效，或其他原因而得以根绝，仍难肯定。

湿疹治疗点滴

病案举例

1. 钟某，男，24 岁，建筑工人，1979 年 4 月 13 日诊。

患者于两月前左足跗初起瘙痒流滋，逐渐大片糜烂，至某卫生院外科治疗，先后用炉甘石洗剂，强的松软膏并西药内服，症状未见好转，并向胸腹部上延，乃去上海某医院皮肤科，诊断为脂溢性皮炎，外敷新糠糊等治疗 3 次，无显效，逐步扩展至头面部，乃至某医院皮肤科，诊断处理同上，并处中药方内服，3 天前全身肿大，并伴寒热，故来诊治。经检：T38℃，脉数，舌苔黄腻，面肿，两眼如缝，头皮及耳前后湿疹成片，结黄痂，胸腹部有散在数处湿烂，左足跗自膝至踝肿胀流水，部分黄痂凝结，按之皮肤觉热，局部经清洁消毒后，滋水淋漓。乃以植物油直接涂敷糜烂面，嘱每日以药棉蘸油清除局部滋水两次，禁用水洗。内服处方：

桑叶 12 克　炒牛蒡 9 克　防风 4 克　银花 12 克　焦山栀 9 克　苦参 9 克　白鲜皮 9 克　生甘草 5 克　黄柏 4 克　净蝉衣 2 克　白芷 3 克　黄芩 5 克　土茯苓 18 克

内服 3 剂，16 日复诊 T37℃，肿势已退，瘙痒亦减，局部流滋尚甚，乃以三炒散用植物油调涂局部每日 1 次，内服处方：

杭菊花 12 克　桑叶 12 克　白鲜皮 9 克　乌梢蛇 12 克生甘草 5 克　粉萆薢 9 克　土茯苓 18 克　黄柏 5 克　地肤子 9克　生米仁 12 克　苦参 9 克

22 日三诊，头面及胸腹部已全愈，足跕近外踝尚有 13×9mm 糜烂面一处，流滋不多，微有痒感，续给三妙散涂敷而愈。

本病例初起患于下肢，瘙痒流滋渐即蔓延扩大，上及头面，来势急骤，属急性湿疹之症。按急性湿疹，临床所见，以湿热所致者多，由于湿热相搏，薰蒸化火，浸淫肌肤，外发皮毛，故焮热而搔痒流滋，治宜清热利湿；本例患者，罹患以后，迅速蔓延，是为复感风邪之征，风善行而数变，游走不定，故遍及全身，风性上行，故窜发于头面，因而本症为风湿热三者之邪搏结所致。就诊之初，病历两月，虽迭经治疗，而炎炎之势不挫，此为外感之湿热不解，而脾胃之湿热内炽，内外相搏，久郁则邪愈盛，是以病势不衰。至于突起全身肿大，考其原因，由于局部滋水粘结，致使湿无出路，充斥于肌表作肿，爰以桑叶、防风祛上部之风邪，牛蒡、蝉衣散风热，以去皮肤之风邪，黄芩、山栀、银花清三焦之火热，黄柏、土茯苓清下焦之湿热，并以苦参、薢皮、白芷祛风湿以止瘙痒投服，从祛风清热利湿并治；局部清除痂面，并以植物油涂敷 3 日，盖油水不相溶合，则滋水能畅流而不黏滞，使留于肌表的邪外泄而肿势得除，急则治标，临床屡用有效；3 日后体温正常，郁热得除，肿势已退，瘙痒亦减，为风邪渐息之佳兆；而滋水仍多，是湿邪尚盛，除局部以三妙散调涂，清热燥湿外，爰以桑叶、菊花清风热，苦参、鲜皮、乌梢蛇的祛风湿止痒，萆薢、米仁、地肤、土茯苓、黄柏的清利湿热投服，服药 7 剂，局部症状大部愈合，仅剩足胫部湿烂一片，亦痒微滋少，盖急性湿疹之特点，来势虽骤，治疗适当，则其愈亦速耳。三妙散组成为：

　　黄柏 100 克　　牡蛎 200 克　　青黛 15 克

　　共研细末，以植物油调成糊状，涂敷局部。

　　2. 朱某，女，38 岁，农民，1970 年 7 月 10 日诊。

　　患者两肘部以下，湿疹糜烂流黄水，已经 20 余天，治疗少效，因而来诊。主诉每年 6 月份，初起丘疹样数点，抓破后即流水而浸淫成片，一般在秋后自愈，已经连续 10 余年。诊得脉滑数，舌苔薄黄，处方：

　　黄芩 6 克　　连翘 12 克　　焦山栀 9 克　　陈皮 6 克　　白鲜皮 9 克 粉草薢 6 克　　赤苓 9 克　　滑石 12 克　　泽泻 6 克　　冬瓜皮 12 克

　　外治局部撒布收湿粉，盖糠溜油软膏。

　　7 月 14 日二诊，局部皮损收敛愈半，内外治法同上，并嘱明年 6 月初来诊，拟以服药预防。

　　1971 年 6 月 3 日来诊，脉弦，舌苔白腻，处方：

　　广藿香 9 克　　青蒿 9 克　　赤茯苓 12 克　　炒白术 9 克　　焦山栀 9 克　　生米仁 12 克　　粉草薢 6 克　　银花 12 克　　滑石米 12 克　　陈皮 6 克

　　内服 3 剂，嗣于 1974 年随访，据述每年按原方服药 3 剂，未曾复发过。1978 年随访疗效巩固。

　　按本病例两肘部糜烂流黄水，为亚急性湿疹类型，患者每年自初夏发作，秋后自愈，已达 10 余年之久，有明显的季节性关系，从其发病季节来看，正当长夏湿令，湿邪蕴郁于肌肤之间，日久生热，湿热相搏，发于皮肤，而糜烂流水及至秋燥当令，湿去而皮损自愈。本症糜烂流滋，与夏季皮炎的瘙痒不同，故应属湿疹范围，就临床所见，亦为湿重于热之候，初诊以大量利湿之品，佐以黄芩、山栀、连翘的清热泻火投治，外用收湿粉撒布被覆疮面，敷糠溜油软膏以止痒收湿，复诊疗效显著，收敛愈半，续投原方而愈，翌年 6 月初就诊时，患者舌苔白腻，已现湿邪内蕴之早期症状，爰拟芳香化浊，清利湿热方，以作预防措施，经随访已获预期之疗效。

附收湿粉方：甘石10克，陈小粉40克，滑石100克。

3．陈某，男，51岁，蔬菜大队，1974年10月4日诊。

右下肢自膝下患湿疹周余，经医治疗，流水不止，蔓延迅速，因而来诊。经检：T38.2℃，右足跗皮损面大片色红焮热，滋水频流，并有脓性分泌物，足背部有大水泡密布，挑破后，渗液糜烂，跨部淋巴结肿大，主诉：3天内迅速扩大，已超过原疮面一倍以上，脉弦数，舌苔薄黄，处方：

鲜生地12克　焦山栀9克　黄芩6克　土茯苓30克　生甘草5克　黄柏6克　生米仁30克　白鲜皮9克　丹皮6克　滑石米12克　川牛膝9克　银花12克

内服3剂，并以2ml黄连素、穿心莲注射液各5支，加蒸馏水500ml，每日分3次湿敷局部。

7月1日复诊，T37.1℃，局部皮损面成片干燥，跨部淋巴结缩小，停止内服药，乃以三妙散用植物油调敷皮损面而愈。

按本例病起1周，大片皮损流水，色红焮热，且蔓延迅速，并有脓性分泌物，为急性湿疹的热重于湿症状，就诊时渗液不止，伴身热、淋巴肿大等炎症状态，其势鸱张，爰以黄芩、山栀、银花、黄柏的泻火除湿热，鲜生地、丹皮的凉血清热，土茯苓、米仁、滑石的渗湿利尿，白鲜皮祛风湿投治，以达清热利湿之功，外治以黄连素、穿心莲针剂稀释后湿敷局部，盖两药均具清热解毒，有广泛的抑菌作用，湿敷后对于消退局部炎症，疗效显著，操作方法，以纱布数层在药液中浸透取出沥干，敷于糜烂疮面上，用绷带缠扎（不要太紧），1日3次，每次均须清洁疮面脓性分泌物，一般2～3天内，大片皮损干燥，再以三妙散的清热燥湿善后。

4．冯某，男，41岁，农民，1972年9月8日初诊。

168

患者面部湿疹已5个月，屡经医治，时轻时重，因而远道来诊，症状：左颧面部有约5×4cm粟粒样皮疹一块，外侧有散在粟粒样皮疹数个，皮色微红，瘙痒无度，渗水不多，脉弦有力，舌苔薄红，处方：

桑叶12克　杭菊12克　银花12克　连翘12克　白芷12克　生甘草3克　净蝉衣2克　白鲜皮9克　桔梗3克　炙蛇蜕4.5克

内服5剂，外敷水杨酸软膏（成方）。

9月13日诊，服药后瘙痒渐止，局部皮损面干燥，形成黯色斑痕，尚有小块皮损未愈，续服原方加赤芍4.5克，外治同上而愈。

本病例患已5个月，皮疹局限而不泛发，此由劳汗当风，风邪外侵皮毛，风热交蒸所致，是以瘙痒无度，而渗水不多，治从祛风清热；方用桑叶、杭菊、蝉衣、桔梗以疏解风热，白芷、白鲜皮、蛇蜕以祛风除湿止痒，银翘清热解毒，按蛇蜕一味性善驱风杀虫，对顽固性皮肤病的瘙痒有卓效。投服后，风祛而热减，瘙痒止而皮疹渐敛，前后10天而愈。

169

湿疹为常见的皮肤疾患，历代外科文献，按患发部位及症状表现，而有"浸淫疮"，"湿毒疮"，"旋耳疮"，"四弯风"，"肾囊风"……等病名，凡属瘙痒流滋水的，均可统名为"湿疹"。湿疹虽是皮肤浅表之病，盖有诸内则形诸外，在中医认识上，外邪是致病之因，其原实由内生，故治疗应从整体着眼。本证的发生，不外乎风、湿、热三者之邪，阻于肌肤，薰蒸外发所致，而"湿"邪内蕴尤为本证的主要致因，湿着肌肤，则流水糜烂，湿郁生热则瘙痒流滋，同时湿性重浊而粘腻，罹患以后，每缠绵迁延，反复发作，故不论急性慢性湿疹，渗湿化湿，祛其所因，均为治疗的重要措施。急性湿疹，以湿热居多，外感与脾胃之湿热内外相搏，蕴蒸外发，浸淫肌肤而滋水流溢成疮，临床所见，有偏湿偏热与兼夹风邪之分，偏湿之证，瘙痒流水，皮色不红，因湿先下受，故见于下部为多，湿胜则糜烂出水频注；偏热之证，皮色焮红而热，瘙痒甚而流滋腥粘或结痂，热胜则糜烂而呈脓性分泌物；兼夹风邪之证，风善行而数变，走窜不定，泛发迅速，风性上行，故见于上部者多，风胜则大片糜烂，瘙痒无度，慢性湿疹则由急性衍变而成，久病则血损，故每见耗血伤阴，血燥生风，局部瘙痒特甚，滋水不多，症候缠绵。

本人在湿疹内治方面，症见湿重于热的常用药物为：萆薢、土茯苓、米仁、冬瓜皮、滑石等以渗湿利尿，白鲜皮、地肤子、苦参以祛风湿止痒，银花、连翘、黄柏的清湿热投治，并见脾为湿困，饮食减少，胸闷苔腻的，则加川朴、白术，以健脾燥湿。热重于湿的，常用药物为：黄芩、山栀、连翘、银花等清热泻火，黄柏、茯苓、米仁、滑石、车前草清热利湿，白鲜皮、苦参祛风湿止痒，如见热极化火，舌苔偏红，口渴心烦的，则加鲜生地、玄参、丹皮以清热凉血生津。兼夹风邪的，常用药物为：桑叶、菊花、蝉衣、防风、荆芥、牛蒡以祛风热，剧痒则加蛇蜕以驱风止痒，下肢疾患，部分则加晚蚕砂以祛风燥湿。症见血虚血燥之慢性湿疹，常用药物为：生地、当归、玉竹、白芍的养血补血，苦参、乌梢蛇的祛风止痒，茯苓、米仁、泽泻以除湿。外治方面，急性湿疹，渗出液多，大片糜烂，以湿敷为主，属于热盛之证，以黄连3克、黄柏30克煎汤，浸透纱布后敷局部，近年来则采用黄连素、穿心莲等针剂稀释后应用，一般每日更换敷料3次，可获清热消炎并收敛之效，对湿盛流水之证，则以黄柏末干掺后包扎之，取效迅捷。渗液不多，则以三妙散用植物油调涂，本方具有清热燥湿收敛作用，尤以"旋耳疮"的应用，取效更捷。对于渗液少或慢性湿疹，常用糠溜油软膏，加掺收湿粉，以助局部皮损面的收敛。

按湿疹局部流滋水问题，原则上是内蕴之湿邪外出途径之一，药物治疗在于化湿燥湿，以利邪去而敛，因之清洁皮损疮面，不使结痂瘀塞通路，实为必然的措施，如例1患者由于皮损面滋水粘结而致全身作肿，可为佐证，临床上遇到此种现象，屡见不鲜；本人曾治因而引起严重变证的罕见病例，爰作简介，患者曹老太，住松江县新滨公社，时当初秋，其子船载来诊，患者精神呆滞，脉沉细无力，舌苔灰黑，已2日未进食，泛噁连连，大便如痢，里急后重，右下肢自膝至足背肿胀特甚，并有厚涂褐色药物一层，据述素有湿疹史，此次急性发作，浸淫成片，流滋无度，延医诊治，以药粉用茶水调成糊状厚敷局部，并加包扎，嘱每日加敷，至无水渗出为止，涂药后，滋水止而足胫肿大，细审症状，结合病史，显属湿阻入里，湿浊停留，泛滥而致变证丛生，乃为清除药物，见局部皮色紫黯，按之坚硬，随即滋水渗出，乃涂以植物油，以利滋水的外溢，并处方藿香、川朴、陈皮、枳壳、扣壳、丹皮、带皮苓、米仁、梗通芳化渗利并治，留观3天，局部滋水大量流出，肿退而诸症均除，说明湿疹治疗，宜因势利导，而不宜截堵。

171

皮肤瘙痒症治例

病案举例

1. 叶某，男，20岁，知识青年，1974年10月6日诊。

皮肤瘙痒5年，近3年来更趋严重，搔后随起色红条索状隆起，下乡后在田间劳动，皮肤接触稻叶，瘙痒特甚，泛发全身，曾去外地治疗，检查确诊为全身性皮肤划痕症，先后用过扑尔敏、利血平、可太敏、氯奎、维生素E、自血疗法等无效，用卡古地钠肌注后，全身发作更甚，夏季卧草席，则瘙痒整夜不眠，故虽大热，必用褥单垫卧，长期瘙痒及睡眠差，自觉全身乏力，经检：皮肤划痕试验（＋），脉弦细数，舌尖红苔薄，处方：

荆芥 3 克　牛蒡 6 克　川芎 3 克　当归 6 克　白芍 9 克
生地 12 克　紫草 6 克　粉丹皮 6 克　炙僵蚕 12 克　白蒺藜 9
克　玉屏风散 15 克

10 月 17 日复诊，服药 5 剂后，症状有好转，续服 5 剂，
现仅两大腿外侧仍有痒瘰，处方：

生西芪 12 克　防风 6 克　生地 12 克　鸡血藤 15 克　川
芎 3 克　生白术 9 克　赤白芍 12 克　丹皮 12 克　青陈皮 9 克
白蒺藜 9 克　广郁金 9 克　炙僵蚕 9 克

患者于 1975 年 1 月 6 日因感寒咳嗽来诊，随访上方共服
7 剂，症状基本消失，后于 1976 年随访，疗效巩固。

按皮肤划痕症为现代医学病名，孙思邈《千金方》关于
"瘾疹"的叙述有"赤疹者，忽起如蚊蚋啄，烦痒，极者重沓
垅起，搔之逐手起"，与本症的症状相似，故属中医"风瘾疹"
范畴。本病例搔之则皮色红而呈条状隆起，甚则瘙痒全身，此
为腠理不密，卫表失固，风邪客于皮肤，热郁于内，风热相搏
所致；风为阳邪，易于生热化火，热邪内郁入营，血热亦能生
风，两者相搏历 5 年之久，长期不得散发，病久致虚，卫气虚
则抗病力弱，是以症状日趋严重；血虚则风燥，故一经瘙痒，
则遍及全身。爰为拟方，以荆蒡祛散风热，四物配丹皮、紫草
养血润燥，凉血活血，蒺藜、僵蚕搜风散结，并用玉屏风散固
卫护表投治，初诊服药 10 剂，症状好转，瘙痒现象已局限于
两大腿，仍从原意出入，去荆蒡之祛散风热，倍增玉屏风固护
卫表之力，加青陈皮、郁金以理气解郁，俾使营卫调和而痊。

2. 王某，女，31 岁，职工，1977 年 7 月 22 日诊。

主诉：全身瘙痒症 3 月余，经某医院皮肤科诊断为皮肤划
痕症，曾静注葡萄糖酸钙，抗坏血酸普鲁卡因，溴化钙等治
疗，效果不显，近经人介绍来诊，经验：皮肤表面无丘疹发
现，试以笔尖划痕试验（十），顿时局部焮红高起，搔痒剧烈，

172

约半小时始退，脉细数，舌红苔薄。处方：

生西芪 12 克　生白术 6 克　荆芥 6 克　炒生地 12 克　防风 6 克　当归 9 克　白蒺藜 9 克　炙蛇蜕 3 克　白芍 9 克　净蝉衣 3 克　生甘草 3 克　丹皮 9 克

7 月 27 日复诊，服药 5 剂，已不觉痒，划痕试验（－），嘱原方续服 5 剂，以巩固疗效。

按本病例瘙痒 3 月余，皮肤划痕试验阳性，诊见舌红脉细数，是为心火亢盛，血热内蕴，热盛生风之象，更由于腠理不密，风邪外袭，风性善变，时消时生，血热与外风相搏，则风愈炽而热愈盛，是以作划痕试验时，立即搔痒无度，历久始退，故本例患者为风热并炽，治宜凉血祛风；更由于划痕症的皮肤过敏现象；个人认为是卫表不固的具体表现，故固卫护表，乃必要措施；全方以生地归芍配丹皮以凉血和血，荆、防、蒺藜配蛇蜕，蝉衣以祛风热而止痒，更加芪、术配防风的玉屏风散固卫投治，服药五剂后划痕试验阴性，迅速获愈。足证固卫之法，在划痕症的瘙痒中起着巩固疗效的良好作用。

3. 张某，男，13 岁，学生，1975 年 11 月 24 日诊。

全身瘙痒 2 月余，曾服抗过敏药，体倦而痒不止，尤以夜间为甚，经检胸背四肢，搔痕血痂颇多，脉滑数，舌苔白腻，处方：

荆芥 3 克　白鲜皮 6 克　防风 3 克　菊花 12 克　乌梢蛇 9 克　苦参 6 克　玉竹 6 克　生甘草 3 克　牛蒡 3 克　净蝉衣 2 克　土茯苓 15 克

11 月 30 日复诊，内服 5 剂，瘙痒基本消失，嘱仍以原方续服 5 剂而愈。

全身瘙痒症亦属"瘾症"范畴，本病例瘙痒 2 月余，抓破则出血结痂，症属风湿外袭，蕴郁生热而发。风善行而数变，游走无定，风盛则瘙痒走串，而遍及四肢、胸背等处，湿性重浊，留滞不化，故舌苔白腻，风湿相结，是以迁延不愈。本症治疗，应祛风为重，佐以除湿，风散湿化，则诸症自解；方以荆、防、牛蒡、菊花、蝉衣疏风清热，白鲜皮、苦参、乌梢蛇、土茯苓祛风湿而止痒，并佐玉竹的温润补中而去风湿为治，投服后，诸症均减，前后十剂而愈，追访未复发。

4. 王某，男，44岁，农民，1977年7月3日初诊。

据述全身瘙痒已近10年，夜则痒甚而寐不安，尤以每当夏秋之交，则遍体并发小形红点，瘙痒之感更甚，曾在各地医院治疗少效，因而来诊。经检红点满布全身，以腹部及下肢更密，脉正常，舌苔白腻。处方：

荆芥6克　炒牛蒡9克　赤白芍12克　当归9克　白鲜皮9克　白蒺藜12克　黄柏6克　米仁15克　土茯苓30克　蝉衣3克　乌梢蛇12克

内服5剂痒减，红点色淡，续服5剂全愈。

1978年3月18日来诊。据述近周来头顶部觉痒，全身感不适，恐全身瘙痒症复发，检查头顶部有细瘰密集，色不红，自觉瘙痒，脉正常，舌苔薄黄，处方：

桑叶12克　炒牛蒡9克　焦山栀9克　银花12克　白蒺藜9克　乌梢蛇12克　连翘12克　生甘草6克　白茯苓12克　白芷3克　蝉衣3克　生米仁24克

内服5剂而愈。

本病例罹患已近10年，以夜间为甚，每遇夏秋之交，则遍体出现小红点，瘙痒更甚，已成规律，此为风热内结之症；遇热则风愈盛，故全年瘙痒剧烈，红点分布下部更密，结合舌苔白腻，是为兼有湿滞之象；湿邪下受，应以渗利，治疗以祛风清热，和营利湿。方中以荆、蒡、蝉衣疏散风热，乌梢蛇、白鲜皮、蒺藜祛风湿止痒，黄柏、土茯苓、米仁清利湿热，并以归芍和营，服后痒渐减，红点转淡而愈，嗣于翌年因头顶瘙痒来诊，检视局部细瘰密集，仍属风热夹湿之症，时正春令，乃以桑叶、牛蒡、蝉衣疏泄风热，山栀、银花、连翘清热解毒，白蒺藜、乌梢蛇、白芷祛风湿止痒，茯苓、米仁利湿为治，内服 5 剂即愈。

按全身瘙痒症除风热湿的原因所引起外，见于老年患者的，则应鉴别是否由于血虚所致，盖年老气血渐虚，无以滋养皮肤，临床所见，皮肤干燥而瘙痒，搔之则脱屑，此为血虚生风，风胜则燥而痒；治疗上则以养血调血为主；盖治风先治血，血行风自灭，与一般的治疗有所不同。兹举 1 例于后，患者倪某，男，58 岁，遍体瘙痒已 1 年余，痒如虫行，先后应用西药抗过敏、中药祛风清热及针灸治疗无显效，经检皮肤干燥，无皮疹发现，搔之有鳞屑脱落，脉弦细，舌苔薄红，证属血虚风燥之候；爰以当归饮子加减施治，处方用荆、防祛风，黄芪益气固表，生地、归、芍、首乌养血和血，以治内风，蒺藜、乌梢蛇祛风湿以止痒，其中首乌一味并有滋润血燥之效，服药五剂，瘙痒减轻，原方续服而愈。

按语

皮肤瘙痒症的病因，外由风湿热三者之邪蕴结所致，内因血热血虚而发，不论由于外感内生，而"风"尤为瘙痒症的主要致因；在治疗原则上，祛风止痒为必定的措施，从而按症状所见，适当的以理湿清热，凉血、养血等相辅施治。本人对祛风药的应用，首选荆芥，盖风淫于内，以辛散之，荆芥能散风湿，清热散瘀，入气分而兼行血分，主祛皮里膜外之风邪，亦能散血中之风，故瘙痒症的表里虚实各证，均可用之，随症状的表现，适当配以相应之品；止痒药的应用，则常用乌梢蛇或蛇退为主，盖痒由风生，乌蛇无毒，能外彻皮肤，透骨搜风，止痒之力可靠，每多获效，且无弊端。对于罹患日久，卫气已虚，以及划痕症的治疗，则在去其致病之因的同时，常加用玉屏风散以固卫，增强皮肤的抵抗疾病能力，使外邪不致反复感受，则可得清源固本而愈。随证选方应用，历来论述已多，不再赘言。

175

药物性皮炎治疗体会

病案举例

1. 王某，男，职工。

患者因发热咽痛于1978年12月1日至某卫生院就医，配给强力霉毒片，午后内服1片，即觉遍体皮肤焮热，恶心难过，两眼充血，因原有土霉素过敏史，自知为药物反应，立即停服，当晚畏寒身热，皮肤色红，翌晨全身胀痛，面部及手足红肿刺痛，两眼如缝，即至某卫生院诊断为药疹，配给强的松、扑尔敏、维生素C内服，不见缓解，立即至某医院治疗，用氢化可的松静滴，连续1周，头面及四肢出现大量红紫色斑块及大水泡疹，溃烂流水，疼痛减轻，局部敷地塞米松软膏，症状逐渐控制，于12月12日来诊，全身漫肿，有红紫色斑块，呈大面积分布，并有针刺及瘙痒感，面部耳前后及发际均渗水液，两手背肘部大片皮脱，手掌皮肤成空廓，下肢足胫足背均有大片皮脱，皮损面均呈紫褐色，流滋水并有痒感，头眩晕，食欲减退，大便秘结，小便色赤，脉浮数，舌红苔白腻，处方：

广藿香12克　炒牛蒡9克　滁菊花12克　板蓝根12克生甘草6克　焦六曲12克　大腹皮12克　防风5克　白茯苓12克　生米仁18克　陈皮6克　炒蒌仁12克

内服5剂于16日复诊，肿势渐减，头部溃烂皮疹已结干痂，四肢及胸背部溃烂面流滋减少，两手掌皮脱如破手套，未溃紫斑块收缩色淡，患处瘙痒颇甚，头眩已止，食欲增加，夜寐不酣，大便不畅，脉细，舌红苔薄，内服处方：

桑叶皮各9克　菊花12克　米仁18克　生白术12克防风5克　地肤子9克　带皮苓24克　白芍9克　白蒺藜9克　炒蒌仁12克　蝉衣3克　生甘草6克

服药 5 剂后，全身肿退，溃疡面大部收敛，紫斑块基本消失，并有大块皮屑脱下，瘙痒亦止，乃停止内服药，遗剩溃疡面仍敷地塞米松软膏，随访其后连续 1 月余，有大片表皮脱落，自称"几乎换了一层皮"，1 年后仍留有部分白色皮损痕迹。

本例患者原有四环素属药物过敏史，此次仅服强力霉素 1 片，立即出现严重反应，虽及时以激素、抗过敏等药物治疗，仍不能控制，且继续扩展，形成大片糜烂的剥脱性皮炎重症，其服药量之少，反应的严重与迅速，以及历时 10 天的大量抗过敏等处理，仅能抑制其扩展，均足说明本病例的严重性。就诊时所见全身漫肿，泛发红色紫斑块，糜烂流滋，瘙痒刺痛等局部症状，以及头眩食呆，便结溲赤，均为药物影响全身的反应。盖脾胃主一身之运化，药物内服，脾胃首当其冲，脾湿内停，渍于肌肤，则全身浮肿，胃不和降，传化受碍则泛恶食呆，脾胃受戕，湿郁化热，热甚生风，风热亢盛内不得泄，外不得散，怫郁于皮毛血脉之中，则泛发斑块而影响局部的气血运行，肌肤失养则溃烂流滋。患者脉象浮数，是属风属热，舌红苔腻，则为湿热内蕴，故本症的瘙痒刺痛，是与风热有关，湿热蕴积是便结溲赤之因，综合本例证候，应为风湿热三者之邪蕴结不化，影响了脏腑正常功能的活动，是以虽经激素等处理，仅能控制病情的剧变，而对消退现有的症状，则收效尚微。宗此认识，治拟祛风清热，利湿调中为法，爰以牛蒡、防风、菊花、板蓝根以祛风清热，藿香、六曲、陈皮、大腹皮、薏仁以和胃调中，茯苓、米仁以利湿投治，去其所因，恢复功能正常为主，5 日后复诊，诸症均减而瘙痒反甚，此种现象，既是风淫湿胜所致的病态；而因邪毒渐泄，局部皮肤血行改善作痒的佳兆，亦宜考虑；故二诊处方以桑、菊、防风、蝉衣疏清风热，白芍调血和血，桑皮、蒺藜的泻肺散瘀，而以白术、地肤、皮苓、米仁理湿，薏仁的通腑气以泄余毒投治，三诊全身肿退，瘙痒亦止，均为毒邪去而机体功能渐复之象，乃以外敷药善后而愈。

2. 张某，女，48 岁。

因发热持续 1 周不退，经医治疗，用氯霉素 1 克静脉滴注，约至 200ml 左右，全身出现红晕焮热，渐即胸闷，呼吸困难，乃停止滴注，抢救 4 小时后胸闷已除，全身皮疹泛发，红晕成片，内服退热剂及抗过敏药 5 天后，于 1972 年 9 月 3 日就诊，经检 T36.9℃，全身肤热瘙痒，皮色黯红，面及手足微肿，并有粟粒状皮疹散布，触之刺痛，口干舌燥，大便秘结，脉细数，舌红苔中剥，处方：

生地 12 克　玉竹 9 克　白茯苓 12 克　玄参 12 克　麦冬 9 克　炒蒌仁 15 克　银花 12 克　生甘草 6 克　炒丹皮 9 克　连翘 12 克

内服 5 剂复诊，全身皮色大片呈灰黯色，按之皮肤不热，皮疹消退，搔痒脱屑，脉细数，舌红苔薄，原方加赤白芍 9 克，白蒺藜 9 克续服 5 剂而愈。

本病例因滴注氯霉素引起过敏反应，出现皮肤灼热皮疹散布，并有呼吸困难，胸闷现象，经及时抢救，而历数小时后始缓解，并连续治疗 5 天，全身药物性皮炎不退，就诊时全身肤热色黯红，皮疹刺痛瘙痒，均为积热蕴结之象，盖患者发热稽留已 1 周余，复因药物反应毒入营分，久热则化火伤阴，故全身肤热不退，是为血中伏火，上薰于心肺，发越于肌表所致，毒热滞留则皮疹刺痛，内风动扰则觉肌肤瘙痒，症属毒热入于营血之候，阴津耗伤，则现口干便秘，结合舌红苔剥，脉象细数，治从滋养阴液为主，爰以生地、玉竹、元参、麦冬、丹皮的养阴清热，凉血润肤，配银、翘的清热解毒，蒌仁润下通腑，茯苓、甘草泻热利尿，使毒热得清，阴液渐复为法，5 日后复诊，皮疹退而肤热除，乃加赤白芍、蒺藜以活血和营，散瘀止痒得以全愈。

3. 程某，女，53 岁，1973 年 10 月 9 日诊。

因龋齿疼痛，自服索密痛 1 片，半小时后，寒战不能自制，卧床数小时方止，随即面部红肿，上肢有红色疹块，皮肤灼热，饮食不思，倦怠嗜卧，翌日来诊，面部红肿微热，两肘部有银元大疹块 10 余处，色紫红而痒，脉数舌苔薄腻，自觉形寒，头眩肢酸，处方：

桑叶 12 克　薄荷 6 克　板蓝根 12 克　银花 12 克　陈皮 6 克　白茯苓 12 克　生甘草 6 克　牛蒡子 9 克　生米仁 12 克　炒枳壳 6 克

内服 3 剂，疹块消失，留有斑痕，食欲渐增，原方去薄荷加赤芍 6 克，又 3 剂而愈。

本病例因服索密痛引起寒战不止，随即出现面部红肿，并有上肢紫红疹块，食差神疲现象，为药物过敏性皮炎症状。按此种症状的产生，随着患者素禀不同而表现各异，内经曰："诸禁鼓栗，如丧神守，皆属于火"，今患者服后寒战不止，历数小时方休，是属邪正交争的表现，正胜邪则药毒化解，散泄外排而勿病，邪胜正则毒入营血，化火发越于肌表，是以皮肤灼热而红肿均为热胜之征；由于就诊时病起短暂，症见形寒，故以桑叶凉血，牛蒡清热，配薄荷散风热以消斑疹，银花、板蓝根以清热解毒，陈皮、枳壳以行气，茯苓、米仁利尿投治，药后疹块消失，乃去薄荷加赤芍活血，以行营分之余滞而愈。

按药物性皮炎均由于患者的过敏素质，对某一类药物产生反应所致，在中医认识上，则总括为因于"素禀不耐"，但从其病由药物所引起，则又为"中药毒"，的症状表现之一，所谓中药毒，原则上有两种情况，一是药物过量引起的中毒现象，一是药物对患者体质不适应而引起的过敏反应，本节所列病例均属于后者。药物性反应包括范围很广，特别是现代新药发展，给药途径多端，包括注射、内服、外用等，产生过敏反应的机会较多，且症状亦多不同，怎样治疗，这在中医学上是一项新的课题。在古为今用的先提下，从辨证施治的原则，摸

179

索治疗经验，以解决现代所用的抗组织胺药物所不能解决的药物反应，甚为重要。就我在临床上的体会，因注射药物是先吸收进入血循环而发挥其药效，所引起的过敏反应，大多出现毒入营血，心火亢盛现象，不能及时缓解，则势必造成灼伤阴津，治疗以滋阴养液为主，随证施治；内服药物所致的，因首先入胃，脾胃为受纳传化的枢纽，由于运化功能的受碍，则脾湿不运，湿浊停胃而致消化不良，是以先见食呆泛噁等症出现，舌苔多腻，治从化湿浊内阴为主，郁久不除，则湿化为热，亦能入血而伤阴。凡外用药所致的，大多先刺激皮肤，反应发展过程较缓，及时发现，易于解决，不加重视，则由表入里，亦能入于营血，一般脏腑症状不多见，基于上述认识，故治疗必须审慎辨证，方不致误。

药物性皮炎的治疗，因本症发生均属急性，辨证上脉舌为主要依据，结合全身与局部症状所现，从而确定治疗方针，凡见阴液耗伤的，宜以滋阴凉血，增液清热为主，药用生地、玄参、玉竹、麦冬、丹皮等以清血中之伏火，养阴而生津；湿浊蕴结的，宜芳香化浊健脾利湿为主，药用藿香、佩兰、川朴、半夏、枳壳、木香等以化脾胃之湿浊，疏通气机而行毒滞；触毒所致的，宜清热解毒，淡渗利湿为主，药用银花、连翘、板蓝根、绿豆、甘草、牛蒡、土茯苓、米仁等以解皮表之毒热，渗利内蕴之湿邪；兼有风邪的，宜以荆芥、防风、牛蒡、桑叶、薄荷等祛散风热，兼有瘀滞的，则以当归、赤芍、蒺藜、郁金等活血散瘀，至于引起肿胀的，随证以祛风利湿等施治，这是本证之常法。

内服药物个别亦能因不适应而引起胃肠道反应，此种反应一般的在停药后短期即消失，部分则缠绵不解，对身体影响颇大，如在 1980 年 3 月 21 日曾治郁某病员，患前列腺癌确诊已 5 月余，小便淋沥频数，先以激素治疗，症状暂时缓解，反复发作，其子见报载新药克念菌片治前列腺肥大疗效显著，乃直接向厂方函购，每日2片顿服，连服3日，症状显著改善，小便已达正常，乃按嘱连服至10日后，首先出现食欲减退，腰酸痛如折，继则脘腹觉胀精神疲惫，停药3日后邀我出诊，症见倦怠嗜睡，神志呆滞，大小便须扶持下床，尚不能站立，1日仅进食稀粥2汤匙，自知危殆，全家惊惶，因我经常为患者诊治，较为熟悉，睹此症状，亦觉棘手。诊其脉微细欲绝，舌绛而苔厚腻如敷粉，食不知味，3天来有泛噁呕吐，考虑由于药物反应，脾失健运而湿浊停滞犯胃所致，与一般过敏反应不同，仍嘱其子函告厂方，关于克念菌片服后情况，征询今后服用意见，并以芳香化浊，健脾和胃投治，方用藿香、佩兰、川朴、制半夏、陈皮、佛手、枳壳、神曲、广木香、白茯苓、竹茹内服3剂，以消息之；服后舌苔渐化，自觉有好转，先后在本方基础上，加减服药20余剂，饮食如常，精神恢复，能起床至室外步行，嗣接厂方复信，认为在试用观察中无严重反应，但亦考虑药浓度关系，建设1日2次，早晚各1片或每日1片，乃嘱根据厂方意见，改为每日1片，继续试服，讵服至第7天，再次出现心律失常现象，经住院抢救，数日始好转，乃停服克念菌片，就本例的经过体会，由于药物不适应而产生胃肠道反应，从脾胃运化障碍的病机，而随证施治，可以取得一定的疗效，爰附带记录，以备参考。

结节性红斑一例

病案举例

沈某，男，45岁，农民，1978年9月21日诊。

患者于4月份起两足胫出现红斑结节散布，有不适感，当时正田间春耕季节，以为是皮肤感受水毒所致，未加重视，嗣后逐渐发展至大腿、腹部，均有稀疏红斑，两膝关节疼痛，尤以左膝为重，乃去某卫生院治疗，内服西药无效，并出现头眩晕，足胫肿大，两膝疼痛剧烈，红斑增多，于9月4日经中医诊治，内服凉血止血，解毒渗湿之剂4天，红斑色较黯淡，右膝以下肿胀特甚，且肿胀部位，时前时后，时上时下，在膝至足踝范围内，流走不完。复诊仍肿胀不退，且红斑又增多，又转疯伤科治疗，内服云南白药，肿减而红疹仍然，连续两诊，红斑密布，故来就诊。

症状：两下肢膝以下红斑密布，大腿部有散在色紫红结节及色红斑块，腹部均为黯红色结节，头眩晕，精神疲惫，两膝疼痛，自觉沉重而胀，行走不便，按之皮肤热，红斑质硬而界限分明，大的约1cm×1cm，小的0.4cm×0.4cm，脉濡细，舌绛苔薄腻，处方：

当归9克　忍冬藤24克　白茯苓12克　丹皮6克　大腹皮12克　生米仁12克　红花12克　大小蓟12克　制僵蚕12克　赤芍6克　菊花12克　川牛膝9克

9月26日复诊，服药5剂，自觉头眩减轻，下肢肿退，红色结节稀少，大部均呈色黯小硬块，局部疼痛大减，并有痒感，脉缓有力，上方去菊花加广郁金6克。

10月5日来诊，据云上方服后，症状显著好转，故连续10剂，局部红斑及疼痛均已消失，尚有少数色黯硬结未消，惟仍觉头眩乏力，傍晚则足踝微肿，脉缓有力，苔薄，处方：

生西芪12克　生地12克　广郁金6克　忍冬藤18克　米仁15克　当归9克　怀牛膝12克　赤白芍9克　陈皮6克　制僵蚕12克　炒白术6克　丹参9克

内服7剂而愈。

按本病例患者初起因从事田间劳动，寒湿外侵，凝滞于肌肤血脉之间，致使气血运行不畅，经络阻滞，寒郁化热，湿热蕴结而外发；盖湿着于经络则疼，气血循行受碍，血热妄行，则溢于肌表而现红斑，离经之血不得化解则成瘀，血瘀必致气滞，是以并见足胫肿胀，由于气血久滞而导致正虚，则出现眩晕神疲，故脉见濡细；湿热留注，怫郁化火，故舌绛而肤热。本症治疗，首宜清热利湿，活血去瘀，处方以当归、赤芍、红花、大小蓟的活血破瘀，合丹皮的凉血去瘀，泻血中之伏火，忍冬、菊花清热而通络，茯苓、米仁的渗湿，大腹皮的行气，僵蚕的搜风散结，并以牛膝的活血引诸药下行为治，全方重于活血破瘀，盖瘀凝渐解，气血通畅，则血中之热易清。投服以后，局部红斑色渐转黯，硬结渐消，且由痛转痒，转为瘀去而血行流畅的佳兆，复诊加郁金以增强行气破瘀之力，诸症基本消除；惟患者病久，临床早见正虚现象，今邪去而正未复，故仍感眩晕乏力，日晡足肿的气虚征候，爰以益气和营为主，酌加化瘀生新善后而愈。

结节性红斑多患生于下肢，尤以足胫最为常见，属中医所称"瓜藤缠"范畴，本症形成，均属气血运行失常，血溢脉外，留于皮腠而成瘀所致，由于瘀血堵塞，碍及气之流行，凝滞不通，故局部作痛，血初离经，则结聚而成红斑，离经瘀凝日久，则色转黯褐，故临床上每多红黯并见；本症患于下肢，湿者下先受之，故湿热流注于下为致病之因。治疗重点应以活血化瘀为主，清热利湿为辅，瘀滞得行则气血流畅而红斑可消，常用药物如当归、赤芍的活血，桃仁、红花的逐瘀，丹皮、大小蓟的凉血泻火，破瘀生新等，有些红斑坚结久着，则佐以软坚散结之品，常用药物如牡蛎、山甲、三棱、莪术、僵蚕等。以软坚通络，除积散结，随证加入；清热的应用，除以丹皮等清血中之伏火外，对于湿热蕴于肌肤，则宜以银花、黄柏等投之，本人常用忍冬藤配伍，取其清热解毒并有通络之作用；湿滞于下肢，以渗利为不二之法，一般的可用茯苓、米仁、泽泻投治，盖气血瘀滞不行，则湿热伏结愈甚，一旦气血流畅，稍佐清热利湿，则湿热之邪，自不能留，通过临床实践，屡用有效。同时在方剂组成上，并因本症为下肢瘀滞为

183

患，故每加入川牛膝一味，以其既能活血散瘀，并可引诸药下行而发挥疗效。

网状青斑一例

病案举例

王某，男，43岁，1980年1月27日诊。

患者于去年秋季左足胫患生疔疬瘙痒，抓破后引起大片红晕，踝以上焮热肿大，渐即消退而形成红色条索状肿硬两条，并觉疼痛，至某卫生院治疗，色转青紫，呈分枝状散布，麻木疼痛，诊断为阻塞性静脉炎，连续诊治数次无效，因而来诊。

症状：左小腿皮色如常，在下段$\frac{1}{3}$处至踝关节12cm长范围内，伸侧面有明显青紫色条索状呈网状分布，似与静脉循行相同，局部皮肤温度低于小腿上段，跗阳脉按之搏动轻微，在条索中可触及0.3cm～0.7cm不等的颗粒状凸起结节十余枚，质坚硬，按之有轻度痛感，站立及行走时有麻木胀痛等不同感觉，间有傍晚时踝部作肿现象，脉濡数，舌苔黄腻而厚。

处方：

藿梗12克　当归9克　青陈皮10克　黄芩4克　赤芍9克大腹皮12克　广郁金6克　炒枳壳6克　白茯苓12克　杜红花4克　花槟榔6克　川牛膝12克　晚蚕砂12克（包煎）

2月1日复诊，局部青紫条索色转淡，并分布面积收缩，结节大部消失，仅觉在踝关节肌腱间有0.5cm1枚，自觉胀痛全除，微有麻木感，脉数有力，舌苔根腻淡黄，再以前方加丹参12克，蚕砂改为炙僵蚕12克，续服5剂，随访临床痊愈。

网状青斑（Livedo reticularis）系现代医学名称，为局部血行障碍性病病之一，中医文献上尚少类似记载。

184

按本病例就诊时，局部呈青紫色条索大片网状分布，已历数月之久，并内有结节，自觉麻木疼痛，追溯病史，初由下肢疖瘰抓破，引起局部感染而发炎，渐即出现红色条索状肿块，似属急性淋巴管炎，即中医所称的"红丝疔"症状，一般的说，因炎症而引起"红丝"，往往迅速向上蔓延，及其炎症控制，则消散于无形，但本症则局限于小腿下段，在红肿热痛消退后，其色转为青紫，并向周围呈条状扩展，形成网状分布，长期不化，这与"红丝疔"的症状显然不符。从中医辨证分析，是为血瘀征象，盖气血循行，周流不息，一有凝滞，则瘀结而诸症随之患生，由于病因与瘀凝部位等的不同，临床表现亦变化多端；瘀血为离经之血，见于肌腠浅表的，血初离经则色红热肿而痛，离经既久，则其血变作青紫；瘀凝不能化散，则气滞郁结不行，瘀滞于浅表之络脉，故见网状青斑；瘀凝坚结，故局部形成结节，坚硬不消，气血不流则局部神经失养，功能减退，致使肌肤麻木胀痛；综合症状表现，均属局部气血凝滞，经络阻隔所致。患者脉见濡数，"濡"主虚，主湿滞，"数"则为热，舌苔黄腻而厚，亦为湿邪郁遏化热之象，因而本症为湿热蕴结，气血瘀滞而成。

当前治疗原则，以行气活血，清热利湿为法，盖血随气运行，"血瘀于经络脏腑之间，既无足能行，亦无门可出，惟赖气运之"，故以枳壳，郁金、槟榔、腹皮、青陈皮的调气，当归、赤芍、红花、牛膝的活血散瘀，使血随气散，而通达经隧，宣导络脉，是为本病例的主要措施；舌苔黄腻而厚，为湿遏热郁而化火之兆，湿为重浊粘滞之邪，治宜理湿为先，藿梗芳化以宣通气机，茯苓淡渗以利湿热，黄芩苦寒以清湿热，加蚕砂的祛风湿散瘀血，使湿热得泄，而气机通畅为治。服药5剂，瘀渐去，结节消，肿痛除，麻木减，舌苔渐化，说明气血流行而湿热渐泄，药既见效，无需更张，乃加丹参以增去瘀生新之作用，并用僵蚕代蚕砂，以增散结内消之力而竟全功。

185

银屑病三例

病案举例

1. 姚某，男，36 岁。

半年来背部及两下肢有大片散在钱币形及块状皮损，有白色鳞屑多层堆积，基底呈淡红色，瘙痒剧烈，剥离鳞屑后，皮损有出血点，部分有黄水渗出，于 1971 年 4 月 6 日来诊，脉见弦细，舌红苔白腻，处方：

生地 12 克　当归 9 克　乌梢蛇 12 克　丹参 15 克　赤芍 9 克　忍冬藤 15 克　白鲜皮 9 克　丹皮 9 克　土茯苓 30 克　白蒺藜 9 克　苦参 9 克　生米仁 12 克　黄柏 6 克

内服 10 剂，外用灭癣药膏涂敷。

4 月 16 日复诊，鳞屑减少，瘙痒轻，皮损无滋水渗出，原方去米仁，忍冬藤加鸡血藤 18 克，续服 10 剂，外治同上，同年 12 月追访已愈。

按皮肤瘙痒，有白色鳞屑被覆，搔之屑落，在中医文献上有"白疕"、"松皮癣"、"蛇虱"之称，为风邪客于皮肤，血燥不能荣养所致。本病例有大片散在皮损，鳞屑堆积，瘙痒特甚，剥离后皮损面有出血点及渗出液，患于背部及下肢为多，结合舌苔白腻，症属湿热内蕴，郁久则气血不调，热入营血，壅滞而发为红斑，血热炽盛故剥除鳞屑而见出血点，湿浊内留故部分皮损有渗水现象，治从清利湿热，凉血活血，全方以土茯苓、苦参、白鲜皮、黄柏清湿热，生地、当归、丹参、赤芍、丹皮活血凉血，乌梢蛇、白蒺藜散风止痒，并加忍冬清热通络，米仁淡渗利湿佐治，复诊症状改善，乃去忍冬、米仁而加鸡血藤以增强活血之力，续服 10 剂皮损消退而愈，由于本例患者鳞屑较厚，故以外用灭癣药膏涂敷助治，按灭癣药膏为家传方，善治顽癣（神经性皮炎），涂擦以后，痂面易脱，而湿烂瘙痒迅速消除，皮色较淡或沉着，本病例得以迅速全愈，与灭癣药膏的敷用，有一定的关系。

附灭癣药膏方：

川乌　草乌　藏红花　大枫子　木鳖子　狼毒　血竭　雄黄各9克，槟榔　苍术　黄柏　芜荑各12克。

先将血竭、雄黄取出另研细末，后与余药研细和匀，用凡士林调成20％软膏，每日涂擦1次，本药具有毒性，不可入口。

本方以川草乌开腠理，通经止痛，红花、血竭活血化瘀，木鳖泻热消肿，而血竭、木鳖并有生肌之作用，黄柏、苍术即二妙散，为清湿热之品，芜荑、大枫子、狼毒、雄黄、槟榔杀虫止痒，故适用于银屑病、神经性皮炎等顽固的皮肤病。

2. 周某，男，62岁。

全身泛发皮疹，鳞屑成片已3年，近数月来瘙痒剧烈，影响睡眠，抓至出血后方始痒减，肘部皮损面因有脓痂，肿痛发热，故于1978年5月4日来诊。经检：T37.8℃，颈后、胸背及四肢均有散播性片状皮损，基底色黯红，上盖白色鳞屑，或散结点状血痂，右肘外侧有11cm×7cm皮损1片，色灰褐被薄的鳞屑，并有散在脓痂10余点，剔去皮痂，有黄脓及血水浸润，脉弦数，舌绛苔白，边有瘀斑，处方：

荆芥9克　防风6克　银花12克　玉竹12克　当归9克炒丹皮6克　赤芍6克　紫草9克　大小蓟12克　红花6克白鲜皮9克　生米仁18克　生甘草6克

外以灭癣药膏涂敷局部。

5月9日诊，服药5剂，瘙痒稍减，皮损面鳞屑渐脱，肘部溃损面亦干燥无脓，脉弦滑舌苔薄白，处方：

生地18克　当归9克　鸡血藤24克　赤芍6克　丹皮6克　乌梢蛇12克　制首乌9克　红花6克　大小蓟12克　紫

草9克　荆芥9克　生甘草6克

外治同上，5月14日来诊，局部皮损面鳞屑消失，瘙痒轻，续服上方5剂，并配给灭癣药膏半月量，涂擦皮损面。1978年冬随访未复发。

本病例泛发皮疹成片，并有鳞屑覆盖，瘙痒无度，为银屑病症状。就诊时，后肘有脓痂，并伴低热，此为由于抓破皮损面引起局部感染所致，按银屑病以血热为多，局部皮损潮红，为常见症状，今患者局部色现黯红，或见灰褐，结合舌绛有瘀斑，是为自瘀之征，盖瘀阻肌肤，则色泽不鲜，年高血衰，久瘀化火，则阴液耗伤而不能外荣，肤失濡养，血虚风从内生，卫虚则风邪外袭，风邪炽盛则瘙痒剧烈，更由卫表不固，故抓破皮损则易致感染而化脓，当前治法，以环绕祛风为首务，选用荆、防以宣解表里之风邪，玉竹、当归、赤芍、红花丹皮、大小蓟以养血活血，凉血行瘀，改善血行而息风，佐紫草、鲜皮、米仁祛风湿而止瘙痒，酌加银花清热解毒，并用灭癣药膏外敷，以疗局部皮损，复诊瘙痒渐减，乃以养血行瘀为重，以生地、当归、鸡血藤、赤芍、首乌的养血祛风，丹皮、紫草、红花、大小蓟的凉血行瘀，佐以荆芥疏解风邪，乌梢蛇祛风止痒；症状逐步好转，仍从原意而竟全功。

3. 沈某，男，22岁。

头部躯干及四肢患发皮疹已15年，局部搔痒脱白屑，时轻时重，全年无休止，1972年8月至上海某医院皮肤科治疗，诊断为银屑病，曾用白血宁及 B_6 等内服治疗无显效，后于1975年12月又至上海某医院治疗，配给牛皮癣药水，并内服中药：生地、白芍、杞子、女贞、旱莲、桃仁、红花、平地木、生牡蛎、钩藤等3个月无疗效，1977年7月又至上海某医院皮肤科治疗，外用抗银涂剂，内服平肝活血中药方，8月份复诊时因效不显，改用白血宁，V.C内服治疗，症状仍不好转，1978年3月至8月在上海某医院用中药内外治疗，亦

188

无效果，于 1978 年 11 月 18 日经当地医生介绍来诊。

症状：面部在两耳前有大片不规则皮损，基底呈红色浸润，表面盖有银白色薄鳞屑层，左胸、腹部、背部，上肢肘以下至腕及下肢膝以下至踝的伸侧面，均有大片钱币形相互融合的皮损密布，四周尚有散在的钱币形皮损分布，基底呈红或淡红色，表面均有多层银白色鳞屑覆盖，瘙痒剧烈，尤以夜间更甚，脉弦缓，舌绛苔薄，处方：

荆芥 6 克　生地 12 克　乌梢蛇 12 克　防风 5 克　白鲜皮 9 克　白蒺藜 12 克　当归 9 克　海桐皮 9 克　土茯苓 30 克　紫草 9 克　丹皮 6 克　制首乌 9 克

12 月 1 日复诊，主诉：瘙痒减轻，皮损面已停止扩展，检视局部症状鳞屑减少，皮损基底呈淡红色，脉缓，舌苔薄白，处方：

炒生地 12 克　当归 9 克　炙蛇蜕 4 克　白蒺藜 12 克　丹皮 6 克　海桐皮 9 克　净蝉衣 3 克　紫草 9 克　生甘草 6 克　制首乌 12 克　赤芍 6 克

12 月 30 日三诊，服药 30 剂，下肢鳞屑全部脱落，皮肤留有淡红色瘢痕，仍有瘙痒感，续服原方至 1979 年 1 月 24 日来诊，检视皮损呈淡红色，无白屑，但觉皮肤燥痒，临床治愈，再拟方善后：

天麦冬 18 克　生地 12 克　玉竹 9 克　制首乌 12 克　白芍 12 克　当归 9 克　白蒺藜 12 克　元参 15 克　炙蕲蛇 5 克　土茯苓 30 克

3 月 4 日来诊，服药后燥痒渐止，皮损部微呈嫩红色，脉缓有力，舌苔正常，嘱坚持服药，以巩固疗效。

1979 年 10 月 30 日又来诊，据述服药至 4 月底停止，皮肤光滑，皮损面色素沉着，数月来疗效巩固，最近半个月，初起胸背部下肢原皮损处有皮疹搔痒，渐即复发银屑病，经检：胸背部各有大片钱币状融连的皮损，上盖银白色鳞屑，两下肢伸侧亦有长形皮损上盖鳞屑，总面积较前次缩小，自觉瘙痒，脉弦缓，舌苔光红，处方：

生地18克　麦冬9克　薄公英15克　元参15克　丹皮9克　土茯苓15克　连翘12克　黄芩5克　白疾藜12克　蒸百部6克　紫草6克　丹参15克

内服7剂，外用环磷酰胺1瓶，加生理盐水稀释成100ml，每天涂布皮损处2次，先从小块试用1周无反应时扩大涂布面。

11月20日复诊，局部症状好转，并有点状正常皮肤生长，鳞屑减少，夜间搔痒甚。脉缓，舌红少苔，上方去丹皮、黄芩、连翘加忍冬藤20克，苦参9克，制首乌12克，生芪18克，并生地增至24克。

1980年1月5日三诊，胸背部鳞屑消失，皮损面四周有大片正常皮肤生长，下肢仍有瘙痒感，脉缓细舌红少苔，上方再去茯苓、紫草，外治同上。

2月12日四诊，胸背部全愈，皮肤恢复正常，下肢皮损面周围有正常皮肤生长，尚留有一片红色斑痕，局部外涂环磷酰胺稀释液内服上方至全部皮肤恢复正常停药。3月中旬追访基本全愈。前后共用环磷酰胺4瓶。

按全身泛发如钱币状红色皮疹，瘙痒并覆盖银白色鳞屑，为银屑病典型症状，本病例罹患已达15年之久，就诊时脉见弦缓，舌绛苔薄，弦为血虚，缓为气血不足，舌绛则为热入营血现象，由于久病营阴耗伤，血虚则气机不利，郁而化燥生热，血少则不能濡养肌肤，故皮损逐渐扩大而不复，血燥生风，故瘙痒而鳞屑丛生，血热化火入营，故见舌质红绛；患者全身均有大片皮损，瘙痒剧烈，此为兼有风邪外客于皮肤，风盛则痒剧，内外之邪相结，则症状日重，治拟凉血养血，祛风止痒为先，爰投生地、当归、首乌以养血，加丹皮、紫草以活血凉血，用荆、防以祛表里之风邪，加鲜皮、乌蛇、海桐、蒺

190

藜以去风止痒，并以土茯苓一味除风湿，而解营分之毒，服药10剂，瘙痒轻为风邪渐息，皮损色淡为血热渐清；乃以生地、当归、首乌、赤芍、丹皮、紫草养血活血凉血，为治本之措施，蛇蜕、蝉衣以制皮肤瘙痒除鳞屑，海桐、蒺藜祛风止痒以治临床见症；服药50余剂，诸症基本治愈，尚有皮肤燥痒感，治宜养血润燥，处方用生地、当归、白芍、首乌以养血，玄参、天麦冬、玉竹以滋阴润燥，加土茯苓以解血中之毒热，蕲蛇、蒺藜止痒而除皮肤疹疔善后。

讵本病例治愈半年后，除面部外，原皮损处再次复发，但面积较缩小，患者舌苔光红，显属血热生风，风燥伤阴，津液受灼所致，爰拟方以生地、玄参、麦冬滋阴润燥，丹参、丹皮、紫草活血凉血，黄芩、公英、连翘清热解毒，土茯苓、白鲜皮以除风湿，并加百部杀虫投治，外用环磷酰胺稀释涂布，服药20剂，症状好转，夜间搔痒尚甚，显属阴血虚燥，故加首乌以养血，苦参的滋阴泻火，黄芪固表益气，并以忍冬甘寒清热而去黄芩、连翘的苦寒为治，其后皮损面逐渐有正常皮肤生长，历时四月而愈。通过本病例的体会，历时日久的银屑病，最为顽固，易于复发，初次临床治愈中，可能因漠视局部皮损的修复，没有达到使皮损面恢复正常态度而停药，导致了半年后复发的原因；其次是就中医对皮肤致病因素的认识，为风、湿、热、虫为患，其中易于复发的，一般以湿与虫居多，因而考虑本症复发是否与虫有关，故第二次治疗时，有意识地加入百部1味，以其能杀虫而治疥癣，短期观察似有一定作用，并因本病例曾内服嘌呤类抗癌药白血宁，疗效不著，在此启示下，鉴于患者症状顽固，爰以烷化剂环磷酰胺稀释后涂布，并先涂布1小块皮损，以观察反应情况，实践证明局部涂布无刺激性，对鳞屑减少，促进正常皮肤的生长，疗效较好，是否能广泛适用于银屑病的外用，有待进一步观察。

191

晚期子宫癌病例一则

病案举例

严某，女，64 岁，现家住浙江温岭县大溪区太河公社勤垟大队。1970 年 8 月 5 日由其女邀请出诊，据述其母自温岭来此探亲已半个月，因近年来经常阴道流血量多，此次路经杭州曾至某医院妇产科检查，诊断为晚期子宫颈癌，到此后因出血秽臭，至某医院检查诊断为Ⅲ期子宫癌，嘱转院治疗；连日来泛恶不思饮食，卧床不起。经检小腹部扪及坚硬肿块如手掌大，按之压痛，并有腐尸之秽臭恶味，脉沉细而缓，舌边尖均现紫褐色，苔厚腻，阴道出血如酱色，处方：

广藿香 9 克　佩兰叶 9 克　炒茅术 6 克　川朴 4.5 克　制半夏 6 克　焦六曲 12 克　陈皮 6 克　广木香 9 克　砂蔻壳 3 克　米仁 12 克　竹茹 12 克　白茯苓 12 克

内服 3 剂。

8 月 10 日又邀出诊，上方共服 5 剂，泛恶及气秽均除，阴道流血量不多，色淡红，脉细缓，舌质黯红，苔白腻。处方：

生西芪 18 克　炒白术 12 克　怀山药 30 克　炒白芍 12 克　生牡蛎 24 克　生龙骨 24 克　净萸肉 12 克　乌贼骨 12 克　川断肉 12 克　白英 30 克　茜草 6 克

9 月 10 日又邀出诊，据告上次处方服药 10 剂，流血止而精神好转，能步行数里路，食欲亦佳，举家欣喜，前天食鸡肉过多，当夜觉胃脘胀闷，昨日起饮食不思，阴道又流血，色红量不多，无秽臭气，脉濡而代，舌苔白腻，处方：

广藿香 9 克　川朴 3 克　焦六曲 12 克　制半夏 6 克　青陈皮 9 克　焦山楂 12 克　广木香 9 克　炒枳壳 6 克　大腹皮

12克　鸡内金9克　炒蒌仁9克　香谷芽12克

内服3剂。

9月13日出诊，腹胀消，大便已行，阴道流血未止，脉濡缓，舌苔白腻，乃嘱今后禁食一切发物，仍处以8月10日原方，内服10剂，隔日服1剂，续服1个月。

随访附记：1970年冬遇其子，获悉严某已返家乡，1971年向其亲属访问两次，患者健在，以后每年访问，至1978年5月据告仍健在，由于旅程较长，未作实际的随访检查。

按本病例为子宫癌的后期症状，初诊时泛噁而饮食不进，气秽流血，症属棘手，细审症状，由于久病致虚，故脉见沉细而缓，脾为湿困，湿浊腻滞不化，则苔厚腻，而舌质紫褐又属血瘀毒阻之象，脉舌相参，是为毒热蕴结，气郁血瘀，湿浊停滞之证。结合临床表现，患者小腹坚肿，结块有形，按之觉痛，是由气血瘀积所致；毒热炽盛，热胜肉腐，局部溃烂则瘀血外溢而如崩漏；腐烂不止，毒邪蕴结，则秽臭如腐尸，上攻则犯胃而致泛噁，下渗则色如败酱而淋沥不竭，均属七恶败症现象；盖脾胃为后天之本，安谷者生，失谷者亡，今湿热蕴结，秽浊之气上攻，以致胃败而哕，当前治法，首宜驱其湿浊之邪以安胃，为急则治标，拨乱反正的第一步，爰以藿、佩芳香化浊以醒胃，茅术、川朴、半夏、陈皮、神曲香燥以化脾胃之湿，木香、砂蔻壳通畅气分以宣上下之邪滞、竹茹清热止呕、茯苓、米仁利下焦之湿为治，药后呕止湿化，胃气得苏，且秽臭之气亦除，已获初效，惟阴道流血未止，脉见细缓，纯属正虚现象，舌质黯红，尚是瘀阻之征，符合晚期癌肿的正常表现，治从其本为当前不二之法，患者癥结在于腹内坚肿，阴道流血，则止血软坚，或能暂时见效，爰从老年崩漏的认识，选张锡纯固充汤加减投治，方中加山药以健脾益气，川断以益肾固充，白英以利湿抗癌；且其中乌贼、茜草能固涩下焦，兼可消腹中癥瘕，龙骨、牡蛎能收敛元气，并有软坚散结之功，

193

寓消于补，其性和平，无攻伐伤正之弊，更因白芍与川断、茜草相伍，能调血脉，去恶血而生新，全方使正气得固而血自止，坚者软而瘀去新生，颇合本证病机，服药10剂，血止而精神振，说明药中病的，惟痼疾久病，难祈速效，由于本病例未能长期调理，故停药后因食鸡肉过多，消化不食而致夹食复发，且脉见结代；盖血统于脾，出于胃中之水谷，今久病致虚，饮食不节，脾胃受申戕，胃虚无以滋生血之源，脾虚则气不固，阴道再次流血，导致阴阳俱虚而脉结代，溯其致因，治拟消积食，解郁滞以治其标，俾使脾胃运化循常，再从本治；药后胀消便行而脉见濡缓，说明久病气血不足，调整脾胃功能具有显著改善症状作用，鉴于本患者曾用益气固充获效，乃仍以原方予服，以作巩固疗效打算，历年来追询尚健在。其所以能延长寿命之因，通过临床体会，认为应用益气固充，利湿抗癌之法，扶正以祛邪，增强了机体的抗病力，此其一；而患者已属晚年，生殖器官的自然萎缩，因而在治疗获效后，没有其他诱因的情况下，减少了继续恶化，可能是主要因素之一；至于其机转关键，限于条件，未作深入研究。

晚期结核性脑炎治验例

病案举例

患儿陈某，女，3岁，1967年6月12日就诊。住上海市松江县泖江公社。

病史：家长代诉，患儿因发热3天，出现呕吐惊厥现象，即入某县人民医院住院，经物理诊断确诊为结核性脑膜炎，住院40天，初时神志时清时昏，渐至昏迷不醒，症状日趋严重，于4月18日转送上海某结核病防治院治疗（门诊号6701528，住院号22365），诊断为晚期结核性脑膜炎，住院期间神志昏迷，头部逐渐肿大，经采取各种治疗措施，共住院 52 天，因症状危急，通知家属出院；其出院诊断书载：诊断①粟粒型肺结核；②结核性脑膜炎（晚）；③Ⅰ度营养不良。治疗应用：①链霉素、异菸肼；②促肾上腺皮质激素，强的松；③25％山梨醇，20％甘露醇；④利眠宁，鲁米那；⑤维生素 C，维生素 B_6，葡萄糖。出院诊断：预后不良。出院时配给链霉素，异菸肼，强的松，利眠宁 10 天量；并与其家长说，估计患儿出院后在 1 周内即死亡，10 天的药物不可能用完（以上家长代诉）。出院后翌日即来诊治。

症状：T37.5℃（肛）患儿神志昏迷，目斜视，面部无表情，头部至颈肿大，头颅如 10 岁以上儿童大，颈项强直，两手阵发性抽搐时，出现角弓反张现象，每约 10 余分钟即发作 1 次，脉细数而涩，舌苔薄腻，证属气机阻塞，蒙蔽清窍而成痉，处方：

当归 6 克　白蒺藜 9 克　桔梗 2.5 克　白芍 6 克　炒蒌仁 9 克　橘络 4.5 克　蜈蚣 1 条　全蝎 1 克　嘱服 3 剂。

6 月 20 日复诊，患儿神志清晰，两眼活动自如，间有斜视现象，语齿清楚，头项能转动，尚有强直感，T37.3℃，脉细数，舌苔薄腻，据家长代诉：服药后第 1 天抽痉次数减少，第 2 天无角弓反张症状，第 3 天神志清，有了知觉，全家欣喜若狂，因而续服原方四剂，第 4 天已开口说话，第 5 天起要吃东西，现在偶而有轻微手足抽搐，但觉患儿烦躁少寐，1 周内大便 2 次。处方：

当归 6 克　白芍 6 克　竹沥夏 3 克　橘络 3 克　白蒺藜 9 克　生龙骨 9 克　生牡蛎 9 克　白茯苓 9 克　炒蒌仁 9 克　蜈蚣 1 条　全蝎 1 克　服 7 剂。

6 月 28 日三诊，家长代诉：服药 2 剂后，不寐烦躁已除，目斜视及手足抽搐均于 24 日消失，现握物较久则有震颤乏力之象，已能坐着饮食，不肯站立，自说足痛；头部肿退，脉

195

细，舌苔薄白，处方：

党参6克　当归9克　白芍6克　竹沥夏3克　橘皮络6克（各半）　炒荛仁9克　炙䗪虫3克　桑枝9克　白茯苓9克　生米仁9克　怀牛膝6克　蜈蚣1条，服7剂善后。

7月15日四诊，家长代诉，诸症已痊，并未发现后遗症，惟3日前又发热在38℃上下，食欲减退，恐怕脑膜炎复发，故再来诊。经检T38.3℃，神志清晰，脉象濡数，舌苔白腻，能在室内步行，证属暑湿内蕴，治以清暑渗湿之品，处方：

藿香4克　青蒿4克　焦山栀6克　银花9克　池菊6克陈皮3克　连翘6克　焦六曲9克　白茯苓9克　生米仁9克六一散9克　嘱服5剂。

附记：同年8月20日寄来感谢信云：患儿已完全恢复健康，1970年追访，小孩精神活泼，智力正常，X光检查肺部正常；1977年随访，该孩已在校读书，无后遗症。

按：结核性脑膜炎为现代医学病名，中医文献上尚少系统的类似记载，就本病例的临床表现来看，其中目斜视，角弓反张，手足抽搐，持续神志昏迷等脑刺激征现象，应属于中医的"痉痓""惊风"范畴；而头部至颈肿大，囟门凸起，在现代医学上是因颅内压增高形成脑积水的征象，则似属中医所称的"解颅""囟填"范畴。在中医文献上小儿痉病与囟填是两种不同的独立症状，前者往往由于外邪的感染或患病日久致使津血枯燥所造成，后者则一般的认为是先天不足所致，并认为是不治之症。迨至近代赵濂的《医学补要》中有"小孩头颅浮软"的记载，他说："小孩之头颅，每浮软，如杯或如碗，按之不痛，此先后天皆亏，或久病伤气，气伤无以固血，血虚无以辅气，所以气不上升，血瘀而肿……"，可能为类似脑积水形成的首次论述，并与解颅囟填的先天症状作了区别，为后人提供了治疗研究；此外，秦伯未氏曾说，痉病而出现囟填证象者，往往预后不良，或产生瘫痪痴呆等后遗症，这是秦氏从现代脑膜炎病员中所得的经验，也相应地使两者形成为一个症候群的叙述。

本病例病起已逾 3 月之久，而昏迷不醒亦达数 10 天，就诊时低热不退，颈项强直，频发角弓反张，手足抽搐，是属痉病中之重候；并见头颅肿大，囟门凸起，是由于脑脊液的正常循行途径障碍所致的脑积水现象；结合家长主诉，参阅以往治疗措施，则患生之初，确诊既早而治疗及时，但用抗结核药而低热不退，用激素脱水剂等而颅内压不见下降，用镇静药而惊厥抽搐不见改善，相反地症状日趋危殆，深感症之棘手。中医对痉病的治疗原则有二，实则利之，热者凉之；虚则补之，寒者温之。对解颅囟填之治法亦有二：实证为脑热太盛，清热散结；虚证为先后天不足，益肾健脾。但均与本病例所现错综复杂的证候不符。

患者脉见细数而涩，细主气血两虚，涩则为气滞现象，《素问·调经论》曰："血与气并走于上，则为大厥，厥者暴死，气复返则生，不返则死"，说明了由于气血的凝滞，上而不下，则导致神志昏迷，而气得流行与否，则关系到"厥"证的生死预后，盖人之气血，相随上下，周流全身，通行经络，所以保持机体之正常，气滞则血凝，气有一息之不通，则血有一息之不行。综如上述，脉证相参，患者的神志昏迷，头颅肿大，应由气血凝滞所致，基于这一认识，治疗首宜调和营卫，藉以疏通经脉；至于角弓反张，手足抽搐，《素问·至真要大论》曰："诸暴强直，皆属于风"，肝为风脏，故痉病之作，是为肝风旋扰之象，则息风镇痉的投治，亦属当务之急。

初诊立方以当归白芍的活血和营为主，佐以白蒺藜的平肝散风，行血通瘀，蒌仁的清上焦之火，解郁去风，生津润下，橘络的通络理气，俾使上焦浮越之火得以清敛，久滞之气血得以流行，元气复而血脉行，则邪自不能留，是为本证治本清源的初步设想。由于患者发痉已经数月，久病伤气，气血内虚，

197

则痉难速除，痉不除则气血难复，两者相互为因，治宜急止其痉为辅，爰投蜈蚣全蝎搜风制痉，近代张锡纯氏谓："蜈蚣走窜之力最速，内而脏腑，外而经络，凡气血凝聚之处皆能开之；其性尤善搜风，内治肝风萌动，抽掣瘈疭。蝎善入肝经，治痉痫抽掣，……为蜈蚣之伍药，其力相得益彰"。方中并用小量桔梗为使，考桔梗有药中舟楫，载以上浮之说，但张山雷的本草正义中，集本经别录之意，从张隐庵之论，认为桔梗气分之药，能振动阳气，疏通郁窒，合上中下三焦而统治之要药；周伯度本草思辨录亦谓桔梗能升能降，能散能泄；故用之以引全方通达三焦，宣阳行气，俾使调和营卫，搜风开结，升降疏通之药力，有所增强。

复诊时患者神清痉定，微有项强手足抽搐之象，说明药合病机，凝聚之气血得开，则窒塞之经络渐通，服药七剂，危殆之恶象已十去六七，益信古人"治风先治血，血行风自灭"的名言，在本例实践中体会最深。今患者尚微有项强抽搐之象，此属余邪羁留，宗"气有一息之不通，则血有一息之不行"，治疗仍宜恪守前方；但并觉烦躁少寐，则除痰清火亦应兼顾，盖"风生痰，痰生惊"，痉病之生，除气血内虚外，往往责之痰火壅扰；二诊鉴于气血已经通行，故去桔梗之通达三焦宣阳之品，易以半夏的下气除痰，并加龙牡的敛气安神，清火化痰，茯苓的宁心利水为治。药后诸证渐除，头颅肿退，而握物无力，站立则云足痛，是为久病元虚之象，但亦应考虑由于邪滞入络过久而尚有残留之故，因而三诊以益气和营销佐通络搜瘀之品善后。殆至半月以后，患儿又发热食减3天，家长深恐厥疾复发，急来就诊，详察患者神清活泼，行动自如，并无后遗症状；脉证相参，自属暑湿内蕴，郁而化热之候，投以清暑渗湿之剂而愈。

按语

结核性脑膜炎是严重的结核病之一，由于患生于小儿者

198

多，不及时发现，作出早期诊断，适当治疗，往往引起预后不良，而晚期结核性脑膜炎合并脑积水的症状，在祖国医学文献上，就目前为止，本人尚未见有类似的症状和治疗记载。本病例就诊时，患儿已临垂危之际，而错综复杂之症状，如何施治，莫衷一是。因之，借助现代医学的检查诊断及病理知识，了解本症是一般在机体抵抗力减低的情况下，结核菌由血行播散引起，……由于脑脊液循环受阻，产生脑室扩大及脑积水的认识，结合内经调经论的血之与气并走于上，则为大厥的启示，认为本证是由气血素虚，邪毒久留，气聚血凝，痰火上扰，肝风内动，窍络受阻所致，治宜调和营卫以疏通经络，镇痉息风以开结导滞，俾使凝者解而阻者通，并扶持正气而免虚虚之变，作为本证治疗总则，从而随症施治。投药以后，效如桴鼓，除药合病机外，审其原因，本病例自始至终均重视气血的虚实盛衰，从而调其偏胜，而达邪去正存。

至于结核症状的消失问题，就诊之先，患儿已接受 3 个月的抗结核治疗，而中药的蜈蚣全蝎亦曾报道有抗结核之效，随访患儿至今身体健康，故不多赘了。

199

结核性脑炎后引起失盲治验例

结核性脑膜炎后引起双目失明，文献上尚未发现类似记载；我于 1974 年时曾治一例双目失明已达 4 个月之久，经过辨证施治，得以逐步恢复视力，重见光明的病儿。经 5 年来观察，疗效巩固，爰作记录如下：

病案举例

张某，女，4 岁，住浙江嘉善县凤桐公社平山大队，于 1974 年 2 月 21 日初诊。

患儿于 1973 年 10 月 19 日因低热持续不退，频繁呕吐，在当地某医院治疗 1 周，症状无好转，并出现抽痉 3 次，于 10 月 28 日转上海儿童医院住院治疗，当时检查，神志不清，两瞳孔不等大（右＞左），光反应差，X 光胸片：右下肺部分性肺不张；腰椎穿刺：脑脊液微混，蛋白定性（＋＋），白细胞 304/mm^3，中性 82，淋巴 18，蛋白定量 250mg％，糖 53mg％，氯化物 730mg％，涂片找到抗酸杆菌，拟诊结核性脑膜炎（中晚期），住院四天，症状未改善，11 月 1 日邀请上海某结核病防治院会诊，同意结核性脑膜炎晚期诊断及转院治疗，因家属坚持要求回家而出院，嗣后即以中草药枸骨叶大量煎服，并以异菸肼内服，历时 1 月余，神志清醒，逐渐症状消失，但患儿不能自行走动及取物，始发现两眼已盲，乃写信征询儿童医院，该院 12 月 24 日函复，认为本病经有关医生讨论研究，并已明确诊断，视力问题与结核性脑膜炎本身有关，很大可能留后遗症，建议坚持抗结核药内服，必要时作眼科检查。12 月 26 日至某院眼科检查：外眼（－），眼底视神经乳头境界清，色泽稍淡，右眼黄斑中心反光明亮，左眼底黄斑视网膜轻度浑浊，中心反光不明亮。印象：双眼脑炎后遗症。以维生素 B$_1$、B$_{12}$肌注，结合新针疗法，经 20 天治疗无效果。

1974 年 1 月 26 日患儿来诊，当时神志清晰，两瞳孔稍扩大，对光反应迟钝，两眼视物不见，结合病史，符合结核性脑膜炎后遗症。建议由专科医院作进一步检查，以了解病变情况，再行治疗。患儿于 2 月 9 日至上海某医院门诊，当时检查意见，两瞳孔稍大，4mm 左右，对光反应迟钝，眼底乳头边界清，色泽淡，网膜无水肿，虽然乳头未见明显萎缩，但视神经炎不能除外，并转某医院神经科会诊；2 月 11 日某医院神经科检查：瞳孔右 3.5mm＞左 3mm，对光反应迟钝；眼底稍苍白；左＞右；并摄 X 光蝶鞍小片（片号 96512）结论：蝶鞍形态，骨质无特殊，根据情况，脑瘤与脑髓鞘病变依据不足，视神经炎可能性大；配给强的松片，维生素 B$_1$、B$_{12}$ 及

A. T. P. 1 周量，亦无效果。

乃于 2 月 21 日初诊，患儿症状如前，面色稍苍白，脉象弦细，舌红苔薄腻，处方：

炒生地 9 克　当归 6 克　白芍 6 克　甘杞子 9 克　杭菊花 9 克　草决明 6 克　青葙子 6 克　白蒺藜 9 克　生甘草 2 克

并仍内服异菸肼每日 150mg、VB$_6$ 每日 30mg，至 3 月 21 日止，先后曾加用蝉衣、木贼草，共服药 30 剂，据述已能辨别灯光明暗，但白天仍不见物，脉象濡细，舌红苔薄白，处方：

熟地 9 克　净萸肉 9 克　甘杞子 9 克　山药 12 克　白芍 6 克　白蒺藜 9 克　川断肉 9 克　决明子 9 克　白茯苓 9 克　炙僵蚕 9 克

服 10 剂后，日间在室内已能单独行走，但视力微弱，常撞在墙壁上，连服原方 30 剂，于 4 月 21 日就诊时，据述患儿视力有进步，能近距离见到人形，并可自由活动于各室间；乃处方：

熟地 9 克　净萸肉 9 克　甘杞子 9 克　山药 9 克　生白术 6 克　白芍 6 克　当归 6 克　决明子 9 克　白茯苓 9 克　白蒺藜 9 克　漏芦 3 克

自此症状逐步改善，上方服 30 剂后，于 5 月 24 日就诊，患儿已能在室外活动，近距离能辨识熟人，仍以上方加党参、女贞子各 9 克，又服 30 剂；6 月 24 日就诊时云，患儿在 6 月上旬曾单独野外步行达 200m 以上，现室内 10m 距离能看到桌上茶杯等物，视力显著改善，检查瞳孔正常，左角膜较混浊，左眼视力较右眼为差，脉细有力，舌苔薄腻，处方：

生黄芪 9 克　当归 6 克　白芍 6 克　杭菊花 9 克　甘杞子 9 克　白蒺藜 9 克　山药 9 克　白茯苓 9 克　泽泻 3 克　漏芦 3 克

服 30 剂后于 7 月 25 日来诊，患儿视力增加，曾在晨雾中遥望 50m 外看到人形，近处能在地上拾到 1 粒米，至此已获基本全愈，为求巩固疗效，爰拟补益肝肾方善后。1975 年 3

201

月随访，患儿视力巩固，现已在小学读书，智力正常，未发现其他后遗症状。

结核性脑膜炎的形成，现代医学认为是由于患者机体抵抗力降低的情况下，结核菌自病灶经血行感染所致，根据这一认识，结合辨证论治原则，曾抢救过数例晚期结核性脑膜炎，取得较好疗效；但对两眼失明的后遗症治疗，尚无临床经验，本病例经专科检查，两眼未见明显器质性病变，仅眼底乳头稍苍白，以视神经炎的可能性大；学习祖国医学对眼疾患的有关文献，如《内经》有"肝受血而能视"，"瞳神属肾"；《钱氏小儿药证直诀》谓："肾病，无精光，畏明"，说明因病而致双目失明之因，是由肝肾不足所致。盖小儿肾气未充，长期神志昏迷，低热稽留，则阴津受灼，导致肾阴亏损，精气内虚，肾水不能涵木，则肝血不足，无以上荣于目，故视物不明如盲，当前治法，宜培补肝肾，使正气渐充，俾肝血得养，阴精渐生，则血旺神足，以冀视力的逐渐恢复，为本例治疗的总则。

本病例就诊之初，面色苍白，脉见弦细，为气血俱虚之象，舌质偏红，为阴虚肝旺之候，患者肾水久亏，不能育肝，导致肝阴不足而血燥阳亢，窍络阻塞，血不上荣于目，故眼底苍白；肝肾亏损，肝火郁结上炎，则清窍蒙蔽如盲，治从滋阴养血，重佐清肝火为法，以生地、当归、白芍、杞子滋养肝肾，杭菊、草决明、青葙子、白蒺藜、甘草清肝之火，解肝之郁，先后加用蝉衣的祛风散热，木贼的散肝郁佐治，内服30剂，症状有所改善，脉转濡细，是为肝火得以清降，阳潜而虚象显露之佳兆，乃以滋养肝肾的正治为主，用熟地、萸肉、杞子、山药、白芍、川断、茯苓、牛膝等大队益肝肾之品，佐决明的清肝经余热，白蒺藜的疏肝郁而明目，并以僵蚕的散结，配蒺藜行血通滞，俾使窍络流畅而血得上荣，古人认为目疾有因邪胜则血病不行，滞则易凝而病始外见，必求其凝滞能行，则邪消病除，血复而愈；服药又30剂而视力逐渐好转，患儿从失明而能视，已获初步疗效，亦即凝滞之络得行而血复的现象。药合病机，仍宗原意更进一筹，仍以熟地、萸肉、杞子、山药、白芍、茯苓滋养肝肾，加当归以生血活血，生白术以益气生血，漏芦的泄热解毒而通经脉，决明、蒺藜疏肝明目，症状继续改善，又加党参以增益气补血之力，女贞以补肝肾而益精明目，前后历时半载而视力基本恢复。

按本病例的治疗，从"治病必求其本"的原则出发，以肾为先天之本，小儿肾阴未充，病久则精亏血少，血行凝滞，窍络因而阻塞为主要病机，拟定了滋养肝肾为基本治法，并根据症状所现，初期佐以清肝解郁，使郁结之火得以清降而阴血渐生，为施治的第一步；继则以散结通络，使阻塞得行而血能上荣于目；随着症状的好转，再加益气生血之品，俾使精足而血旺，则目受血而视力增加，以至于恢复，终于使患儿重见光明，且疗效巩固。

治疗蛛网膜下腔出血后遗症的体会

蛛网膜下腔出血是现代医学病名，属中医"中风"范畴，为证情严重的急性脑血管疾病之一；大多病起突然，剧烈头痛，或伴呕吐，渐则晕厥，神志昏迷，部分患者则因神经损害等而留有后遗症。本证致病之因多端，症状轻重表现不一，预后随之亦有很大区别；现就有关本症经急救处理而神志清醒，尚遗有脑膜刺激征及神经受损等后遗症的病例，尔后接受中医药治疗，运用"辨病"和"辨证"相结合，采取同病异治的方法，取得了显著的疗效，爰举例于后。

病案举例

1. 范某，男，39岁，干部，1973年6月18日初诊。

患者于1周前因协助扛抬重物，突觉头痛剧烈，伴有呕吐，即去某医院就诊，给予止痛片等药对症处理，并不缓解。4小时后，头痛加剧难忍，并出现昏迷状态，乃急转上海某医院治疗，经脊髓穿刺检查，抽得血样混浊脑脊液而确诊为蛛网膜下腔出血。处理24小时后，神志清醒，头痛减轻，继续观察治疗3天。配以止血环酸，维生素C，维生素B_6及50％葡萄糖注射液，颅痛定，利眠宁等药物，嘱回当地治疗。

患者头部疼痛持续未除，并有阵发掣痛，颈项强直，不能转动，肩部有沉重感，上肢活动障碍，尤以左肢为甚，且伴泛恶食差，头眩眼花，脉细缓，苔白腻。处方：

旋覆花12克　当归6克　茯苓12克　代赭石12克　川芎4克　制半夏6克　赤白芍10克　陈皮6克　红花4克　桔梗3克　枳壳9克

内服5剂。

6月23日二诊，服药后头部掣痛渐减，肩部板滞感觉松，泛恶消失，但颈项转侧欠利，仍觉眩晕倦怠，脉细数，处方：上方去旋覆花、代赭石，加生黄芪12克、钩藤12克，

6月29日三诊，服药5剂，头痛已除，颈项转侧尚欠利，左上肢有阵发性刺痛，脉濡细，苔薄白，处方：

生黄芪12克　当归6克　川断12克　山楂肉12克　枳壳9克　怀牛膝9克　白茯苓12克　白芍6克　郁金6克　丝瓜络9克　陈皮6克　桑枝12克

服药5剂，诸症显著改善，续服7剂而愈。随访5年未复发。

按患者初因进力负重，剧发头痛，数小时后出现昏迷，经抢救一日夜始苏，治疗1周，脑刺激征不除，并见神经受损现象，此为血止以后，瘀血留滞不行，为神经受迫的表现；盖瘀血不化，则气血不畅，不通则痛；经络痹阻，筋脉失养，则肢体麻木不遂，气机阻滞于上，则中焦升降气化失司，故所现头痛项强，眩晕眼花，泛恶食差，以及上肢活动障碍等象，均属血瘀所致，治宜活血化瘀为主。

基于上述认识，以川芎、当归、芍药、红花活血行瘀，桔梗、枳壳调利气机，半夏、陈皮降逆和胃，气为血帅，调气以助行血，两者配合，则有利于血瘀的化散吸收，改善胃腑的功能；但治有主次轻重之别，鉴于患者血止而症状不减，是必瘀着不行，盖瘀血踞住，则新血妄行而外溢，须慎防复发致变，按旋覆主下气通血脉，性轻而上扬，《本草衍义》谓其能去头目风；代赭重坠镇逆，张锡纯谓能使上逆之气血随之而下；故初诊用旋覆代赭疏通降逆，以行脑中之瘀滞，并配半陈而达降气止呕之效。二诊症状改善而尚眩晕倦怠，乃易黄芪益气以推动血行，钩藤平肝以止眩晕，三诊重在养血活血，舒筋通络，酌用桑枝、丝瓜络舒筋活络，川断、牛膝补益筋骨，由于辨证详细，分段用药，治有重点，环环相扣，故收到明显效果。

2. 王某，女，51岁，教师，1977年4月27日诊。

据告在一月前，突然头痛欲裂，眩晕并伴呕吐，急诊至上海某医院。经脊髓穿刺检查，诊断为蛛网膜下腔出血，住院治疗1个月后，出院来诊。

患者现在症状：头部隐隐作痛，持续至今，只能平卧，不能动弹，偶抬头即觉颈后掣急疼痛，两眼昏花，视物模糊，吐语轻微，大便常秘，已7日未行，自服果导无效，脘腹部胀闷不舒，纳食不振，脉小，舌红苔薄，处方：

桑叶12克　杭菊12克　青陈皮12克　当归6克　白芍12克　焦六曲12克　旱莲9克　女贞12克　枸橘李12克　蒌仁24克　丝瓜络9克

二诊，内服5剂后，大便1次，量少不畅，头痛之症稍缓，其他症状依然，脉转弦细，舌红苔薄，处方：

桑叶12克　杭菊12克　青陈皮10克　当归9克　白芍12克　焦六曲12克　桔梗3克　蒌仁24克　枸橘李12克　玄胡9克　女贞子9克　怀牛膝9克

三诊：续服5剂后，大便畅行3次，头痛大减，能坐起饮食，但食后脘腹仍觉胀闷，脉细，苔薄糙，处方：上方去六曲、牛膝加槟榔 4 克，广木香 5 克，乌药 12 克，萎仁加至 30 克，续服 5 剂，诸症均除，能下床活动，嘱饮食调理而愈。

本病例突起头痛欲裂，眩晕呕吐，经住院 1 月，虽病情稳定，而症状遗留不痊。《内经》云："诸风掉眩，皆属于肝"，"诸暴强直，皆属于风"，盖肝为风木之脏，血虚则生燥生风，肝风震动，则成"类中"，是以头痛项强眼花便秘，均属阴血亏少所致肝风的症状表现，治宜滋液养阴，息风潜阳，但患者阳明腑气不通之症较为明显，则应标本兼顾，当前治疗重点，在于理气通便，使腑气通而气机升降有序，则风静阳潜而气血可以循常。故除用白芍、当归、旱莲、女贞等养血以滋肝肾，桑菊的凉肝息风外，以青陈皮、枸杞、木香、乌药等以理气疏中，萎仁、槟榔润肠通便，并加桔梗宣提肺气以通腑，虽然未经其他辅助药物治疗，而短期内自觉症状消失，取得预期的效果。

3. 顾某，女，58 岁，工人，1977 年 9 月 29 日诊。

患者原有血小板减少史，于 1977 年 7 月 28 日，突起头痛，伴左下肢不能活动，并有胡言乱语现象，就近治疗 1 周，症情无好转，8 月 6 日出现神志昏迷，乃送上海某医院急诊，经检查血小板数 21000/mm^3，脑脊液中红细胞 300/mm^3，全身可见散在大片瘀斑，左侧肢体活动障碍，脑电图检查：中度弥漫性异常，诊断为蛛网膜下腔出血，血小板减少性紫癜，住院 40 天，经用青霉素、止血、激素等药物对症治疗，病情好转，血小板 52000/mm^3，乃配给辅酶 A、强的松、四环素、安定等药出院，嘱回当地继续治疗。

患者就诊时症状，全身浮肿，卧床不起，左侧半身不能活动，四肢紫斑成片状，自汗颇多，目眩眼花，扶起头部就觉头痛眩晕，胸闷咳嗽少痰，饮食少进，且伴有午后低热，（约 38℃ 左右）脉细弱无力，舌淡苔腻，处方：

生地炭 12 克　炒当归 9 克　炒白术 6 克　怀山药 12 克
白芍 12 克　旱莲 12 克　白茯苓 12 克　川贝 9 克　女贞 12 克
阿胶珠 12 克　炙甘草 5 克　大枣 5 枚

二诊，上方共服 10 剂后。近日来患者感冒，鼻塞畏寒，头痛咳嗽，苔白腻，脉细带数，据述在上海住院期间，重复感冒多次。处方：人参败毒散加玉屏风散 12 克，三诊，上方内服 3 剂，畏寒已止，但咳嗽头痛、低热自汗等症状未除，脉细弱，苔薄白，处方：

党参 9 克　浙贝 12 克　杏仁 12 克　川芎 4 克　甘中黄 5
克　白茯苓 9 克　白薇 5 克　炙款冬 6 克　枇杷叶 9 克　玉屏风散 18 克

12 月 4 日诊，上方服药 50 余剂，其间改方 3～4 次，先后去浙贝、杏仁、款冬加山药、地骨、木香等，感冒症状解除至今已有 1 月，自汗止而低热亦除，强的松自每日 40mg 递减至每日 30mg，其他症状尚稳定，脉象濡细，苔薄白。处方：

西芪 15 克　党参 9 克　白芍 12 克　山药 30 克　当归 9
克　金狗脊 9 克　桑寄生 9 克　陈皮 6 克　六曲 12 克　茯苓 12 克　鹿衔草 9 克　怀牛膝 9 克

1978 年 1 月 20 日诊，上方服 10 剂，浮肿渐减，左下肢已有知觉，精神渐爽，改方加黄精 12 克，阿胶珠 12 克，白术 9 克去桑寄生、牛膝。持续服药 30 余剂后，能坐起饮食，已不觉头眩，浮肿大减，左下肢能屈伸活动，惟感遍体乏力，瘀斑明显吸收，无新出血点出现，强的松每日减至 15mg。处方：

生熟地 24 克　当归 9 克　白芍 12 克　潞党参 12 克　白术 9 克　山药 30 克　巴戟肉 12 克　麦冬 9 克　川断 12 克　阿胶珠 12 克　旱莲 12 克　茯苓 12 克　金狗脊 12 克　制首乌 9 克

上药续服 1 月余，精神日振，浮肿全退，瘀斑基本消失，已能室外步行，血小板 113000/mm^3，强的松每日 5mg，病已基本痊

207

愈。半年后随访证情稳定，无感冒发生，现能从事家务劳动。

按本例患者系原发性血小板减少症，由血小板减少引起蛛网膜下腔弥漫性出血。血止出院以后，遗有头眩头痛等中枢神经压迫症，血小板5万左右，说明凝血机制仍有障碍，有再度发生出血的潜在可能。治疗上一方面消除蛛网膜出血的后遗症，但主要是改善凝血机制，原则上当以益气补血止血为正治，二诊发现患有外感症状，并知长期重复感冒，始审初诊忽视表症之兼夹，故药与愿违。盖易感由于卫表不固，而紫癜亦为卫气不充之表现，气虚症状明显，气不固则血不生，正如龚廷贤所谓："病原于气，区区调血，又何加焉"，治从益气固表，选玉屏风散为主方，以增强机体御邪能力为第一步，或配人参败毒散以疏散风邪，或用宣肺止咳化痰之品，以改善肺卫症状，益气祛邪，散中寓补，缓缓调治，以固卫气为先，服药50余剂而诸症悉退，乃以黄芪、党参、白术等益气健脾，当归、地黄、首乌、旱莲、阿胶等滋阴养血，巴戟、寄生、川断、狗脊等补肾强筋，为第二步治本施治，又服药60余剂，血小板复查11万以上，已能室外步行，随访疗效巩固。本病例在分段用药，标本主次，先后缓急等方法治疗下，虽仍配用小量激素，病程较长，而终于消除了蛛网膜下腔出血的后遗症，并且提高了血小板，改善了凝血机制，根除了再度出血的可能。

按语

《内经》云："厥者阴阳气不相承接"，张景岳云："气血并走于上，则阴虚于下，而神气无根，是即阴阳相离之候，故致厥脱而暴死，复还者轻，不复还者甚，此正时人所谓卒倒暴仆之中风"。故蛛网膜下腔出血证在发病时，似属祖国医学"中风"范畴。本文3例均是在神志清醒后，遗有头痛、项强、手足不用等神经系统症状，从"辨病"着手，根据出血和瘀血压迫中枢神经的病机，治疗原则当以活血化瘀为主。但这3例病人症状同中有异，病因各别，所以运用"辨证"方法，考虑到

208

血和气的关系，气机升降，兼夹症等情况，在正确认识疾病本质的前提下，采取标本主次，扶正祛邪及同病异治等相应的治疗手段和方法，获得满意疗效，从此体会到中医的"辨证论治"，既原则又灵活，如果不断地和现代医学知识结合起来，相互取长补短，必将能进一步提高治病的疗效。

后颅凹蛛网膜炎治验

病案举例

钱某，男，47岁，外贸局会计，1979年10月3日诊。

病史：自1967年剧毒农药中毒后，经常阵发头痛失眠，至1974年4月症状加剧，失去知觉，精神失常，送医院住院治疗，诊断为神经官能症，半月后略有好转出院，以后长期服中西药，间断病假休息，至1978年4月初症状大发，后枕部剧痛伴恶心，引起昏迷，于4月7日转送浙医二院治疗，剧痛仍不减，经腰穿检查，诊断为颅内感染住院，24天后稍有好转，出院诊断为：颅内感染、脑动脉硬化、脑供血不全，回家休养，在当地医院对症治疗，其后在1979年2月后枕部又剧痛，不能缓解，并神志不清，语无伦次，于4月份又转浙医二院门诊治疗，无好转，经腰穿蛋白定量70mg％，于5月2日住院，经用青链霉素、强的松治疗，至5月28日头痛缓解，蛋白定量正常，出院诊断为后颅凹蛛网膜炎，带药回家，连续病休至今，现头痛又剧烈，乃来诊治。

症状：面部浮肿，阵发烘热潮红，头额汗出如珠，主诉：满头疼痛，尤以后枕部为甚，颈项有拘急感，痛剧则手足抽掣，两跟视物不清，日夜不得入眠，自觉思维混乱，出院至今每日服强的松4片，安定6片，头痛时轻时重，脉沉细无力，舌淡红苔腻。处方：

209

羌活 3 克　生甘草 4 克　炒元胡 12 克　黄芩 5 克　白芍20 克　功劳叶 12 克　川芎 6 克　牛膝 12 克　杭菊 24 克　当归 9 克　全蝎 1 克　钩藤 12 克

程仲龄曰："头为诸阳之会，清阳不升，则邪气乘之，致令头痛"，故气逆于上，干遏清道而不得运行，是为头痛总的病机；王肯堂以浅近者为头痛，深远者为脑风，从罹病之久暂深浅作区别；《素问·风论篇》云："风气循风府而上，则为脑风"，太阳之脉达风府，太阳受风，则脑痛而为脑风；本病例后枕部疼痛剧烈，渐则遍及全头，颈项拘急，已有 6 年之久，就六经分析，属太阳厥阴为病，从病久而言，则为脑风之症。

患者脉沉细无力，主痛，主气血两虚，《寿世保元》谓："脉无神而脑中劈劈痛者，有虚有火"，结合阵发烘热，日夜不眠，痛甚多火均为血虚火旺之象，盖高巅之上，惟风可到，热盛生风，风动生热，风火相煽，故痛剧则手足抽掣，视物不清。治疗之法，古人经验，因虽数端，无不兼风，必用风药取效；久痛多虚多瘀。丹溪曰："诸经气滞，亦作头痛"，气虚不能上升颠顶，血虚不得运行瘀滞，均能作痛；综此认识，拟方羌活祛风以引气上升，黄芩轻虚以清高上之火，甘草泻火以靖在上之风热；芎归芍养血活血，配功劳叶降火散瘀，元胡理气行滞，牛膝以引气血下行；用杭菊、钩藤平肝息风，加全蝎以搜风治抽掣，并嘱逐步减少强的松服量。

10 月 3 日至 24 日经过情况：服药 5 剂头痛减轻，夜能寐，思维正常，10 剂后阵发烘热次数减少，头痛集中前额，时痛时止，面部如虫行，大便转溏薄，15 剂后每日头痛 2～3 次，时间短，痛处游走不定，出现眼内眦发痒，四肢屈侧，阴部均有红晕成片，红点密布，肤热搔痒，停服强的松后，面部浮肿已退，服至 18 剂头痛基本消失，先后以上方去元胡，加白蒺藜以祛风散结、漏芦解毒散肤热、白鲜皮祛风止痒，共服21 剂，10 月 25 日来诊，据述昨起右侧齿痛，今晨引起右侧头

210

痛，现痛势波及满头，乃以 2% 普鲁卡因 0.5ml 注入右下关穴，患者脉细舌红，处方：

黄芩 9 克　白芍 18 克　白蒺藜 12 克　川芎 9 克　玄参 24 克　生石膏 12 克　当归 9 克　杭菊 24 克　生甘草 5 克　白芷 3 克　钩藤 15 克　牛膝 12 克

本病例叠进祛风清火，活血行滞之剂，数载头痛渐止，症见面如虫行，四肢屈侧及阴部红点密布，肤热搔痒，此为蕴结日久之邪郁，得以外达下行之象，当此风息火降，气机畅达之际，突起齿痛，迅速延及头面，有宿疾复萌之虞。按齿痛不外风火虫虚之因，今局部不见肿胀，且发生于头痛将瘥之时，应考虑余邪未楚而致火势复炎，除以普鲁卡因作三叉神经点封闭，以缓解症状之外，以其痛处属阳明部位，故立方以生石膏清阳明之火，白芷祛阳明风热止痛为主药，并加甘菊元参黄芩甘草清热降火，仍以芎归芍的养血活血，蒺藜祛风散结，钩藤息风，牛膝引以下行为治。

10 月 25 日至 11 月 19 日，经过情况：服药五剂，齿痛除而右侧头痛且胀，右颊有板滞感，原方续服五剂，痛势大减，眼睑部及四肢大量皮屑脱落，痒症全消，现四肢酸楚，头晕耳鸣，脉细有力，原方去白芷、石膏加生石决 30 克以平肝潜阳、党参 12 克以补中益气，7 剂而头痛晕显减，四肢酸楚消失，续服 7 剂痛晕均止。11 月 20 日诊，食后腹胀，大便溏如酱色，大便检查隐血（一），脉象有力，舌苔正常，并为处方调理。

党参 12 克　白术 6 克　青陈皮 10 克　白芍 18 克　麦冬 9 克　焦六曲 12 克　枣仁 12 克　炒枳壳 6 克　白茯苓 12 克　广木香 6 克　檀香片 5 克

患者服大剂清热降火之品，齿痛除而痒疹全消，从而体会本病例的肤热疹点外布，是为郁邪由内达外，羁留于皮肤脉络现象，由于不得尽泄，余火复炽，则似与齿痛之发亦有一定关连。及至邪祛而诸症悉除，则正气亦虚，尤宜调理善后。

211

后记：患者于 12 月初以半休试工半月后，要求恢复全日工作，迄今已连续半年无病假，此为 10 余年所仅有的现象；根据几年来疾病发展规律，每逢春季剧发，今年 3 月因工作紧张，曾觉头胀而晕，虞旧病复发，略事休息，翌日即除，证实疗效巩固，举家欢欣，并来函道谢。

按语

本症确诊为后颅凹蛛网膜炎，中医无此病名；患者症状表现，结合文献对头痛头风之认识，从高巅之上，惟风可到，痛久多火，火性炎上，风火相煽则剧痛抽掣的提示，以祛风清火，荡涤蕴郁之邪为先；痛久致虚多瘀，以养血活血通达清道升降之滞为治。必须指出头痛的"虚""瘀"，临床辨别宜审慎，盖虚有痛久致虚与因虚致痛之不同，前者重在祛邪以除痛，则虚自复，后者则应补虚以固正，则痛自定；瘀有血溢成瘀与气血痹阻之不同，前者重在破瘀通络，后者重在活血行滞，而均以通塞清道，使气机流畅为目的。本病例迭经医院检查，无外伤及溢血等征象发现，故从久痛入络，气血痹阻着眼，在养血活血之中，兼以散结行滞施治，药后获效，恪守成法，随证加减，而竟全功。按祛风清火，活血通瘀之法以治头痛历久者，辨证准确，每得意外之效，如我于 1979 年 11 月曾治唐某头痛病例，患者 47 岁，1976 年春阵发头痛，偏于右颞部，痛剧则右半身手足抽搐麻木，每次数小时甚至五六天，并曾休克数次，先后经上海某等两医院检查，未发现明显器质性病变，诊断头痛待查，先后配给七叶莲、颅痛定、新 B_1、麦角胺咖啡因等，痛势反而转剧，改用中药，每次 1 剂后即痛剧停服；就诊时主诉，最近 1 年余，头痛不休，剧痛必须持续 1 周始缓解，脉弦细，舌淡苔薄，亦以祛风清火，活血行滞之法施治，连续服药 30 余剂，症状显著减轻，能从事家务操作，嗣因全蝎紧张而停药半月；适有某医告以虎筋骨善治头风痛，乃委人购得 3 两，于春节时分次煎汤内服，第 3 天头痛剧发，右半身发热抽搐，痛及足趾，身面均肿，背项拘急，卧床不起，饮食不思，持续5天，急求诊治，乃投羚羊、杭菊、白芍、生地、元参等滋阴降火，息风舒筋之品，内服5剂而症状始减，又去羚羊后连服80余剂而病痊愈。盖虎骨辛热，用于风火相煽久痛致虚之头痛，犹如火上添油，治病不重辨证，一言之误，可不慎哉，录供参考。

神经官能症证治点滴

神经官能症为现代医学病名，包括中医所称怔仲、健忘、眩晕、失眠等因情志内伤而致脏腑失调所形成的部分疾患，临床症状不一，且均不能发现有关脏腑的器质性病变，为临床多见的慢性疾病之一。本症的患生，与精神因素最为密切，症状表现复杂，故临诊重在审求所因，从而以辨证所得，调整机体的偏胜，以达和平，每多取效。选录近年病例数则，虽不能包括本证的全部症状，但举一反三，或有助于临床参考。

213

病案举例

1. 周某，女，58岁，住浙江桐乡县高桥公社，于1976年7月11日初诊。

患者胃脘肿痛，呃逆连连，头眩失眠，已有1年半，有时则整夜不寐，手足麻木，全身呈活动性游走刺痛，去年因突然休克，全身抽搐，曾至某县医院住院2月余，经作各种检查，未发现器质性病变，当时诊断为美尼尔氏综合征，在症状减轻后出院，嗣长期中西医药治疗，并前后住院3次，无显效，5天来头眩晕，呃逆频甚，脘胀不思饮食，精神疲乏而整夜不寐，配服泰尔登、谷维素不见缓解，因而远道来诊，脉见细而虚弦，舌苔薄白，追询病史，据述初起因与邻居争吵3天，随即整夜不眠而诸症丛生，乃处方：

旋覆花 12 克　苏梗 12 克　白芍 24 克　制女贞 12 克　生地 12 克　生甘草 9 克　莱菔子 9 克　青皮 6 克　怀牛膝 9 克玫瑰花 3 克　砂仁 3 克　制金柑 1 只

内服五剂，并配给安定、B₆各 15 片，1 日 3 次，每次 1 片。

7 月 22 日复诊，据述药后诸症均减，呃逆已止，自觉胃脘舒适，因道远往返不便，故续服 5 剂，当地缺药 1 味，（检视原方缺制金柑）即觉效较差，有口苦脘胀感，诊得脉细缓，舌苔中腻，乃原方去女贞、莱菔子、玫瑰花，加太子参 12 克，生麦芽 12 克，龙胆草 2 克。

8 月 2 日三诊，自述诸症已愈，但有时尚觉头眩，要求处方善后，脉细有力，精神较振，处方：

苏梗 12 克　生地 12 克　太子参 12 克　川芎 9 克　白芍 18 克　功劳叶 12 克　青皮 9 克　甘菊 15 克　生麦芽 12 克生甘草 6 克　怀牛膝 9 克　嫩钩藤 12 克

内服 7 剂，其后于 9 月 17 日介绍病员来诊，知已痊愈。1978 年又介绍病员来诊，随访疗效巩固。

本病例初起因连日争吵，暴怒伤肝，肝失条达而横逆犯胃，肝胃不和，是以胃脘胀痛，呃逆连连；长期情志恺郁，心怀不舒，气机不畅，木郁则生火，故症见头眩失寐；肝为风木之脏，风主动而不静，阴虚火炽则风生，是以时见手足麻木，全身刺痛，甚则引起痉厥而全身抽搐，出现肝风扰动现象，盖肝气郁结，则血不能藏，血虚则生燥生风，营气痹窒，脉络瘀阻，则全身刺痛，四肢麻木不仁，筋脉失于濡养，则手足抽掣痉厥，患者病经半年，症状日趋严重，实为神经官能症之重候，就诊时脉细而虚弦，亦为肝血不足之象，脉症相符，参阅前医处方，均以养血息风为法，所以不效之因，值得深思。追溯病因，本症患者由暴怒而起，怒则气逆，是以长期胃脘胀痛，呃逆频甚，屡治不衰，为其主要矛盾，爰改弦易辙，以理气降逆为主，佐以滋阴投治，用旋覆、苏梗、莱菔子、青皮降气除胀，配制金柑平肝理气，玫瑰花平肝和血，砂仁行气和胃，以解肝气郁结，用生地、白芍、女贞滋养肝肾之阴，息降肝火，配牛膝益肾通络为佐，内服五剂，并用安定配 B$_6$ 的镇静佐治，以作消息，药后诸症悉减，复诊脉象细缓为邪衰正虚之象，主诉口苦，则为肝火未清，故用太子参的补气，麦芽和胃，加少量龙胆以泻肝胆之火，服后症状消失，仍以原意出入善后，随访疗效巩固。按本病例前后服药 27 剂，均从理气降逆滋阴加减投治，盖去其所因，是治本之法，邪去则正气渐生；气机通畅，则火退风息，其所以不因疏散太过而致变症，是由于自始至终，时时兼顾滋润补虚，唯有主次之分耳。

2. 薛某，女，48 岁，某厂工人，1975 年 8 月 24 日诊。

患者 1 年来经常头眩心悸，胸闷失眠，曾去多处医院治疗，诊断为神经官能症，最近症状加重，头眩不能行动，耳鸣心悸，脘胀泛恶欲吐，由他人扶持来诊。脉细数，舌苔白腻，面色苍白，血压 110/60mmHg，处方：

川芎 9 克　党参 12 克　姜竹茹 12 克　白芍 9 克　炒白术 9 克　嫩钩藤 15 克　当归 9 克　生地 12 克　制半夏 9 克　陈皮 6 克

内服 5 剂，8 月 30 日诊，据述药后诸症均除，精神好转，现觉自汗，夜则失眠，脉细苔薄，乃以原方去竹茹、钩藤加夏枯草 9 克，煅牡蛎 18 克，续服 5 剂汗止而夜寐易醒，配给养血安神糖浆，嘱长期服用，追访迄今未复发。

患者头眩心悸，胸闷失眠已达年余，时轻时重，多方诊治，疗效不显，且无器质性病变发现，是为神经官能症中常见病之一；临床所见，本证有虚实之分，治疗亦有区别，必须详加辨证，本病例就诊时正当剧发，而脉见细数，血压偏低，面色苍白，均属虚象，盖血虚心失所养，则神不安舍，而怔忡失眠，心血不足，阳气不振，则胸闷气憋，血不能上荣于脑，则致眩晕耳鸣，中气虚惫，脾胃升降有碍，气机阻塞，则脘胀而泛恶；证属心脾两虚，爰仿八珍汤意，用四物养血补血，参术补中益气，加半夏、陈皮、竹茹以疏气降逆而止呕，钩藤以息风止眩投治，药后诸症悉除，主诉自汗失眠，乃原方去竹茹、钩藤，而加夏枯配半夏协调阴阳以安眠，牡蛎收涩以止汗，三诊汗止能寐而易醒，究属久病正虚，难以速效，爰嘱以养血安神糖浆长服，缓缓调理。按眩晕为主属虚的神经官能症，临床颇为多见，不易全愈，经临床反复实践，拟订了上列初诊处方，定名为养血止眩汤，本方重在气血双补，而佐以降逆止眩，药证相合，故近数年来用治近百例，疗效可靠，且对因贫血而致眩晕之症，亦有确效，一般服药 3 剂症状即减，可供参考应用，本病例复诊时失眠症状不除，以夏枯配半夏协调阴阳为治，而有所改善，此法见于《冷庐医话》，审证准确，每能获效，但本例因气血素亏，血虚不易骤生，治本调理，亦非一日之功，故以养血安神之成药，作缓治以图功。

3. 褚某，女，31 岁，住上海松江县城东公社，1970 年 5 月 15 日诊。

患者头眩晕，心悸怔忡，经常跌仆在地，手足抽搐，不能自制，不能从事家务劳动已 2 年余，其夫方自部队复员，伴去上海等地治疗，检查无器质性病变，诊断为神经官能症，由于眩晕较甚，必须扶持方能走动。经检：面色萎黄，精神呆滞，吐语轻微，脉细而迟，舌苔薄白，处方：

炒生地 12 克　当归 12 克　青陈皮 9 克　生牡蛎 18 克 白芍 9 克　远志肉 6 克　甘杞子 12 克　甘菊 12 克　广郁金 6 克　生龙骨 18 克　广木香 3 克　怀牛膝 9 克

内服 5 剂，5 月 21 日复诊，自觉症状稍有改善，仍须扶持行动，5 天内未跌跤，主诉：月经推迟，并经来腹痛绵绵，脉细迟，苔薄白，乃处方：

党参 9 克　炒白术 6 克　生地 12 克　黄芪 9 克　赤白芍 9

克　青陈皮9克　当归6克　川桂枝6克　制香附9克　全蝎1克　红藤24克　白茯苓9克

内服5剂，6月1日其夫来云，药后精神好转，眩晕渐减，按方续服5剂，此次经来腹不痛，要求改方，嘱仍服原方10剂。其后在1970年12月随访已从事家务劳动，惟举动较迟钝，建议继续调理。1975年随访疗效巩固。

按本病例初诊，根据病史有一般的眩晕心悸等神经官能症状，并有倾跌手足抽搐现象，诊为肝肾两虚之候，爰以生地、归、芍、杞子、甘菊、远志、牛膝等以补益肝肾，龙、牡固摄潜阳，青陈皮、郁金、木香以疏理气机投治，服药5剂而症状稍见改善，见效不速，经来腹痛绵绵而推迟，唐容川云："肝主藏血，血生于心，下行胞中，是为血海，凡周身之血，总视血海为治乱，"始悟本证的冲任失调为致病之主因；盖血虚血凝均能导致经迟，两者之别，一则经来量少，一则经来腹痛，今患者腹痛绵绵，是属血凝之征，但血虚则循行不畅，亦能引起气血凝滞，血凝不得流行，瘀阻则新血不生而血愈虚，两者相互关联；故治疗亦宜兼顾，肝为藏血之脏，血虚无以养肝，故本病例之跌仆抽搐均为肝火不足，筋失所养，络脉瘀滞之象，与血虚津亏而致筋为挛缩者原则上亦有区别，患者吐语轻微，脉细而迟，气虚不能推动血行，则凝滞之气不散亦为当前治疗关键，爰用参芪术苓健脾益气，生地归芍养血活血以扶正，并用桂枝的温经通脉，红藤的活血通络，香附的理气以通瘀，加全蝎息风而止抽搐为治，药后症状显著好转，月经正常，瘀去新生而气机通畅，随访疗效巩固，益信正本治源的重要。

4. 谢某，女，23岁，知识青年，1974年4月5日诊。

患者胃痛已3年，曾在上海某医院钡餐造影，未见明显器质性病变，服胃舒平，普鲁本辛等无效，嗣经中药治疗，时轻时重，迁延至今，深以为苦，经常胃脘隐隐胀痛，发作时胀痛剧烈呈烧灼样，并有酸水，胀痛遍及两胁，少则数小时，多则

217

3～4 天缓解，脉弦细有力，舌绛苔薄腻，处方：

川楝子 12 克　麦冬 9 克　生甘草 3 克　蒲公英 15 克　陈皮 6 克　天仙藤 9 克　全瓜蒌 12 克　白芍 12 克　制金柑 1 只

4 月 12 日复诊，服药 7 剂，痛止胀减，原方去天仙藤，加生麦芽 12 克，4 月 21 日三诊，续服 7 剂后，已不觉胀痛，劳动后尚觉胀闷感，脉细，舌苔薄白，再以上方去川楝子加党参 9 克，续服 5 剂而愈。1976 年春追访未复发。

本病例胃脘胀痛 3 年，经检查无器质性病变，投胃病药无效，其不属于胃溃疡无疑，就症状所现，胃脘胀痛，甚则遍及两胁，痛如烧灼等均属肝病征象，良由患者情志悒郁，气结不舒，肝气郁结，不得条达，则致胸胁胀满，横逆犯胃，胃气不和，通降失常，则胃脘胀痛，"气有余便是火"，肝郁生热犯火，则见胁痛吞酸，火能伤阴，津液受烁，故痛如烧灼，是以舌质色绛，亦属于火。综如上述，爰以柔肝和胃为法，用川楝柔肝以条达气机，伍麦冬白芍甘草而滋阴泻火，蒲公英清胃热而化肝郁，陈皮金柑理气解郁，瓜蒌宽中下气，加天仙藤以止痛通络。本方连服 7 剂，痛止而胀减，此为肝火渐歛，胃得和降之象，已获显效，乃去天仙藤之止痛加生麦芽以疏肝和胃，再服 7 剂而症状全除，时正农忙季节，劳动后有胀闷感，故上方去川楝子加党参的补中善后。按本症为胃神经官能症之类型，临床以青壮年妇女为多见，部分兼见头眩、嗳气、嘈杂、便秘、食欲不振等征象，虽症状复杂，而属于肝逆犯胃，通降失常的病机则一，临诊治疗，均从柔肝和胃处理，以上列方剂为基础随证加减，总以不伤肝胃之阴为要点，少数病例，舌红绛苔黄而糙，此为脾胃有积热，我每加黄芩一味苦寒直折，不过数剂，迅即获效，提供参考。

5. 顾某，女，35 岁，住上海松江县城东公社，1970 年 5 月 4 日诊。

患者心悸眩晕殊甚，时觉咽喉梗塞，呼吸困难，夜眠多梦易惊，或则整夜不眠，纳呆神疲，已3年不参加劳动，曾在当地医院及上海等处检查治疗，诊断为贫血神经官能症，先后内服疏肝理气，补益气血之剂，而症状不减，日见严重，故而来诊，症见面色萎黄，贫血显著，据述稍动即觉心跳不止，大便秘结，脉沉细数，舌苔淡白，处方：

潞党参12克　麦冬12克　生地30克　生牡蛎30克　柏子仁9克　大麻仁9克　生龙骨30克　炙甘草6克　川桂枝6克　茯神12克　炒胶珠9克　大枣15枚　生姜9克

内服10剂，5月15日诊，症状显著改善，惟食欲不振，原方加血竭2克，并增生地为45克，麦冬24克，续服10剂，胃纳增加，头眩心悸大减，梦少能眠，脉细苔薄，处方：

桂枝6克　白芍12克　炙西芪12克　陈皮6克　茯神12克　生龙骨30克　生姜9克　炙甘草6克　生牡蛎30克　大枣10枚　饴糖30克

续服10剂而愈，1971年追访知已能参加劳动。

本病例患经日久，已3年不能劳动，症见眩晕心悸，多梦易惊或则整夜失眠，面色萎黄，其属贫血与神经官能症的诊断，颇合病情，先后用疏肝理气以治肝，补益气血以扶正，而不见疗效，值得探讨，患者脉沉细而数，沉细为气血两虚，兼数则为虚火内蕴，舌苔淡白亦为虚象，故脉舌相参，证属气血俱虚，是无异议。盖心血不足，则神浮而悸，而多梦易惊，虚火妄动，则心烦不寐，肝血不足，则风动而眩，脾气不布，血虚火旺，则胃燥而不能食；脾虚不运，不能升达津液以奉心化血，渗灌诸经，则本愈虚而症愈严重。基于上述认识，本病例为心脾两虚之候，亦为现代医学所称心神经官能症中之重候，爰以炙甘草汤滋补心脾以生血，加龙牡茯神以安神固摄为治，投药10剂，症状显著好转，而食欲尚差，乃增生地麦冬之量，滋阴生津，以益血养胃，加少量血竭和血补血，以散凝聚之血，续服10剂，胃纳增加而诸症大减，阴生阳长，乃以黄芪

219

建中汤加龙牡调理善后。按因心悸动为主征的心神经官能症，临床表现不一，症状亦有偏于血虚气虚之分，如于1975年1月4日曾诊邬某病员，女，31岁，浙江嘉善县里泽公社人，自觉心跳快速，阻塞咽喉，胸闷不适，经听诊心率70次/分，律齐，心音较亢进，追询病史，自去年起经常头晕心跳，曾突然跌仆而引起休克数次，经去外地医院检查，诊断为贫血，神经衰弱，给药治疗无效，脉软舌苔淡薄，诊为气虚血少，投以生芪、当归、白芍、黄肉，山药、远志、牡蛎、龙骨、郁金、茯神、泽泻从益气固摄，养血安神投治，10剂而愈，盖此为气虚不能摄血以养心脾，阳气不足而胸闷心悸，故重视益气固摄而气血速复，症状全除。

肾 着 症

　　肾着症为中医古代病名，《金匮要略》对其病因症状描述最详，原文谓："肾着之病，其人身体重，腰中冷，如坐水中，形如水状，反不渴，小便自利，饮食如故，病属下焦，身劳汗出，衣里冷湿，久久得之，腰以下冷痛，腹重如带五千钱"，所谓"肾着"，实与寒痹、湿痹的症状相似，特是罹患既久，而见症较重，且有明显的身重，腰冷、腹重等特征为诊断依据，溯其原因，则多有冷湿外侵史；盖水湿外侵，着于肌肉，日久不得化解而内积，则见体重腹重；腰为肾之府，寒湿外受，着而不行成痹，故见腰冷如坐水中；由于湿着下体，未干上焦，脾胃不受所困，故饮食如故；因而本症的辨证，为伤于寒湿，以外湿居多，内虚不甚。就临床观察，病之久暂，素禀强弱，其症状表现，有轻重之别，施治亦须灵活运用。爰以近治两例，简介于下：

病案举例

1. 沈某，女，50岁，农民。下肢关节酸楚拘急，腰部疼痛1年余，自觉腰以下寒冷，叠经针灸、推拿、中西药等治疗，仍觉冷痛无好转，于1978年12月12日来诊。据述下肢关节酸楚以左侧较重，腰痛不能俯仰，腰以下半身如有冷水下滴及如坐冷水中之感，虽衣厚亦不觉暖，时时因寒冷而下半身颤抖，毛孔竖起如鸡皮，觉寒气似自里从骨肉而出，皮肤摸之则温暖如常，腹部肠鸣时觉疼痛，大便秘结，4～5日一行，小便清长，经常头晕少寐，食欲正常。脉濡细，舌红少苔，证属寒湿蕴滞日久，见阴阳俱伤之候，处方：

川桂枝3克　炒白术6克　白茯苓12克　干姜6克　制香附9克　川断肉12克　炙甘草3克　怀牛膝9克　生米仁18克

12月17日复诊，服药5剂，全身症状有所好转，下半身仍觉寒冷，但已无颤抖感，药后2天，大便溏薄，日解1次，便时腹痛肠鸣颇甚，脉细有力，舌红苔白腻，处方：

党参12克　炒白术9克　白茯苓12克　炙甘草4.5克　干姜6克　川断肉12克　制香附9克　广木香9克　生米仁18克　怀牛膝9克

12月23日三诊，服药5剂，全身症状已不畏寒，下肢尚有酸楚，腰部不痛，晨起下半身尚有形寒感，大便初硬后溏，腹痛除，便时肠鸣漉漉，脉细有力，舌苔薄白，原方加枳壳9克。

12月31日四诊，患者面色红润，精神亦振，小便次数减少，脉象有力，舌苔薄白，下半身仍有轻度形寒感，自觉间有冷气自下肢上升致腹，右下肢酸楚尚甚，处方：

党参12克　炒白术　白茯苓12克　炙甘草6克　干姜9克　生山药12克　广木香9克　陈皮6克　怀牛膝9克　丝瓜络9克　当归9克　白芍9克　枳壳9克

1979年1月10日五诊，服药6剂，寒冷感除，腰部不觉痛，脉象正常，舌苔薄白，仍以上方去丝瓜络，内服5剂善后。患者于 2 月 5 日来云，诸症均痉，现仅两膝尚酸痛，乃嘱转针灸治疗而愈。

本病例腰以下半身寒冷并觉冷气自内而出，是与《金匮》所述"肾着"症相似，从病因上探索，患者为农村妇女，从事田间操作，劳役汗出，冒风雨冷湿，浸渍肌肤，蕴积于下焦，久久而得本病，然"邪之所凑，其气必虚"，则患者体质素亏，不能使所受寒湿之邪化气外达，亦为致病因素之一，就症状分析，患者得病年余，并见四肢关节酸楚，此为寒湿之邪痹阻于脉络，营卫失和现象；脉见濡细为病久伤气，阳气虚衰，故腰冷而衣厚不暖，而舌红少苔，为阴虚现象，盖气弱则血行不利，肾经阳和之气不足，寒湿痼着，则碍及阴血凝滞内郁，故见阳损及阴之象，结合症状是属寒湿蕴滞，并见阴阳俱伤之候，初诊治以甘姜苓术汤加味，散寒渗湿为主，用干姜除寒散结，宣通络脉为君，辅以桂枝的通膝理而达四肢，以茯苓米仁的渗湿配白术的培脾土，并佐川断香附的疏理气机，加怀牛膝以益肾而引药下行，使药中温热之性，得以通达下焦，以祛久着之寒湿；服药后诸症见轻，而大便由秘结转为溏薄，且便时腹痛肠鸣更甚，此为积结日久的阴寒之邪，得荡涤而驱之下泄，舌苔转为白腻，说明阳气渐振，则阴翳渐除，阳生则阴长的佳兆，二诊后在原方基础上加党参以益气和中，当归以养血活血，木香以决胸腹间滞寒冷气，用枳壳以助散结逐滞之力，俾使邪衰而正气不虚，四诊时寒冷之感轻微，自觉有冷气自下肢上升至腹，此为残余之寒湿，萦绕于下焦部位，气机已调，仍宗原意以扶正祛余邪为法，获得全愈。

2. 章某，女，46 岁，汾玉水产大队干部。

腰及四肢关节酸痛，尤以下肢为甚，并觉腰腹部冷如在水中，近 1 年多来大腿及腓肠肌肉削萎缩，下半身冷痛殊甚。于 1980 年 4 月 27 日来诊，经检：面色萎黄，身形瘦削，两下肢皮肉板滞，腓肠肌萎缩明显，皮肤不温，两肩及上肢关节酸痛，曾作血沉及抗"O"等检验均正常，据述从事渔种培育工作 10 余年，在鱼苗喂食过程中，必须深入鱼池中心，撒布食饵，因此长期在深水中拔涉往返，持续近 10 年，乃得此病，先则腰以下冷痛，渐即延及上肢，现以腰膝两处最剧，步履有沉重感，大便艰结，小便清长，饮食如常，近数年来改穿长统胶靴涉水，自觉症状发展较缓。月经于 38 岁时停止，诊得脉细尺弱，舌淡苔腻，处方：

独活 4 克　党参 15 克　生西芪 12 克　桂枝 3 克　炒白术 6 克　鸡血藤 15 克　生姜 9 克　川断 12 克　赤白芍各 6 克　狗脊 12 克　元胡 12 克　怀牛膝 12 克

内服 3 剂，于 5 月 2 日复诊，据述服药后全身酸痛，膝部抽掣向下行，服至第 3 剂，自觉下肢症状减轻，脉细苔净，原方加制香附 9 克，并将桂枝增至 6 克，续服 3 剂，5 月 9 日三诊，据述药后诸症悉减乃连服 6 剂，自觉腰冷消失，四肢皮肤觉暖，酸痛膝以下为甚，脉细有力，舌淡苔中腻，前方获效，无庸更张，乃增加鸡血藤为 18 克，赤白芍各 12 克，桂枝为 7 克，生姜 12 克，内服 10 剂。

5 月 20 日四诊，自述诸症大减，大腿及足胫肌肉渐生，较未诊前大腿肌肉周围增粗 2cm，足胫腓肠肌增粗 1cm 许，四肢温暖，现仅肩部及足胫尚感酸楚，患者面色转为红润，舌质淡红，苔白腻，仍处原方去元胡加生地 18 克，桂枝增至 9 克，续服 10 剂，嗣于 6 月 17 日来云，诸症已愈，拟调理善后，因时届夏令，嘱其待至冬季膏滋调补。

按本病例长期水湿浸渍，操作于露天风雨之下，寒湿之邪痼着不化，故初则腰腹冷甚，日积月累不得散解，以致神经受制，筋脉受阻而肌失荣养，故下肢肌肉萎缩显著，皮肤全年不温，患者罹病年久，正气渐虚，则外邪更易侵袭，是以本例的逐渐波及上肢酸痛，为兼感风邪之象；盖腰为肾之外候，诸经皆贯于肾，络于腰，风性善行而游走不定，一有所感，则引领

223

寒湿之邪上行而延及肩臂，其源则由腰先伤于寒湿而衍成，故本症为风寒湿三者之邪，痹着于经络，留滞于关节肌肤，阻遏于血脉所致，而寒与湿更属致病之主因。结合主诉，患者于38岁即经绝不行，《金匮要略·妇人杂病脉证治》云："妇人之病，因虚积冷结气，为诸经水断绝"，《沈氏尊生书·杂病源流犀烛·带病源流》云："中分不运，必病腹满，阴阳两虚，中分弱而不能镇定，必病腰溶溶如坐水中"，故患者壮年经绝，亦应考虑是由寒邪积冷，致使经血凝癌而月事不行，并因病历年久，致使阴阳并虚，中分气弱不运，则血寒凝结，带脉受损，故见腰冷如坐水中而经水断绝。就诊时脉象细而尺弱，细为气血两虚，尺部更弱，则显属下焦腰足寒湿痹阻之征；舌淡苔腻亦为血虚湿滞之象，脉证相参，均符合气血两虚之候，因罹病达10余年之久，兼挟症状复杂，而寒温蕴结仍为主要矛盾，是属肾着的重症。

当前治法，以益气活血，温经散寒为主，其所以扶正祛邪相辅并施，是由于久病致虚，正气衰惫，不调整机体的运行正常，则癌结之邪不易外祛，处方以参芪白术的补中益气，鸡血藤、赤白芍的补血活血，川断、狗脊、牛膝益肾通络而除寒湿周痹，清风藤以祛风湿痹痛，元胡活血利气，以解气凝血结，桂枝温经和营卫，生姜散寒发表以行血，并加独活搜风祛湿为引，全方重在益气活血，盖气旺则血行，气固则血生，凝结之滞得行，则新生之血得充故活血之用，在于去瘀生新而达补血之效，正渐复则邪可祛。按风寒湿为病，有表里之因，本症之邪均从外而受，伤于肌表，由于历久不解，则导致经络痹着，但既不寒郁化热，并与里证有别，是以患者饮食如常，小便清长，仍多邪留在表见症，故用辛散祛风以胜湿，辛温散寒以燥湿，而不用渗利之品，诚恐伤阴而再致变证。方中所以用桂枝、生姜取其调营卫，通达四肢，配生姜以祛寒解肌，则风寒渐去而湿亦渐化，寒邪出表，则肌肤自温，服药3剂已获初效，乃加香附以增理气行血之力，前后守方内服 30 剂，并逐步增加桂枝用量至 9 克，赤白芍各 12 克，并加生地善后，正气渐复，而 10 余年痼疾得以霍然而愈。

皮内针治疗口眼㖞斜疗效卓著

口眼㖞斜现代医学上称面神经麻痹，大多病起突然，中医认识，一由外受风寒的侵袭，面部经络气血流行失常，以致经筋失养，纵弛不收而成，一由膏粱厚味，湿浊生痰，肝肾阴虚阳亢，风动上逆，经络痹塞，中于络脉而经筋软短所致，前者属外感易治，后者为内伤，每多留有后遗症。（本症在现代医学上称面神经麻痹）

本症治疗，一般的有针刺、外敷、中药牵正散等几种方法，确有一定疗效，但亦有缠绵不愈而形成痼疾的。本人近 7～8 年来，曾遇到口眼㖞斜病例数则，在应用皮内针及揿针治疗，或结合中药内服后均获得显著疗效。

本法治疗的初次经过，为一女评弹演员凌某，于 1965 年时因剧烈头痛数日后，突起右侧口眼㖞斜，经赴各地治疗数年，头痛停止而遗留右眼闭合不全，口唇向左歪斜，口语不清，不能再从事评弹工作，于 1967 年动员退职回乡，患者仍继续间断至外地针刺、中药、外敷、电疗等施治，至 1970 年症状不见改善，乃放弃诊疗，参加街道企业工作。其后于 1973 年 9 月 13 日征询于我，要求再次治疗，鉴于患者病达 8 年，神经劫制已久，局部麻木不仁，爰以皮内针埋入留针处理，半个月后上眼睑能活动如常，先后埋针 20 次，未用其他辅助疗法，至 12 月 15 日停针，口唇基本正常，讲话时吐语已清晰，但启齿则口角向左侧稍现歪斜，现已继续从事评弹工作。就本病例的治疗，初步总结皮内针的应用方法如下：

眼睑下垂：①攒竹——丝竹空，各以皮内针针尖向对侧穴位方向横刺。②阳白——鱼腰，针尖向上下沿皮直刺。

鼻部：迎香穴以揿针垂直刺。

口㖞斜：颊车——地仓，针尖向对侧穴位方向斜刺。

人中沟歪斜：人中，针尖向患侧横刺。

下唇歪斜：承浆，针尖向患侧横刺。

局部用小方形胶布固定针柄，每隔 3～5 天埋针 1 次，在原针刺点附近轮流刺入。

按皮内针的治疗作用，在于持久的温和刺激，其优点在操作过程中，不需采用各种手法，因其针身极短，故埋入留针，安全而不致引起不良反应，通过上述病理后，临床应用本法治疗各种类型的口眼㖞斜，均有疗效。爰举病例 3 则，以供参考。

病案举例

1. 闵某，男，74 岁，老中医。素有高血压动脉硬化史，两年前曾经轻度脑溢血引起偏瘫，卧床数月后治愈，1976 年春夜间突起口眼㖞斜，经针刺及内服牵正散 2 月余无好转。于 1976 年 6 月 12 日来诊，当时症状左侧面部麻木，左眼睑不能闭合，眼泪常流，左鼻孔麻痹，右口角歪斜，语齿不清，即以皮内针对向埋入攒竹、丝竹空、颊车、地仓，迎香穴用揿针固定，3 天后眼睑能活动，1 周后口角歪斜稍好转，面部麻木不减，乃处方：

羌活 24 克　防风 24 克　秦艽 45 克　川芎 15 克　当归 30 克　白芷 6 克　细辛 6 克　全蝎 9 克　蜈蚣 10 条

共研成细末，每日 9 克，分早晚两次开水送服。治疗 2 月余，先后加用人中，承浆横刺埋针，并服末药方 4 料而全愈。

2. 唐某，男，62 岁，退休职工。

患者有高血压史，平日嗜酒如命，于 1979 年 10 月 5 日中午饮白酒 2 两，下午 2 时觉眼花头眩，即卧床不起，半夜自觉左手麻木，翌晨发现口眼㖞斜，即送医院住院，血压270/110mmHg，全身症状好转，而面神经麻痹现象不减，乃于19日出院，翌晨来诊，经检血压160/80mmHg，口角向左歪斜达2cm，右眼不能闭合，右鼻孔不能嗅动，右额掣痛，脉弦苔厚腻，即以皮内针对向埋入攒竹，丝竹空，颊车、地仓，并在迎香穴以揿针固定，10月25日面部症状均有轻度好转，继续皮内埋针治疗，并处中药方：

荆芥4克　防风4克　炒枳壳9克　茅术9克　川朴5克　制半夏9克　陈皮6克　葛根9克　白附子9克　僵蚕12克　嫩钩藤12克

内服5剂，10月30日诊，眼睑活动正常，口角歪斜约1cm，右额仍痛，脉弦苔腻渐化，仍服原方5剂，局部去攒竹、丝竹空皮内针，改用阳白、鱼腰对向埋针。11月10日诊，右额掣痛消失，又去阳白、鱼腰埋针，加用人中、承浆向右横刺，并停止内服药，其后逐步好转，至11月29日基本痊愈，讲话时口角稍向左歪斜。

3. 潘某，女，25岁，农民。1978年11月1日就诊，患者于周前田间劳动时，突起右侧口眼歪斜，就近针刺及中药治疗无效，因而来诊，症状：右眼睑不能闭合，口角歪斜，自觉右侧头痛，面部麻木，当即针刺攒竹透丝竹空，地仓透颊车，合谷均留针30分钟，3日来诊，症状无好转，乃以皮内针对向埋入攒竹、丝竹空，地仓、颊车，并在人中穴横刺埋针后胶布固定，其后症状逐渐改善，至11月22日来诊时已恢复正常，共治疗21天而愈。

按例1例2患者均有高血压史，系由轻度脑溢血而致口眼㖞斜，在中医辨证上属中风范畴之中于经络现象，症属内伤，就其诱因分析，例1为肝肾阴虚，肝阳偏亢，风火上逆所致。例2为膏粱炙煿，痰浊积热，化火生风上亢而成，虽病因有异，而均能导致"气上不下"，"血之与气，并走于上"而血溢致病，就中医内治来说，前者宜滋阴降火，平肝息风，后者则应驱风降逆，涤痰化湿，今经采用皮内针治疗，所取穴位基本相同，而均获症状痊愈。例3病起于室外劳动中，为风寒之邪外袭所致，症属外感，曾经针药治疗1周，就诊之初，亦予针刺施治，疗效均不显，嗣用皮内针埋入处理，逐步改善而愈，说明皮内针的应用，在于能持久发挥其治疗作用，故疗效较好。就临床观察，所治病例经埋针以后，首先以眼轮肌的麻痹症状恢复较快，均能在短期内眼睑开合功能活动正常，而口角歪斜的矫正，尤以后期见效较慢，尚不够理想，可能因便于系统观察，治疗中采取固定于几个穴位有关，今后尚需进一步研究，以加速疗效。

平原常见草药治疗一得

草药是历代人民流传于民间的医药遗产的一部分，但过去我对草药知识自愧非常贫乏，很多草药见而不识，更谈不到临床实践经验。1966年10月到1971年底的一段时间，我有机会对平原草药进行了识别采集、研究应用，从不识到熟悉，从了解性能到临床灵活运用，增加了不少知识，几年的过程，用草药或是配合中药解决了一些疑难的与慢性的疾病，回忆及之，觉得有些经验，尚可摘录备供参考，称之为治疗一得，实际仅是一鳞半爪。

1. 半夏粉治疗癫痫

陆某。1959年生。于1966年秋初次突发头眩难过，恶心欲呕，渐即跌仆在地，全身痉挛抽搐，口吐白沫，并大小便失禁，持续10余分钟，举家惊慌，正拟送医院抢救，渐渐清醒，嗣后经常发作，尤以寒冷季节，自冬至至立春期间更觉频繁，深以为苦。1968年时我正从事草药的搜集研究，其父为我中学时代同学，虽不谙医学，对草药则深感兴趣，时相过从，甚为莫逆，故陈述其子病况，求治于余。某次目睹患者发作之状，显系癫痫大发作现象，醒后询其发作时先兆，据告初觉头眩，视物多旋转或倒置，然后失去知觉；因念"无痰不作眩"，而中医对癫痫的认识，如《医学纲目》谓："痰邪逆上，则头中气乱，头中气乱，则脉道闭塞，孔窍不通，故耳不闻声，目不识人而昏眩倒仆"，总的来说是痰蒙清窍而成；再考患者冬令严寒，发作较频，显属寒痰郁结，寒郁化火，痰火上逆，则头眩而癫痫作。按半夏一药，能治寒痰（张元素）、头眩（本经）、呕逆（别录），有降逆下气、开结除痰之功，黄坤裁总结半夏之作用谓："下冲逆而除咳嗽，降浊阴而止呕吐，排决水饮，清涤涎沫，开胸膈胀塞，消咽喉肿痛，平头上之眩晕，泄心下之痞满，善调反胃，妙安惊悸"；现代药理研究，半夏具有镇静作用，综合半夏的药效，深合本症病机，但市售半夏多经各法制过，不可能包括上述多种疗效，因嘱其自采鲜半夏，授以制法，单味研末服用。

服半夏后，癫痫即停止发作，因采集较易，患者连续服用两年左右，从未发作，其后停药，在校读书，偶因用脑思维过度，则觉头眩，即伏案片刻而消失，以后又随带半夏上学，觉头眩吞药即止：1972 年起已无头眩现象，1976 年参加工作，在造纸厂打浆，磨粉车间的机器转动最甚的处所劳动，亦不觉头眩，1978 年起分配为轧钢工人，均未发作，说明此症已痊愈。

半夏制法：

将鲜半夏若干斤，浸于冷水中半个月，每日换水 1 次，去除上浮之泡沫，然后置锅内煮沸，立即取出，以冷水冲洗淘净，连续煮沸 3 次，晒干研末后用胶囊装入，以备吞服。

半夏用本法煮制，不加姜、矾等品，是去其毒性，存其辛味，保持半夏的功能，故仍有刺激咽喉之感，如不装入胶囊，服时应嚼生姜少许，但效果以胶囊吞服为好。

229

服法：1 日 2～3 次，每次 2 粒，开水送服，未发现副作用。

半夏治疗癫痫，就本病例所取得的意外卓效，因而按法曾治疗 8 例患者均全愈，一般均服药 1 年以上为度，并视具体情况，适当的间断继续服用，以巩固疗效。另有一例长期服用苯妥英钠，不能控制症状，每日仍小发作 3～4 次，经服半夏粉胶丸，当天即停止发作，共服 20 天后因药源中断，渐即复发，说明半夏粉的抗癫痫作用似较苯妥英钠为优，且能除根。由于我已无力再从事采集草药劳动，因而近年来停止了继续应用与观察的实践工作，留待同道们进一步研究。有谓半夏是治标之药，我认为并不尽然，从本证的寒痰郁结，痰蒙清窍来说，本品的辛能泄散，消痰降气，正是清源的治法，控制了症状，去其藏结，则营卫调和而正气自固，亦是治本之一法。

生半夏外用具有止痛之效，近人认为对神经末梢似有麻醉麻痹作用，临床常用的冰对散为白降丹重剂，正因降丹能刺激溃疡面而引起疼痛，在配伍生半夏后确有缓解止痛效果；某些癌症后期局部剧痛，如胃癌等尝以鲜的半夏、南星、半枝莲、七叶一枝花捣烂外罨，亦能暂时止痛，这均说明其确有麻醉止痛药效。在其止痛的启示下，曾用治部分胃痛病例，获得显效。陆某罹患胃痛 10 余年，曾用中西药治疗少效，经多次检查，诊断为胃窦炎、慢性胃炎、神经性胃痛，未发现明显的器质性病变，平日则隐隐作痛，发作时则上伸至食道下段剧痛，有泛恶及梗阻感，乃以半夏粉胶囊 1 粒试服，1 刻钟内痛即缓解，乃以 1 日 3 次，每次 2 粒，连服 1 月，迄今已 10 年未曾剧痛；其后曾对数例胃溃疡泛酸吐涎病员，给予试服，亦得减轻症状。按胃痛在中医辨证上，有几种类型，其属呕吐涎沫、眩晕胸痞等由脾胃痰湿、水饮留阻所致的胃痛，半夏粉具有燥湿消痰、和胃降逆之作用，药合病机，故取效亦非偶然，因病例不多，且未作系统治疗，仅作近期观察，聊备参考。

半夏粉曾治美尼尔氏综合征 5 例，其中显效 2 例，有效 2 例，治法以生赭石 30 克煎汤代水，送服半夏粉胶囊 2 粒，1 日 2~3 次，显效 2 例服后 2 小时内泛恶呕吐即止，头眩在当天消失，有效例亦多在第 2 天症状消失，无效 1 例服药后症状未见改善，经西药控制症状而消失。半夏能治头眩之由痰湿所致者，盖痰生热，热生风，风阳旋扰则头眩晕，湿痰内停，胃气上逆则泛恶呕吐；代赭有镇逆之功，用以煎汤代水送服半夏，能免药入即吐，对发挥半夏药效起到相辅作用。

2. 红梅消临床运用初步体会

红梅消（Rubus parvifolius L.）为蔷薇科，悬钩子属攀援伏灌木，一名茅莓、三月泡、蛇泡簕。参考常用中草药手册，本品功效为清热解毒、祛风除湿，其他草药书中尚有杀菌止痛、活血止血、滋阴壮阳的记载，功效极为广泛。药用以根为主，挖掘后洗净泥土，切片可见中心色红，随即向四周化散，整片呈淡红色，故称红梅消。晒干后则成淡黄色，临床以用鲜药效佳，不宜久贮。兹就临床上以本品组成复方，治疗几种疾病的验例，分列于后：

（1）肝炎治例

①陈某，1971 年 2 月 21 日诊。

患者于 2 月初因神疲乏力，食欲不振，右胁胀痛，至某卫生院治疗，经检查肝功能不正常，即转某县医院复查，诊断为无黄疸肝炎，于 2 月 16 日肝功能报告 GPT300 单位，自觉症状加重，嗣即来诊，要求中草药治疗；脉弦数有力，舌红苔白腻，爰配以：

红梅消 30 克　虎杖 30 克　广郁金 9 克　红木香 30 克
鬼针草 30 克　龙胆草 2 克

内服 7 剂，复诊自觉症状减轻，续服 12 剂，症状消失，脉弦，舌苔薄腻，乃加丹参 15 克服 10 剂，并嘱检验肝功能，3 月 25 日肝功能报告：TTT6，ZTT11，GPT40，其后连续分期检验肝功能 3 次，均正常。

②陆某，1971 年 4 月 12 日诊。

患慢性肝炎 1 年余，曾住院治疗 3 个月，其后数次检验肝功能 GPT 偏高，长期肝泰乐、肝乐、维生素 C、复 B、食母生等无改善，4 月 10 日肝功能报告 GPT60 单位，脉沉弦细，舌绛苔腻，配以：

红梅消 30 克　虎杖 30 克　广郁金 9 克　红木香 30 克
丹参 30 克　青皮 12 克

内服 10 剂，自觉腹胀胁痛均减，原方加菊叶三七 9 克，续服 20 剂后，并嘱复查肝功能，5 月 10 日肝功能报告 GPT40 单位，再配给 10 剂加红枣内服以巩固疗效。

无黄疸型肝炎，多属肝气郁结，脾胃湿热内蕴所致，症状以胁痛、腹胀为主征。按肝炎胁痛，多偏于右侧，痛处固定不移，其痛微的，为肝郁气滞，治从疏肝解郁，痛甚不休，肝脏肿大的，则为血瘀郁结，治宜活血化瘀；腹胀多由肝郁及脾，有为脾虚夹湿，有因脾气壅结，治以健脾和胃，调理气机，或辅以清利湿热处理。为了对本症作系统疗效观察，拟订基础方定名"双红合剂"，随证加味施治。其组成为红梅消、红木香、虎杖各 30 克，广郁金 9 克，其中红梅消具有清热利湿，活血滋阴之效，作为本方的主药，配以红木香的理气镇痛，消积和胃，郁金的理气行滞，虎杖利湿而活血通络为佐，全方包括清利湿热，理气活血，健脾和胃的作用，基本适应各种肝炎的治疗。如例 1 为急性无黄疸肝炎，病程短而来势急，参之脉舌，为肝郁气滞，湿邪困脾，在双红合剂疏肝理气，清利湿热的原则下，加鬼针草以增清热解毒之力，少量龙胆草以清肝胆之热邪，并有助于 GPT 的下降，自觉症状消失后，乃加丹参的去瘀生新善后。例 2 为慢性肝炎，病程久而肝功能长期波动不隐，参之脉舌，则为血瘀气阻，脾虚挟湿，以双红合剂活血通络，行气利湿，加丹参去瘀生新以治肝肿，青皮的疏肝理气投治，复诊胁痛腹胀均减，乃加菊叶三七的化肝瘀助治而愈。

双红合剂合药性均和平，其中红木香（Kadsura longipe-dunculata Finet et Gagn.）为南五味子的根，本品芳香理气，能止肝胃气痛，消胀除积，对肝胃不和，消化不良者，研末服有捷效，以其并有活血通络止痛之功，故亦适用于关节酸痛之症。虎杖为常用草药，具有清热解毒，退黄利湿，通经止痛作用，民间常用以治肝炎及关节酸痛，本品研末用植物油调涂水火烫伤，愈后且无瘢痕，疗效很好。

（2）产后恶露不断例

徐某，1970年5月3日诊。

患者产后两月，恶露淋漓不断，自觉心悸头眩，神疲乏力，腰痛如折，脉细数无力，舌苔淡白，爰配以：

红梅消30克　红木香15克　大蓟9克　白英15克　旱莲草9克　地锦草9克

内服3天，恶露已止，唯觉腰痛甚剧，上方去旱莲加铁扫帚根30克，金雀根30克，内服5剂而愈。

233

产后恶露不断，均因流血较多，冲任受伤，气随血虚而无固摄之力，是以历久不净的，难于速效，治当培补气血，以补气摄血，益阴止血，随证投治；本病例产后两月，恶露不断，并见心悸眩晕，为血虚见证，腰痛如折，则为肾虚现象；按红梅消具有滋阴壮阳，活血止血之功，故为本方主药，红木香味甘微酸，理气以外，并有活血收敛作用，故行气而不耗气，活血而能守血止血，以作辅药，加大蓟、旱莲、地锦以止血，白英的消炎利尿投治，服药三剂，恶露已止，腰痛不除，乃加铁扫帚根强壮止痛，金雀根的补气益肾调治而愈。

方中铁扫帚根一名绢毛胡枝子、关门草，强壮收敛，益肝明目，具有补益肝肾，活血止痛等功效，曾以本品单味煎服治胃痛及失眠有效。金雀根一名土黄芪，就临床观察以鲜草为好，曾按民间单方以本品加猪脚炖服治疗腰肌劳伤，获得显获，但改用干品，则即逊色。

（3）流注治例

诸某，女，1971年6月15日诊。

患者初起左侧髋关节疼痛，并伴高热不解，就近医治，热不退，渐致四肢关节均疼痛剧烈，转送上海某医院治疗，诊断为败血症，以抗菌素、激素等投治两周，热退而疼痛不缓解，乃出院来诊。患者疼痛拒按，局部未见肿处，稍移动即呼痛不止，自觉畏寒，盖薄被不觉热，脉细数，舌苔淡薄，为配草药：

红梅消30克　鸡血藤30克　红木香30克　络石藤30克　土牛膝12克　徐长卿3克　青皮6克

内服3剂，复诊痛势稍减。乃以原方去红木香加忍冬藤30克，伸筋草12克，续服3剂，疼痛大减，仍以原方服3剂；6月24日已能步行就诊，脉细苔薄，处方：

红梅消30克　鸡血藤30克　延胡索9克　枸骨根30克　忍冬藤30克　青皮9克　土牛膝12克　伸筋草12克　茜草3克

内服3剂后，又加金雀根30克，服8剂而愈。

患者初起左侧髋关节疼痛，并伴高热不解，渐即引起四肢关节疼痛剧烈，经转院检查诊断为败血症，以抗菌素，激素治疗，热退而疼痛不减，此种现象在临床数十年中，仅见到2例，并均经医院检验诊断为败血症，脉症相参，我按流注证治处理，认为气血行滞，随处留注，不通则痛，为本症之因，采用调气活血之剂为主而愈；此次配用草药亦宗此原意，按红梅消在抑菌试验中证实对金黄色葡萄球菌有抑制作用，具有较好的解毒之效，且有补益肝肾，活血止痛之功，均合于本例症状表现的施治原则，故用为主药，辅以鸡血藤、牛膝的活血去瘀，红木香、青皮、徐长卿行气止痛，并用络石藤舒筋活络投治，服后痛势得减，已获初效，乃去红木香，加忍冬藤的解毒通络，伸筋草的舒筋通络续投，服药九剂而疼痛大减，能扶持步行，此为气血得行，留邪渐泄之佳兆，治从兼固正气以竟全功，故加枸骨根补中以强筋骨，金雀根益气以固表善后。

枸骨（Ilex cornuta Lindl.）为冬青科常绿灌木，具有清热凉血，补益肺肾，壮腰健骨之功，曾目睹以枸骨叶单味煎服治疗小儿结核性脑膜炎得到热退痊愈，但体外抑菌试验，则不敏感，似值得进一步研究。枸骨根味甘微苦，其补肾健骨作用，在临床上曾用治骨结核溃疡及慢性骨髓炎均有显著效果；并能治筋骨酸痛等痹症，以其兼有祛风止痛之效。

（4）杂治三则

①内消痈肿：曾于 1970 年秋，治一大腿内侧红肿热痛已 2 天，按之尚未成脓，爰以红梅消 30 克，鸡血藤 30 克，忍冬藤 30 克，陈皮 6 克，内服 2 剂，并用红梅消叶捣烂厚敷局部，取得内消。盖红梅消有清热解毒，活血通络之效，配合鸡血藤以增活血之力，忍冬藤以增清热解毒之用，并加陈皮以理气机，得使炎症消退而气血通行而愈。

②风湿痹症：1971 年春曾治肢体酸痛麻木之症数例，包括肩凝、湿痹、痛痹等属于气血凝滞之证，均以红梅消 30 克，虎杖 30 克，红木香 30 克，枸骨根 30 克煎服，一般 3～7 剂，部分症状减轻，多数获得临床治愈。盖红梅消活血通络，以之配合虎杖的利湿通络，红木香的行气止痛，枸骨根的祛风止痛，故凡属风湿痹痛，均可取效。

③阳萎：1971 年春并治一病后年余阳萎不起的壮年，以红梅消 60 克，金雀根 30 克，菟丝子 15 克煎服，3 剂而病除，按红梅消有壮阳作用，以配金雀根的补益肾气，菟丝子的滋补肾阴，使肾气充沛而愈。此方系参阅浙江中草药资料所得，认为深合药理作用，试治确有实效。

3. 飞来鹤治疗忧郁性精神病

飞来鹤（Cynanchum auriculatum Royle ex Wight）萝摩科牛皮消属缠绕草本植物，药用其根，挖取后切片晒干，有补益肝肾，止痛镇静作用，曾为邻友患十二指肠溃疡及失眠者服用，均获得短期疗效，确有止痛镇静之功，但不巩固。

1972年春友人王某伴其戚来访，缘其妻于去冬初产一女，分娩后因乳汁少，婴儿啼哭不止，终日痴呆不语，整夜不入眠，语无伦次，答非所问，经医就诊，诊断为精神病，先后在两处精神病院门诊治疗已3个月，症状无改善，患者有精神病家族史。商治于余，诊其脉弦细无力，舌苔薄黄，举动呆滞，沉默少语，乃向友说明试服草药5剂，并暂停西药以观病情进止，药用：

飞来鹤30克　鸡血藤15克　红梅消15克　红木香15克　白蒺藜12克　徐长卿3克　龙胆草2克

5天后家属来云，服后夜能安眠，主诉觉头眩，精神状态似有好转，乃以原方去龙胆，加苍耳子9克，续服7剂，据告精神状态及举止均如常，主诉仍感头眩，胸痛咽物不适，乃又加野荞麦根30克，再服7剂而停药。其后从事育儿及家务劳动均正常。殆至1974年4月分娩第二胎后，精神病复发，因我已不采草药，仍去精神病院治疗2个月无显效，乃托人采得飞来鹤1斤，按上列第一方服5剂而症状减轻，继去龙胆加苍耳子续服15剂后，一切正常；1975年因与邻居争吵，精神又失常，因飞来鹤来源困难，由病家去数处草药店采购得一斤，仍按上方配服，症状不见改善，嘱以另行治疗。

历来方书以多静为"癫"，现代医学则称忧郁性精神病。致病之因，有因惊而得，有心气不足，神不守舍，有痰迷心窍，有痰火俱盛，见于妇女则或由血分不调所致，王清任则认为气血凝滞脑气而成，总的来说，由于忧愁郁结，思虑过度，气机不畅，凝滞而上蒙清窍。本病例治疗之初，观其表情淡漠，呆滞失眠，与癫病症状相类似，但患生于产后气血俱虚之际，则亦应考虑因心气不足，血分不调所致，自来治疗癫狂，固无补法，本例并见气血之虚，似宜兼顾，故以飞来鹤的补益肝肾、镇静神经设想，作为主药，配鸡血藤、红梅消的活血，以解其凝滞，红木香、白蒺藜、徐长卿的行气，以散其郁结，加龙胆泻肝胆之火投治，药后获得速效，实出意外，复诊去龙胆加苍耳以升清阳之气，得以临床治愈，第二次发作亦因产后引起，因而考虑本例的致因，可能与体虚气机凝滞有关。其间曾由患者家属介绍一妇女亦患忧郁性精神病，用本方去龙胆加珍珠母 30 克，内服 20 剂而临床治愈；至于本例患者第三次发作，投药不效，是否因飞来鹤药物有异，抑或患者病情变化，未作深究。仅录供研究草药者参考。

按野荞麦根民间常用治关节炎、跌打损伤，有消肿化瘀，定痛通经之效，采集后以当年应用为好。本品对金黄色葡萄球菌有较强抑制作用，是外科消炎抗菌良药，临床治疗咽喉病、胸痛及急性脓肿有显效；曾治一急性扁桃体炎，疼痛剧烈，乃以单味煎后频服，立即缓解，自觉咽物时扁桃体有麻木感，其后曾治慢性咽喉炎数例，以本品配土牛膝或龙葵子分别施治，亦多服后痛减，考虑本品似兼有对粘膜麻醉作用。急性脓肿及丹毒等初起，用本品及忍冬藤各 30 克煎服，一般在 3 天内可获消散。尝治肋间神经痛及软肋骨炎患者，以本品 30 克，蒴藋 15 克煎服后痛减，饶有兴趣的是曾治一冠心病胸痹症，以本品配丹参各 30 克，服后缓解，此为兼有活血通脉作用的确证。

4. 苍耳根复方治疗颈椎病

沈某，男，13 岁，1971 年 5 月 12 日诊。

患者在颈后第 6 椎下偏右生 1 脂肪瘤，于 1970 年秋经外科手术摘除后，一期愈合，经过良好，1 个月后自觉颈项转侧不利，渐即加重，1971 年初颈项强直，两上肢活动受碍，乃由家长伴同去某医院检查，未发现病变原因，症状日趋严重，由家长伴来就诊，当时症状，颈项转动幅度小，右手不能活动，左手肩关节不活动，颈部触诊仅原瘢痕处稍有硬结，压之微痛，无其他不适，配给：

237

苍耳根 12 克　红梅消 9 克　枸骨根 15 克　蒲公英 15 克　穿心莲 9 克　制僵蚕 9 克　蜈蚣 1 条　煎汤送服半夏粉胶囊 1 粒。

先后服药 8 剂，颈项转侧幅度大，上肢稍能活动，去穿心莲加鸡血藤 12 克，续服 11 剂，症状显著改善，仅右手仍感麻木，握物无力，再以原方加威灵仙 9 克，服至 6 月 16 日基本痊愈。

本病例由摘除脂肪瘤而逐步引起颈项强直，上肢麻痹现象，尤以右肢为甚，是属颈椎为病，惟经检查椎体无异常发现，就中医辨证，脊椎属督脉所司，由于督脉受损，气血运行受阻，神经机能障碍而引起上肢的麻痹，治疗以疏通经络为主，爰以苍耳根的祛风蠲痹，通行上下以利经络，配枸骨根的益肾健骨，祛风强筋为主药，辅以红梅消的活血消肿，蜈蚣僵蚕以搜风散结，并因手术后局部有硬结存在，防其尚有炎症可能，故加公英、穿心莲的清热消炎，并以半夏粉的消痰除积助治，连续两诊，服药 8 剂，颈项转侧渐利，乃去穿心莲的苦寒之品，加鸡血藤的活血以改善血行，威灵仙行气通经以疗麻痹，服药 30 余剂而愈，迄未复发。

按苍耳为常见中草药，其应用范围颇广，民间常以茎叶烧汤洗浴治全身搔痒及风疹有效，我曾遇一妇女，因天花粉引产，出现全身过敏性皮疹，常服扑尔敏，历时 1 月不愈，询方于余，即以本品加野丝瓜藤予之，煎汤洗浴 2 次而愈，说明治疗药物疹，亦有很好效果。苍耳子能治头痛，曾治一偏头痛患者，月必数发，深以为苦，乃用苍耳子 9 克，枸骨叶 18 克煎服，半小时后即止，连服 3 剂，历半年后始再发，仍以原方煎服即效，以后即以此二味治疗头痛症大多获显效，盖苍耳子为宣通散风之品，能上达巅顶，疏通脑户之风寒，枸骨叶为滋阴养血之品，两者相合，寓有潜阳息风之效，可得祛邪固正之功，故不论病之久暂，多能获得缓解。苍耳根能治高血压头眩头痛，取其祛风而能通调脉络，仅适用于肝热上亢之症，加育阴潜阳之品同服；苍耳根能治肢体麻木，在于宣解外感之风寒湿邪，疏通络隧以除痹阻，红梅消亦治肢体麻木，在于通行已结的气滞血凝，疏通经脉以利血行，两者有所不同，我曾用苍耳根、红梅消、虎杖、白英各15克，治疗四肢酸麻，一般3剂即获初效，因久患痹症，应内外并治为宜，外邪解而气血行。

按穿心莲为常用草药，本品具有良好的清热消炎作用，我常赏用于腹泻、痢疾等胃肠疾患，外科消炎退肿的急性感染脓肿，有着显著疗效；但主观上认为现有的注射剂及片剂，疗效不及煎剂末药为高，这可能是偏见，爰以临床实例证之：1972年我曾参加血防，主治夹什症病员，对于体征差的病员，应用呋喃丙胺治疗，其中有袁某病员出现严重胃肠道反应，一昼夜腹泻43次，并伴剧烈腹痛，经采用多种止泻制剂无效，乃以本品30克煎服，1小时后腹痛腹泻均减，第二天统计24小时腹泻减至12次，其后即以穿心莲液送服呋喃丙胺至疗程完成，每日腹泻维持在3～4次，取得显效；其后在门诊中有任某，在30年前有阿米巴痢疾史，治疗4个多月方愈，其后凡遇腹泻均需10余天治疗始缓解，1978年秋因胃肠炎引起腹泻，每日10余次，经注射黄连素、穿心莲，内服氯霉素、痢特灵等历20余日不能缓解，转为痢疾症状，乃以穿心莲末装胶囊吞服，每次2粒，1日4次，停止其他药物，3天痢疾即止，5天后即照常工作。又曾以本品制成软膏配以胶囊内服，治疗疖肿及手指疔毒的炎症期，一般在3天内痛止肿消，说明穿心莲的清热消炎作用显著，但因应用方法的不同，疗效亦有差异；所以充分发挥本品的药效，在提炼调制上，似尚有提高研究的必要。

5. 落地珍珠的外治作用

落地珍珠（Drosera peltata Smith var. lunata C. B. Clarke）一名茅膏菜、陈伤子，一直受到草药医的重视，在临床应用上亦各有自己的经验，我在采集草药时节，得以对本品的疗效与用法，获得一些知识，通过实践的体会，认为应用得当，对很多疾患有显著疗效。

落地珍珠是一种发泡药，首先在它的功能上，认为具有活血化瘀，散结止痛，祛湿解毒的作用；本品以外用为主，虽然民间有用以内服的，因缺乏经验，有待通过实践再谈；落地珍珠采集期以夏季为宜，鲜品可以保存半年以上，从本品的药效看，鲜的似较干品为强，但亦有人认为干品研末后外用疗效较好，这是在各种不同症候应用中的体会不同，实则两者各有所长，尚须通过药理分析，才能加以说明；我对本品的外用，根据不同疾病性质，分别为代针疗法、痛点疗法、膏药疗法与软膏疗法四种类型，均有显效，兹分述于下：

（1）代针疗法

①陆某，男，27岁，原有右肩酸痛史3年，遇寒即发，3个月来右手不能上举右旋，在当地针灸中药治疗未见好转，最近1周来更形严重，肩关节活动困难，外展幅度在30°时即觉疼痛，于1970年9月23日来诊，经以落地珍珠鲜品3粒，分别敷贴肩髎、肩髃、肩贞3穴，隔3日后复诊，自觉显著好转，外展幅度可达90°，向后旋转尚觉板紧作痛，乃加用臑俞穴1粒，连续4次，临床治愈。

②裘某，女，54岁。右肩酸痛已5年，治疗少效，两年前曾由某卫生所艾灸，仍不改善，半年来上举障碍，不能梳理头发，近数月发展更甚，头向左转不利，肩重如负物，夜间酸痛更剧，向下延及手腕部，影响睡眠，常服保泰松、抗炎松等，于1971年2月15日来诊，经检右上肢外展幅度约70°，举手能至耳边，即以落地珍珠粉末加葱头捣匀后，分敷天宗、肩井、肩髃、曲池、养老5穴，3天后复诊，诸症均减，连续10诊而愈。

按肩关节周围炎属中医"痹症"范畴，由于风寒湿邪的侵袭，导致局部经络阻塞，气滞血凝而成，亦称为"肩凝症"；

本症每多缠绵，常因肩部反复感寒或过度劳动而使症状加重，日久则引起不同程度的患肢活动受碍，是临床上的常见病，治疗一般的以针刺为主，或则辅以中药内服，能得一定的效果。

落地珍珠在痹症的应用上，可以代替针刺疗法，本品敷用以后，局部皮肤有温热之气向里透入及轻度如针刺的感觉出现，能持续4~8小时，部分感觉灵敏的则持续时间更长，正由于本品能够保持长时间的温和刺激，故不但可以"代针"，并认为具有"留针"的作用，对症状的改善有一定帮助。再就本品的药效来说，实践证明有着较好的活血散结、祛湿解毒之功，则在"代针"的原则下，并能在局部发挥其药效，因而认为本品外治痹症的优点，在于能够全面地解除致病的癥结。从上列病例来看，例1患者肩关节活动障碍较严重，由于局部的气血凝滞，致使经筋失养，罹患日久，则痹着更甚而关节不利，本品并有活血化瘀止痛作用，瘀凝化散则经络得通，酸痛亦止，故在外敷代针后，症状得以迅速全愈，与本品的能直接在局部发挥其药效亦有关系。例2患者历时5载，缠绵不愈，尤以冬令则酸痛更甚，审其病因，为寒湿内侵入络，痹结而气血运行不畅，是以上及颈项而下至手腕酸痛不止，本品有祛湿散结之功，故敷贴以后，驱湿逐寒，散结通滞，气血渐行则诸症渐减，虽因痹结已久，难图速效，而连续10诊，痼疾得除，已可证明本品对痹症的卓效。临床上对于关节炎等，酸痛部位固定不移的，均可采用本法以代替针刺治疗，同时它的优点，能够在同一穴位周围轮流敷贴，故具有连续作战而达根治疾病的效果，尤适用于痼着不解的痹症。

落地珍珠的用法，鲜品敷贴以2cm^{2}大的胶布一块或用小膏药，将落地珍珠1粒置于中心，先压碎然后加以捣烂，盖贴于选定穴位，24小时后揭去，局部可见水泡1个，不需挑破，仍用胶布等盖贴，3天内自动吸收而消失；如已经穿破的，则局部清洁消毒后，亦用胶布等盖贴，不可用红汞或龙胆紫液涂

241

布局部（涂布后则流水不易速愈），亦不宜用灭菌纱布直接干敷或用软膏等，因均能影响正常的吸收与愈合，皮肤表面留有白色圆形痕迹，日久能自行消失，无皮损存在。干品则研成粉末，加葱头少许同捣（亦有同盐水和匀的，但效较差），形成泥膏状，按上法敷贴，就疗效观察较鲜品稍逊。

（2）痛点疗法

①陈某，男，36岁，从事装卸工作，1年前因天雨路滑，扭伤腰部，经伤科治疗而愈，以后经常发作，每治则拔火罐，贴伤膏并内服三七粉，约1周后缓解，影响劳动，于1969年7月18日来诊，经检在两侧大肠俞旁有压痛点，第4～5腰椎有压痛，乃以落地珍珠3粒，敷贴正中脊椎间及两侧压痛点，3天复诊，疼痛减轻，续敷2次而愈。其后在1971年春因肩负超重物品，再次引起扭伤，翌日即来敷贴落地珍珠，3天后随访已痊愈。

②杨某，男，25岁，泥工，右肘尖炎3个月，局部疼痛拒按，酸痛延及拇指，曾以可的松普鲁卡因局部封闭无效，经用落地珍珠敷贴肘尖部痛点，2次即愈。

落地珍珠对痛点敷贴疗法，为所有草药医所尝用，因本品有着显著的止痛活血消肿之效，除红肿热痛的急性感染外，广泛适用于一切"痛"证；通过观察，一粒落地珍珠敷贴痛处的止痛范围在直径5cm左右，因而对于大面积的痛点，必须呈星形散敷，尤应确切掌握其痛点中心位置，往往有些病例在找到剧痛点敷贴后，症状立即消失，有些则虽敷贴多次，仍不能全止，关键就在于能否找到痛点。从上述两例中体会，例1为腰痛；按腰痛见于体力劳动者，大多由扭伤所引起，治疗上属于急性扭伤，获效迅速，形成慢性后，则多反复发作，落地珍珠又名陈伤子，对因跌打损伤引起的局限性疼痛有显效，以其具有化瘀止痛之功；如陈例因急性扭伤未曾及时治愈，复因继续重体力劳动，造成慢性的腰肌劳损现象，经以本品找到痛点，敷贴 3 次而愈，且疗效巩固，实不愧"陈伤子"之称，维持 1 年半以上时间不见发作，则宿疾已瘳，故其后因负重扭伤，仅敷贴 1 次即愈，说明纯属急性扭伤，与陈伤诡异；本品对急性扭伤，获效最速，如曾治一患者，因杠抬重物，不慎腰部扭伤，当即不能行动，由友背负来诊，检视局部椎体均正常，第 2 腰椎下有压痛，乃以落地珍珠 2 粒；分敷于脊椎两侧旁开五分处，翌日即行动自如，3 天后即参加劳动；对于腰痛治疗，我历来采用急性扭伤以脊椎为主，敷贴两侧以通调局部气机，慢性劳损以痛点为主，在于化瘀止痛以利血行，每得确效，至于因扭伤而引起腰椎间盘脱出或骨折脱位等严重症状的，则不属于本法治疗的范围。例 2 为肘尖炎，本症为从事以肘腕关节剧烈劳动为主的建筑工人、农民、店员等的常见疾患，目前似尚无特效疗法；有以针刺邻近穴位，有以艾灸，有以可的松局部封闭的，部分能获效；本品具有消肿止痛作用，一般的敷贴后，局部压痛即减，取效显著，但由于手多活动，不易掌握治疗期，所以就疗程来说，有则敷贴一次即愈，有则竟达十余次之多，这与患者的能否合作有关，且本症患生部位狭小，每次敷贴以间隔 1 周为宜；如杨例从事泥工，其肘腕活动较大，稍一不慎，则易成肘尖炎，患者敷贴本品后两天即觉症状消失，嗣因为友刷墙，当晚即觉酸痛复作，故续敷而愈。

（3）膏药疗法

①曹某，男，32 岁，左肩胛部结肿一块，已历半月余，曾肌注抗菌素 3 天，未见缩小，于 1971 年 4 月 3 日来诊，经检位于左肩胛骨内侧边缘有 3cm×2cm 左右肿块一个，局部皮色不红，重按微痛，推之能活动，脉舌均正常，自觉无不适，半月前因沐浴经人发现后始去治疗。考虑本症系络脉受阻，流注凝结而成，乃逐以消散膏加干落地珍珠粉和匀后敷贴局部，5 天后复诊，据述数天内局部觉瘙痒颇甚，曾启视皮肤无异常，检查肿处平塌，周围面积收缩，续以原法盖贴，随访已消散。

②宋某，女，28岁，因半月前右足背被皮鞋脚践踏，当时觉痛，未加注意，翌晨发现足背肿胀，乃自用伤湿止痛膏敷贴，逐渐痛止肿退，但留有结肿一小块，步行觉痛，于1970年5月1日来诊，经检右足背第2～3蹠骨处有约2cm×1cm坚肿一块，四周皮色紫黯，足趾活动正常，乃以消散膏加落地珍珠粉和匀后盖贴局部，嘱3日更换1次，连续3次全消，四周皮色亦渐趋正常。

按膏药疗法系访问一老草药医时所得，此老善治伤科，除手术正骨外，所用内服外敷药均以草药为主，疗效卓著，而其膏药则以市售万应膏加用大量落地珍珠干粉和匀后盖贴，不论新老伤痛，均有显效，尤以陈伤的疗效更佳。并认为应用干粉，只要在膏药中和匀，贴后皮肤不致发泡，有利于长期贴用。就其治伤疗效，移治于外科的慢性肿疡，亦获确效；考其原因，盖本品具有散结止痛，活血消肿作用，符合外证内消的要求，故例1患者由络脉凝结而成之结肿，例2患者因内出血而致瘀滞积结的肿块，均能化散于无形，但此两例均无全身症状，病势不重，至于能否广泛用于外科的消散，尚待今后的实践。本法也可治疗局部疼痛，与痛点疗法基本相同，但本法擅治陈伤，去瘀散结是其所长，痛点疗法以调气活血为胜，急性痛征最为适应。

（4）软膏疗法

朱某，男，38岁，右肘部有8cm×5cm大一块皮肤增厚，局部呈苔癣样变，搔痒颇甚，已经2年，初诊嘱以自备复方苯甲酸软膏外敷，历10余天不效，乃以落地珍珠粉调制成10％软膏，每日外敷1次，自1968年6月5日至6月21日瘙痒逐步消失而皮肤正常，乃以锌氧软膏外敷而愈，迄未复发。

按最初制用软膏疗法的动机，鉴于本品的活血止痛等作用较强，拟供腰肌劳损及外科内消的外敷之用，但临床上发现敷后局部皮肤潮红，渐即细小水泡疹密布，疗效上亦不够满意，说明制成软膏后的本品仍有发泡作用；其后移治于本症，临床观察见局部苔癣样皮损面浮起，经层层拭去，约1周后搔痒渐减，皮损面湿润不厚，俟症状全部消失，乃以锌氧软膏外敷保护正常表皮的生长而愈。盖落地珍珠具有祛湿解毒作用，并取其局部发泡造成表皮的糜烂而不伤及肌肉的优点，以腐蚀原有增厚的皮肤病变，发挥其祛湿解毒作用，改善局部机体功能，恢复正常皮肤的生长能力，获得较为理想的疗效。因而曾考虑到本法是否能用于银屑病？由于应用草药期间，未曾遇到适当病例，故无实际观察机会。录供参考。

顺便提出，能使局部发泡而起治疗作用的草药有多种，其中有名的发泡药如毛茛，民间用以捣烂后敷列缺或寸口治疗黄疸、疟疾，敷贴局部痛点以疗痹症，但敷后局部有如化脓灸，往往难于速愈，故有"天灸"之称，这与本品的发泡后即愈的情况不同，且应用范围亦不及本品的广泛。

245

外科外用药的运用与配伍原则

外用药是外治的主要法则，临床上对一些轻微浅表的外疡，仅外用药可获效；若是危重大症，应内外并治，而外治仍处于重要地位，因其能直接在病所起到治疗作用，改善局部症状，从而达到内消于无形，或去腐拔毒，生肌长肉，或以大化小，化险为夷，故一直为外科的主要治法，也是外科临床上治疗特点之一。历代外科著作，有关外用药方的记载，多如烟海，如近代的《方外奇方》《外科传薪集》摘录的外用方剂，为数已很可观，更不论历代所流传的了；其中除了部分是久经检验有卓效而沿用至今外，各家著作中从实践得来的经验积累，均有一定疗效。但医学是不断发展的，每种方药均不可避免有其优缺点，因之逐步加以改进选筛，是合于时代发展的规律；正因为外科重在外治，以及历来以传授为主，外用药中很多独得之秘，在过去社会意识形态所造成的秘不外传，据为私有的恶习，严重地影响了外科学术的进展。我们在现代著作里，看到所载外用药方有两种现象，一是各家流派的不同，或是习惯用方，极少一致；一是很少创新，满足于前人遗留的经验；固然前人经验是宝贵的，在二十世纪医学科学突飞猛进的现代化时，中医外用药方应该摒弃固步自封，而是走向适应现代医学所揭示的奥秘，从而有所创新。

对于外用药方的应用怎样选择？怎样正确使用它？必须要理解方剂配伍的意义，同时结合临床症状适当应用，方不盲从投治而影响疗效，现就临床上的常用方及曾经应用过的部份方剂谈谈个人的体会。

1. 围敷药

围敷药在外科临床上为重要的外治疗法之一，其适应范围，初起用于消散，成脓时以围敷促使脓肿的局限化，溃后余肿不消，则可使根盘收缩，截其余毒，总的作用，在于化散其毒，解其壅滞。对于具体应用方面，根据症状所现的阴阳之别，敷药的作用亦有寒热之分，凭证投治，是主要的措施；早在明代的外科文献上，对于围敷的应用，有着较详细的记载，它以红肿热痛，脉滑数有力的为阳症，外用洪宝膏，使热毒自解，瘀滞自散；肿痛不甚，脉洪数无力的为半阴半阳症，则用冲和膏，使气血自和，瘀滞自消；微肿微痛，色黯不痛，坚硬不溃的，脉虽洪大而按之细软的为阴症，则敷回阳玉龙膏，使阳气自回；本人在1956年时曾作了临床观察，并提出了体会及在剂型上的初步改进，撰稿发表于1957年4月号《江西中医药》，用以作为治疗阴、阳、半阴半阳症的围敷代表方讨论。这3个围敷方，就其应用意义来说，确能全面代表外科内消围敷的法则，在方剂组成上，也能作为我们鉴定围敷药配伍的借镜，就其疗效来说，毕竟是四百年前的古人经验，随着医学的进步，显然有不足之处，应取长补短，予以提高。

外科疾病的形成，是由于气血的壅滞或寒凝所致，故内消肿毒，在于疏通血脉；气血调和，则结肿能消；而围敷药的作用，即在于解决气血的凝滞。历代外科学家对气血的研究结论是"得热则散，寒则凝"，例如齐德之、陈实功等外科名家，都反对纯用凉药敷用，以免引起血滞而冰凝肌肉，影响血脉的流行，蒋示吉更着重指出寒凉敷药的为患最大，并说："气脉得寒则不行，瘀血得寒则不散，瘀肉得寒则不溃，新肉得寒则不生"，这些得之于临床实践，并证之以理论的经验，足以有助于我们在选方用药上有所适从。怎样应用适当药物外敷，现从上述三方的配伍试加分析，以了解各方组成的意义，举一反三，可及其他。

洪宝膏亦称抑阳散，为治疗阳热痈肿，具有清热消肿活血止痛的围敷方，原方组成以天花粉3份，白芷、姜黄、赤芍各1份，也就是以天花粉的清热降火，解疮家之热毒，占总剂量之半数为主药，以白芷的祛风止痛，姜黄的下气破血，赤芍的活血散瘀共占剂量之半为辅，其中各药均有不同药效的消肿作用，在本方的配伍上，可以看出阳热之证的外敷，虽是从"热者寒之"投治，而仅是挫其热势，抑制炎症的扩张，其伍以活血破瘀，消肿止痛等辅助，则既可避免因寒凉郁遏而致气血凝结之弊，又可达到气血流行而肿热消除之效。我家常用验方普消散，即在这一配伍原则下制定的，作为肿疡内消之剂，处方为：

天花粉50克　雄黄40克　生南星20克　生半夏20克薄荷冰1克　安息香1克　面粉20克

研成细末，贮瓶密封，红肿焮热的以丝瓜叶汁或绿茶水调敷；属于半阴半阳之症，则以黄酒炖热后调敷有显效。本方以天花粉的清热消肿，雄黄的解毒杀菌，南星半夏的开郁消积，祛湿止痛，安息香的行血下气，伍以薄荷冰，取其辛香走散，

247

以助药力的推行而内消。

用于阳热之症的敷药，方书记载很多，其中大部分是清热消肿与活血破瘀配伍应用，这是本法之常；但亦有部分敷药仅用单味的，如外科启玄的清凉膏，即以生大黄一味用醋调敷，近代的玉露散即以芙蓉叶一味敷用，那末是否适应于阳热之症的内消？就我临床上不全面的观察中，其有效指征应是在初起红肿1～2日内，可以敷贴，即所谓"折伏其热势，驱逐其邪恶"的扑火之义，也就意味着应乘其毒未结聚之际，火势方张，即予扑灭，利在早用速用；本人曾以玉露散作四肢急性炎症酿脓期外敷加以观察，发现红热疼痛现象能迅速消失，而肿势则不能即除，但有促使化脓局限的作用，因之认为芙蓉叶性虽辛平，其清热凉血之功较著，而疏通宣散之力不足，在内消上尚不够满意，事实上要求单味药而发挥对一种症状的全面作用，显然是不可能的，此所以成方如意金黄散能历数百年而一直为外科界所常用，就在于组方面面俱到，敷用于阳热之肿疡较少偏弊，是它的优越性。我所常用的消肿膏为本人自制方，临床应用30余年，适用于阳实之证的内消，跌扑所致的瘀肿，并可用于箍脓促使脓肿的局限化，并可作为抽脓后及溃疡的局部周围的围敷药，均有确效，方剂组成为：

白陶土（或滑石粉）2.5kg　　硫酸镁 500 克

硼酸 250 克　甘油 1000 克　　桉叶油 10ml

0.1％雷佛奴耳液适量。

制法：以前三药拌匀后，加入甘油及雷佛奴耳液调成厚糊状，然后加桉叶油调匀即成，用时厚涂纱布上，盖敷局部，每日更换1次。

按本方药性和平，硫酸镁有局部退肿消炎作用，硼酸、雷佛奴耳、桉叶油均具杀菌消炎之效，白陶土作为赋形剂，调和诸药并有中和毒素吸收作用，厚敷局部则更使药力得以渗透患处而发挥其疗效。

冲和膏亦称阴阳散，是治疗半阴半阳之症，具有调和气血，消肿解郁的围敷药，原方为紫荆皮、独活、赤芍、白芷、石菖蒲五味组成，其中紫荆皮疏气逐血，独占总剂量的五分之二，为本方之主药，独活动荡凝滞之血脉，驱风散寒，赤芍的活血散瘀，两药共占总量的五分之二，白芷的祛风止痛与石菖蒲的破坚通窍，合占总量的五分之一为辅，就本方的配伍来看，在于疏通血脉，祛风散瘀，解除气血凝滞所致的癥结，药性既不偏于清热，亦不偏于祛寒，目的在于促使气血流行，则肿退而内消，故所用各药均在不同的药效下，具有其消肿的作用。

回阳玉龙膏亦称抑阴散，是治疗阴寒之症，具有祛寒回阳作用的围敷方，原方组成为草乌、军姜、肉桂、南星、赤芍、白芷六味，其中以姜桂热血生血，解阴寒凝结，草乌南星的开腠逐寒，消积定痛，与姜桂相伍，使寒凝得解而阳气得回，并用赤芍白芷的活血散滞定痛佐治，增强血行而达消肿；本方配伍以草乌、军姜、肉桂的大热之药占总量的三分之二，以南星赤芍白芷的除积散瘀之品占总量的三分之一，说明寒凝之症得热则行，是主要治疗目的，而除积散瘀正是协助凝滞得行后的推动作用。

总结寒、温、热三类围敷方的组成，是以不同的配伍剂型，以不同的治法达到消散肿毒，疏通血脉，使不致成脓为目的；从上列3个例方来说，其特点是不论症之寒热，所有方剂中均用了赤芍、白芷的活血行滞定痛的药物伍入，说明内消围敷处处重视通行气血这一先决条件；同时还能看到三个配方中，它的用量有多少之别，从"得热则行寒则凝"的经验去理解，就不难得出其组方意义，也可作为我们选择临床用方的借鉴与参考。基于上述认识，初步意见阳热之症，初起热盛毒聚亦可仅用清热之药围敷，不然则以行气活血药配伍为宜；至气血不和之症，重在疏气活血，气行血行；寒凝之症，首重温煦

249

气血，得热则行，而佐以活血，俾助积滞之推行。

围敷药的外敷，用于内消，基本上以全敷肿处为主，对于初起有头，或是成脓阶段，则以中留空隙，围敷四周为宜，能消则消，或箍毒以收缩根盘处理；至于箍毒敷药，历代更有专方，如《外科正宗》之四虎散，铁桶膏等，按四虎散原方为草乌、狼毒、半夏、南星组成，其中草乌逐风散寒，半夏南星导湿行滞，狼毒散瘀解毒，四药均有破积定痛作用，亦为古代外敷麻醉的要药；铁桶膏原方为五倍子、明矾、胆矾、铜绿、白芨、轻粉、郁金、麝香组成，按五倍子性涩敛，并有散热毒消肿之效，在围箍方中恃为主药的很多；如本方即与解毒散结之品配伍，以收缩散漫之根盘，亦有与大黄、芙蓉叶、白芷等配伍，专箍阳热之症的漫肿，均有疗效，为临床上成脓阶段的常用敷药。围敷药的传统用法，以末药用葱、水、蜜、酒、醋……等调后涂敷，均有一定的治疗意义，近代则有调成油类软膏或糊剂等应用。

2. 油膏

"涂以豕膏"是外科史上关于油膏的最早记载，考古代油膏的应用，大多用于溃疡，既用以被覆疮面而起保护作用，并具去腐生肌等药效，其组成包括基剂的猪脂、植物油等及相应的药物两个部分，猪脂不能久贮，易于变质，已少用不用，现多代以凡士林等，植物油则多制成药油，按临床需要而适当选用清热解毒或生肌长皮之药配伍煎熬而成，疗效较好，此法迄今仍有应用价值；药物方面除了制成药油外，也采用部分药物以作凝固的赋形剂，方法较多，并均有一定的配伍意义，如黄白蜡等兼有生肌作用，松香、黄丹等兼有拔毒作用，甘石、密陀僧等兼有收敛作用，有因经热后引起药效降低的，如麝香、梅片等，则又须俟凝结时加入调匀。随着时代的发展，现在大部分油膏制剂，采用凡士林、羊毛脂等调制，在操作上简便，除了部分药物必须煎熬者外，均可应用之。试以本人常用的黄连膏为例，本方对阳热之证，具有祛毒去腐，止痛消肿之功，处方：

黄连15克　黄柏60克　松香60克　黄蜡75克　植物油500克

制法：以前两药浸入油内，夏三天，冬七天为度，然后以文火熬枯去渣，加入松香、黄蜡溶化后即成。

方中黄连、黄柏清热解毒，而松香则兼具拔毒长肉之作用，对于手部疔毒外敷，能制止疼痛，并有助于腐栓的脱落。近年来改用黄连黄柏细末，以凡士林调制，疗效观察，去腐止痛之作用稍逊，而治急性湿疹流滋的有显效。其中因减去松香的原因外，也可能与调制方法不同有关。

《疡科纲要》载有象皮膏方，对溃而不敛的生肌颇效，其药物配伍，从补血活血，调整局部血行，而以大量生肌收敛之品伍入，使肌肉自生。本人在临床上常用自制的当归膏施治，用于气血虚而不能收敛的溃疡有显效，处方：

当归60克　生黄芪120克　黄蜡90克　甘石60克　植物油500克

制法：前两味浸入油内3～7天，然后熬枯去渣，加蜡溶化后，以甘石粉撒入拌匀。

本方以黄芪的益气固表，当归的补血活血，并配以甘石、黄蜡的生肌敛疮，特别对于一些体虚不能化毒的溃疡，敷以本膏，则脓腐渐去而新肉生长。就本方的制法来说，宜以煎熬方式为好。

肿疡内消的油膏，大多以凡士林为基剂，调入适当中药而成，最普遍的如金黄散油膏，即是以凡士林调成20%软膏，用于阳症脓肿的消散，亦常加入硫桐脂10%，以增强疗效。本人常用的清热消肿膏，通过临床观察，疗效颇满意，处方为：

芙蓉叶30克　赤小豆30克　制乳香18克　制没药18克炙山甲15克　全蝎6克

251

本方以芙蓉叶、赤小豆的凉血清热，占总量之半，制乳没的活血化瘀，山甲的攻坚散结，全蝎的消肿解毒为辅，临床上对坚结的阳实之症有显效；至于火毒炽盛的急性炎症，则本方清热之力尚嫌不足，而攻坚散结之应用，易致热毒扩散，亦非所宜，故在本方基础上另备一方，去山甲，加生大黄15克、青黛6，使全方清热解毒之力占三分之二，藉以抑其火热之势，而以活血消肿之乳没全蝎，疏通壅滞之血脉，对急性炎症以及疖肿等均有良效。

3. **膏药**

膏药为中医外科传统外治法之一，分为两大类型，一为适用于肿疡的消散，或是成脓未溃前的箍毒之用，一为适用于溃疡的保护疮面，并具解毒生肌之功，临床上对肿疡内消来说，现阶段属阳热之症，每用相应的围敷药或软膏外敷，至于阴寒之症，则仍以膏药敷贴为好，以其药力持久，并能渗透入里而使症状改善；如阳和解凝膏，具有温经通络，驱风散寒，行气化痰等疗效，能统治阴症疮疡，初起能消，溃后能改善局部症状，对愈合有帮助，但制炼复杂，故目前均以市售制成品敷贴。其他如《医学心悟》的普救万全膏，配药五十余味，《赤水玄珠》的三妙膏，配药六十余味，均能统治外科诸症的初、成、溃、敛，又能兼及有形之内症，曾见民间有制作馈送者，均有不同疗效，现较少见。近代膏药大多以太乙膏作基剂，用于溃后遮风护肉的，则以纸薄摊；作为肿疡内消的，则以末药拌入厚摊，临用亦有再掺消散药末，以增药效。如本人常用的消散膏，即是以太乙膏为基剂，原方为：

炙蜂房120克　公丁60克　荜茇60克　细辛60克　制乳香90克　制没药90克

共为细末，每太乙膏500克烊化后，加末药50克，拌匀摊贴。

本方组成以蜂房的消肿定痛，解毒杀虫，以其能治恶疮，故列为本方主药，公丁荜茇辛热以祛寒凝，细辛温经散结，浮没通行气血，为治疗阴疽及色白漫肿的瘰疬、乳癖、流注、附骨疽等初起肿疡有内消止痛之功，但对阳热之症则不宜敷用。本人临床上对于结肿坚硬的，每同时掺入消核散和匀盖贴，获效甚佳。

在膏药剂型上尚有千捶膏一种，历代外科方书记载颇多，在药物配伍上，则各方稍有参差，为用于疔疮发疽的提脓去腐，深部脓肿的聚毒拔毒之用，本人常用方为：

蓖麻肉 60 克　松香 60 克　制乳香 9 克　制没药 9 克　银硃 15 克　轻粉 12 克　麝香 0.3 克

以蓖麻肉、松香末入石臼捣细，加入后五味药同捣千余下，成红褐色膏药。用于疔疮、发疽初起，以本膏按脓头大小捏成薄片盖局部，可以聚毒拔毒；深部脓肿，脓不透达，以本膏敷贴，可使脓毒外达，移深居浅；深部脓疡溃后，脓腐不尽的，以本膏捏成枣核形，插入溃孔，可以提脓去腐。本膏制炼较繁，故一般改用蓖麻油 60ml 加松香烊化搅匀，然后将各药徐徐撒入，随撒随搅，待稍冷后，浸清水中备用。

4. 粉剂

粉剂为中医外科所特有的外治法，根据施治要求，以数种药物研成细末配伍而成，大致可分为用于消散、去腐、生肌等几个类型。

消散药：消散肿疡在应用膏药、油膏的同时，加用粉剂掺入，在于增加药效，这些粉剂，亦有阴阳之分，目前属阳热之症者，治法较多，应用膏药渐少，且敷用油膏等均有内消作用，非属重症，一般不用粉剂掺之，本人原常用方红消散，具有活血止痛，消肿解毒之效颇著，处方：

月石 30 克　雄黄 6 克　东丹 6 克　轻粉 3 克　樟脑 3 克
冰片 1.5 克

研成细末，贮瓶密封。临用撒布于膏药或油膏上敷贴局

253

部；本方月石东丹有清热去瘀散结作用，雄黄轻粉解毒杀菌，并佐以樟脑冰片的香窜止痛而散郁火，凡属严重的阳实之症，每以本散配合清热消肿膏敷用，获效良佳。

属于阴寒之症的，在敷贴阳和膏或消散膏等温煦膏药时，每时适当散剂撒布于膏药上，以增强温经散寒，活血破坚之力，此种治法，临床应用最为普遍，我所常用的有丁桂散、麝桂散，以及家传消核散，按丁桂散处方为：

公丁香 50 克　　肉桂 50 克

研成细末，临用撒膏药上敷贴。按公丁、肉桂为辛温辛热之品，气血结聚，得热则散，而公丁兼有开郁之力，肉桂能疏通血脉，两者相伍，加强消散之功，屡用有效，其属深沉骨痛之症，则加麝香撒布，以其渗透力强，可引各药直接在病所发挥作用，一般的是在丁桂散原方中加麝香 0.5 克。

消核散的应用，我家已列三世，以其活血通瘀，消核除积的疗效确实，诚属价廉效高之方，处方：

肉桂 90 克　　山奈 15 克　　公丁香 15 克　　细辛 15 克　　姜黄 15 克　　生半夏 15 克　　制乳香 15 克

共研细末，贮瓶密封，临用撒布消散膏上敷贴局部。

本方以肉桂的辛热祛寒，疏通血脉为君，占全剂量之半，并以山奈温除寒湿，公丁温散解郁，细辛散风行血，半夏消肿除积，乳香活血伸筋，姜黄破血行气配伍，使坚者化而结者散，疗效显著，部分坚硬之症，已历久不消者，则在膏药中心加硇砂末少许，其消坚之力更强。

去腐药：去腐为疮疡化脓外溃后的主要外治法，在药物配伍上，大致可分为含汞与无汞两大类，临床上观察，以含汞的疗效较好，故至今仍为外科的主要外用药，部分患者对汞类药物过敏的，则宜改用无汞药物撒布。

含汞去腐药主药为升丹，升丹有大升、小升之分，两者在去腐拔毒上亦有强弱之分，升丹的应用以陈久者良，因其燥烈性暴之弊已经尽去，质纯而效高，敷用后多不觉痛，对于局部症状严重的，我每喜以陈升丹纯品点敷，获效最速。去腐类方配伍，以升丹的含量来衡定其去腐作用，一般以石膏作赋形药，如三味散：升丹 30 克　生石膏 30 克　青黛 3 克

按本方升丹占全方的 50%，药仅三味，为用于脓疡切开初期，或腐多不脱的溃疡面敷撒，有着强力的去腐拔毒作用，盖外症之溃，均属热腐成脓所致，生石膏的寒凉之性，青黛的清热散火，有助于炎症的消退，临床上除阴寒之症外，一切溃疡多能获脓腐外泄而肿势减退之效，然后应以拔毒长肉处理，如本人常用的三厘散组成为：

升丹 20 克　煅龙骨 15 克　寒水石 15 克　熟石膏 50 克

本方升丹含量为 20%，其余三味均属收敛之剂，当溃疡脓腐渐去，余毒未尽之时，治应拔其余毒，递减升丹含量，而以熟石膏等被覆创面，促使皮肉生长，腐去新生并用；有些溃疡，脓腐已减，余毒尚盛，四周肿势未尽的，常以熟石膏易生石膏，酌加青黛少许，使本方成为清热消炎，拔毒去腐，生肌长肉，全面具备的作用。至于脓腐将净或已净时，视临床症状，可以熟石膏为基剂内含 5%～10% 的升丹撒布，定名为九一丹，具有生肌收口之效，无余毒羁留之弊。至于石膏用生熟配伍问题，生石膏其性寒凉，为阳明经清热之要药，胃主肌肉，而溃疡之形成，多为热盛肉腐所致，以之撒布局部，深合脓毒炽盛时的清热解毒原则，有助于局部的消炎退肿；石膏煅后，则寒凉之性尽去，转为温燥之品，故有收敛生肌之力，适用于溃疡的脓腐已去，以助生肌长肉作用。外治原同内治，对于虚症疮疡，在化脓外溃之际，每见四周坚肿不消，此为气血凝滞，不得尽解之象，往往脓腔深大而新肉不长，我每用行气活血之品如乳没等，作为升丹的赋形药辅治，以其能直接作用于局部，撒布以后，获效颇为满意，常用的提脓散为：

升丹 50 克　制乳香 50 克　制没药 50 克

255

本方升丹含量为33％，配以乳没，俾使气血之凝滞得以化解，气血和则脓腐渐化而新肉渐长，此与实症溃疡有显著的区别。当腐去新生阶段，由提脓散衍化为长肉散方，使升丹含量为10％，乳没之量相应增加为溃疡将敛阶段的外用药方。

关于阴寒着骨之脓肿，切开之后，溃孔深而脓出稀薄，此为毒邪深伏，凝结在里，治应内托为主，使凝伏之毒，得以外达，此为不二之措施；在外用药方面，亦应相互结合，从提毒祛腐着手，我常用乌金散点敷，外以阳和膏盖贴，乌金散方组成为：

草蔛炭60克　巴豆炭60克　升丹30克

共研细末，点敷局部。

草蔛肉具有提毒追脓之效，并能出有形之滞物，故对死骨的外排，有一定作用，巴豆肉拔毒化腐，并能解凝结之滞邪，加用升丹以增强草巴的去腐拔毒作用，故用治阴疽之症，最为合拍。对于忌汞患者，也可去升丹，改用雷佛奴耳0.2克研匀敷用，惟较乌金散原方稍逊。流传民间的去腐类粉剂，配伍各有不同，其赋形药的选择，除石膏外，多具有各家学术思想的经验用药，加以分析，基本上可以了解其效用价值。

无汞去腐药的优点在于很少引起不良反应，但各方应用范围，各有限制性，如本人常用方一气丹，对疗疮，发疽初起，脓腐不出者，有聚毒排脓之效，方剂组成：

斑蝥15克　制乳香9克　制没药9克　血竭3克　炒元参9克　元胡6克　麝香1克　梅片1克

各研细末，按量混和后研匀，贮瓶密封，临用以少许点疮头上。

按本方流行颇广，用药上各有不同，此为我家经验方，方中斑蝥用量特大，能蚀死肌，拔毒去腐，为本方主药，伍以元参的清热散火，元胡的解气血凝结，乳没血竭的活血和血，并均有止痛作用，以麝冰的香窜引诸药入里，故能迅速获得拔毒肿退之效，对于疔疮、发疽初起及痈疽大毒之腐揩不脱者，以之掺用，均有良效，及其腐脱以后，则又须慎用，因斑蝥能蚀死肌，亦能伤及新肉，不能如升丹的可以统治溃疡各阶段。另如黑虎丹等亦有一定的适应证。本人在临床上对于忌汞患者的治疗，尝以生石膏为赋形药，每 100 克分别加入雷佛奴耳 3 克、1 克、0.5 克三种，组成粉剂外用，不属于严重毒盛的溃疡，均有一定疗效。

生肌药：生肌为溃疡后期的主要治法，凡属阳实之症，仅以九一丹等外敷，即可愈合，所谓毒尽则肌自生。至于溃疡面大，以及阴虚之症，因正气渐虚而无力生肌者，则外用药的辅治，极为重要；在方剂组成上，除应稍加轻微去腐作用的药物配伍，使余毒得以外排，其它亦有以参茸珍珠等品伍入，以加强生肌疗效。本人常用的经验方有下列几种，如红珍生肌散，对大面积溃疡有卓效，处方为：

海螵蛸 100 克　制乳没各 30 克　血竭 10 克

研成极细末，撒布局部。

海螵蛸能燥脓收水，血竭、乳没调和气血，化腐生肌，就临床观察，急性感染所致的大片溃疡，在脓腐将尽阶段，本方的撒布，往往生肌迅速，疗效卓著。按其中乳没两味，即海浮散方，为通用生肌药之一，本人临床应用数十年，常因两药去油制炼方法不同，在疗效上有所区别。

对久溃不敛的溃疡面，则用八宝丹的疗效较好，处方为：

煅甘石 3 克　枯凡 1.5 克　象皮 3 克　血竭 3 克　制乳香 3 克　制没药 3 克　煅龙骨 6 克　轻粉 1 克

按本方为家传验方，其中甘石与枯凡并用，以代珍珠，在临床中观察，本方的生皮之效极快，实较一般的以珍珠为生肌主药的方剂为佳，每日撒布 1 次。

有些溃疡面大，或因提毒过甚，或因正气渐虚而生肌无力，以致新肉外突，此与一般的胬肉外翻不同，治应于生肌药

257

中配以涩敛之品，本人常用方为十味生肌散，处方：

蜂房炭18克　五倍子30克　煅龙骨3克　制乳香3克　血竭3克　轻粉3克　象皮3克　琥珀2克　珠粉1.5克　梅片1克

研成细末，贮瓶密封，撒布局部。

本方以五倍子的收涩之性，使外突之新肉内敛为主药，蜂房的解毒，轻粉的燥湿杀菌，以祛其余毒，并以大队生肌之品，助其收敛疮口，临用以棉垫紧压局部，使新肉平复而皮自生。本人常以方中蜂房，五倍按量研匀后，每15克加八宝丹6克和匀撒布局部，疗效亦好。

按语

鉴定外用药的疗效，首应掌握其配伍原则，包括药物的选用，剂量的轻重，均有一定的关联，吴师机在通过临床实践的经验积累，所写《理瀹骈文》一书中，提出外治同于内治，外治之药亦即内治之药，就是治疗方法的不同，为外用药作出了正确的评价和指导意义。

外用药原则上是分为肿疡、溃疡两大类，肿疡外治的要求是内消与箍脓，内消在于活血化瘀，相应地根据肿疡的致因，解决其局部瘀结，酿脓阶段则以聚脓箍毒为法；溃疡首先拔毒去腐，选用适当药物，以使腐去新生，其后因肌肉不生，则审其原因，则助以收敛生皮之品；本节所谈均就各种治法的应用与配伍之常法而言，至于有些外用药方其制法配伍较为奇特，疗效又属可靠者，大多是各家不同的经验积累产物，此种秘方，为数不会多，且其应用范围比较局限，不若一般外用方的广泛适用于临床。

外科外用药的制炼及其作用

外科之法，最重外治，以其能直接改善局部症状，解决疾病的癥结，一直为中医外科临床上的主要治法；而外用药要取得显著疗效，必须具备两个条件，一为制炼方法谨严，这样可以屡用屡验，得心应手，两者缺一，临诊用药，心中无底，则不能掌握疾病转归的预期要求，影响疗效，所以历代外科医家，均赖自制配用，就在于能了解药之性能，则治无不效。外用药包括范围，大致可分为膏药、油膏、围药、掺药几种类型，而其中膏药油膏均以炼药油为关键，围药掺药则以药物的制炼方法为关键，所谓制炼如法，亦就是达到符合应用的要求为准则，有关膏药油膏的制法，方书记载已多，一般生药，以研磨极细为主，故不拟再赘，现就常用掺药的制炼及其作用，谈谈个人的体会。

1. 乳香没药制法不一，效用有异

乳香、没药外科应用广泛，肿疡内消取其活血消肿，散瘀止痛，溃疡去腐则伍乳没调和气血，使腐肉易脱，如海浮散则用以生肌敛疮，作用有别，全在制炼之法。乳香没药均属树脂，含有树胶发挥油，性粘难研，并每有树枝等杂质混合于原药内，故清除杂质为第一步手续，然后方可制炼。传统制法有二种，为灯芯拌炒与清炒，以去除油质，便于研细应用；灯芯拌炒操作方法：将灯芯剪成约1寸长1段，每斤乳香或没药，约用灯芯4～180克，置铁锅内用文火不断拌炒，至乳没成褐黄色离锅，去除灯芯残渣，研成细末，清炒则不用其他吸油物品伍入，亦以文火不断的炒至灰褐色离锅，研成细末，此两种制法尚剩有少量油质，研细时可见部分药物粘附于磁钵上。除上述两法外，江浙一带有用葱煮法，以葱管1大握，剪成约2寸长，将葱水煮开，投入乳没烊化，然后去除杂质及葱管，待冷定则乳没结成白色片状浮于水面，取出研成细末，色白而质纯，但亦有粘涩感；另一法为程国彭所订的海浮散制法，分别在箬皮上烘去油，须更换箬皮数次，使乳没成黑褐色，研成细末则无粘性，但制法较繁。以上四法，均经试制配成海浮散，

259

分别撒布于溃疡面，从实践中进行观察，各种制法作用有所区别。主观上认为灯芯炒及清炒的，呈褐色气味微香，生肌作用一般，敷用后肉芽增长快，具有活血散瘀之性，作为围药及膏药内掺药的配方最为适宜；葱煮法研细时色白，有如松香树脂气味，具有轻度化腐作用，对腐去不尽者用之，有去腐生新之功，但敛疮作用不理想，适用于去腐类外用药的配方较好；箬皮上烘法，研细后有焦香味，具有生肌敛疮作用，溃疡面的愈合较上述三法为速。

海浮散的制法，程国彭记载最早最详，从临床应用的疗效来看，本方生肌而不留瘀，说明确是程氏在实践中得来的宝贵经验，现在采用此种制法的并不普遍，考其原因，操作复杂，大量制用费时，并每斤原药去油以后，乳香约得 150 克，没药在 200 克左右，损耗较大，但疗效较高，是其优点，以上均是个人在临床上的感性认识，供参考试用。

2. 蓖麻巴豆制炭存性，去油宜尽

蓖麻巴豆两味相伍称"乌金散"，为外用拔毒去腐之方，去腐而不伤新肉，对忌汞患者尤为适合，本品生药对皮肤均有刺激性，巴豆并能引起局部皮肤坏死，历来采取制炭存性，去油务尽，以避免皮肉刺激，存性则拔毒去腐之效不减，本方重点在于制炭操作过程，爰录之备考。

先将蓖麻肉、巴豆肉分别用粗纸数层包裹，压榨去油，连续数次，制成为"霜"，然后置铜锅内，用文火不断拌炒，至色黑取出冷定，研细无黏腻感为度。操作要求在于用文火不断拌炒，使热度均匀，剩余油质在加热后逐渐挥发，当药物色渐焦黑时，尤须拌炒不停手，这是制炭存性关键，操作中火力过旺，往往造成外观焦黑，油质不尽，制成散药撒布，黏腻不匀，并局部出现水肿状刺激性炎症，若枯焦成灰，失去药效，均能影响质量，故以文火为宜。操作者拌炒时并应注意保护面部器官，防止刺激黏膜，引起中毒现象。属于植物种子含油成分较富的,外用制法均可通用。

乌金散拔毒去腐之力虽不及升丹,但对忌汞者的去腐拔毒来说,尤以深部溃疡,本方仍属较为理想之品;临床应用体会,药效的鉴别就在于炒制过程,能否达到要求而定,有些制成后,贮存数月启用,若药末粘结,说明尚含有少量油质现象,此种成药,易于变质发霉,不宜久藏,应加注意。存久仍干燥不粘结的为恰到火候,可以历久不变质。

3. 斑蝥蜂房均须去毒,火候不同

斑蝥蜂房均为外用虫类药,炒制方法,一宜文火一宜武火,均为"存性"的原则而有别,斑蝥有大毒,用于拔毒、发泡、追蚀之效甚佳,斑蝥的炒制目的,是去除其部分毒性,历来传统以糯米拌炒,此法深合实用,操作方法用糯米与斑蝥拌匀,在文火上炒至糯米呈焦黄色离火,俟冷定后拣出斑蝥,研细呈咖啡色,所以应用糯米拌炒之原意有二:①因斑蝥体积较小,直接炒制,易致火候不匀,而产生有的焦枯失效,有的则太嫩而毒性不去,加用糯米拌炒,可使热度均匀,同时视糯米的色转焦黄,即为斑蝥之炒制适度的标准;②糯米拌炒,可以吸收与中和部分斑蝥毒素,对去除毒性要求,亦有一定作用。

蜂房有毒,有去腐拔毒作用,并且收敛生肌之效,本品质轻,制法宜以武火急炒,操作方法,分别扯碎或剪成小块,基本达到大小均匀,然后将铁锅烧热放入蜂房,不断地炒至色呈焦黑,立即倾于预备的木板上,摊开候冷,然后研细,呈黑色或略带焦黄色为度。至于本品兼具收敛生肌作用之说,系临床中实际观察所得。本品为蜂窠及部分幼蜂虫体组成,经炒制后曾配伍于内服药中煎服或吞服,均未见不良反应,且有明显益阳及内消疮疡作用,故对溃疡久不收口,新肉不红活的,用本品单味撒布,取得逐步缩小溃疡面的疗效,因之,我常以本品配伍收敛性药物,用于生肌颇为满意,此可能因制成炭质,对于收敛起一定作用。

261

4. 象皮鳖甲，外用宜炙，方法各别

象皮为外用生肌良好的药物，但质韧且厚，坚韧不易粉碎，必须炙炮处理，操作方法，先用水浸二日待其软胖后，切成均匀薄片，然后晾干，放入粗冷砂中拌匀加温勤炒，随着砂的热度逐渐增高，象皮体积逐渐膨胀质变松脆，至色焦黄后离火，再拌炒数分钟，然后筛去粗砂待冷定后研成焦黄色或黄色的细粉末。若用水少许稠和，即形成胶汁样粘涩物，故配伍其他相应生肌药后，撒布溃疡面，能形成薄膜被覆创面，起保护作用，并促进表皮的生长；尤以腐尽而无生肌能力的慢性溃疡，疗效较好。属于动物皮类的炮炙，均可采用先以冷砂拌匀，然后加温勤炒。

鳖甲亦为外用生肌良药，本品为骨质类硬壳，不易粉碎，也须炙炮处理，但与象皮炙法不同，应将粗砂先炒热至烫手程度，然后将鳖甲放入拌炒，至色转黄质脆用手能折断程度，筛去粗砂，研成呈淡黄或淡灰色细末，（属于动物甲壳的炮炙，大部可采用本法）本品具有收敛、改善局部血行作用，配伍相应药物，对于大面积溃疡的生肌作用较显著。

5. 甘石石膏煅法不同

炉甘石性能燥湿止烂生肌，为外科临床上常用药，本品须加药汁煅制，其方法以甘石置铁罐中，搁炭火上烧至甘石通红，然后倾入预制的药汁中淬之，未曾粉碎的甘石块，继续放入铁罐中置炭火上反复煅炙，至无粗块为度。倾入磁钵内带水研细，亦称"水飞"，研至细腻无声；此是一般的方法，待药物沉淀，逐步滤去水汁，或不过滤即行晒干备用。我家仿眼科制药方法，在水飞过程中，先将轻浮于上的甘石细末，例入另一容器澄清，随研随倒，最后仅剩残渣少许，不易研细的，则弃去不用，然后将多余水分抽出，再行晒干，所得煅甘石细腻无粗粒，用以撒布新肉满布之疮口，可无疼痛感觉。至于药汁用方，一般甘石 500 克，用黄连、黄柏、黄芩各 30 克，煎成药汁备用，亦有黄芩改为大黄，或则迳用黄连一味煎汁的，但以前三味组成的疗效较好。

煅石膏亦为外科常用药物，可作为生肌收敛剂，并为拔毒去腐的赋形剂，石膏煅制最简易，祇直接投入炭中烧至白色即可，取出冷却，研成细末即成。一般习惯应放置数月，退火毒后配用。属于金石类药物煅制外用的，大多煅后通过"水飞"手续，使药粉达到极细的要求，质较脆的，则煅后即可应用。

6. 芒硝火硝提炼有异

芒硝为泻热之剂，外科用治口舌生疮及咽喉疾患，清炽盛之热邪，清局部炎症为主。本品的制法有二，一为"元明粉"，是以本品加水（适量）加温溶解，再投入适量的切碎莱菔，启盖同煮至硝完全溶解后离火，用棉纸过滤去除杂质，待冷定结成晶体，阴干研细贮用。大暑天不易结晶，不宜提制。一为"西瓜霜"，其制法又有二种，①选择西瓜留到霜降时，切去蒂部，扒出瓜瓤，将芒硝填入瓜腔内，密封后置通风处，日久瓜皮外有白色粉末析出，用鸡毛或鹅毛扫下贮存，其色白质细如霜，故名西瓜霜，为上品。②用黄泥缸一只，将切碎西瓜皮和芒硝交错分层置于缸内，缸口用纸数层密封，放置通风处，日久缸外有白色如芒的结晶析出，扫下拣去杂质再用水煮后去渣，冷定即成结晶，质量较元明粉佳。

芒硝的制炼主要在于清除杂质，临床上以西瓜霜最为适用，因其质地纯洁，特别是咽喉疾患，以本品吹入，消炎甚速，有滋润不发燥的感觉，玄明粉亦可作为外敷消炎之用，冷罨局部能改善炎症的症状。

火硝为辛温之剂，外科用为升降两丹必需之品，在炼制升降丹中以干燥及杂质不多为标准，不必另行提炼，故不拟多谈。现就本品单味提炼法，以及已戍丹治疗疯犬蛇咬伤的作用，简介之，已戍丹为民间验方，亦曾见于方书，但药物剂量则稍有差异，现我所述的已戍丹系采自民间一孤寡老妇，赖此

263

方配制丹药为人治病生活，秘不肯传，在解放前二年病死，临终前此方为一服侍他的邻居所得，但配成丹药后效果不佳，其后辗转传于我手，原方为麝香、犀黄、珍珠、甘石、腰黄、火硝、梅片各等分，以本丹点于眼内眦，1日3次，当时我以为其药均无剧毒，而仅少许点于眼眦部，不致引起弊端。乃试制少许，自点于眼眦部，觉刺痛剧烈，一小时后出现眼膜充血，经洗眼后于翌日始退，细审全方，大部均为眼科常用药，对眼膜无甚刺激，仅火硝一味，眼科中少见，检视所配之火硝，呈黄色结晶，乃请教于老药工和老中医，吸收经验，再行提炼，至色洁白为度，终获成功，使本方发挥其良好的疗效。曾以本方用于临床多方治疗，如症状垂危，蝮蛇咬伤的昏迷中毒患者，经以本丹点于眼内眦，当天神志清醒，配合局部治疗而脱险为夷。其后×医院收治一蝮蛇咬伤危重病人，亦用此法治疗痊愈。因此可知一药的制炼合法与否，直接关系全方的疗效。关于本方应用于疯犬咬伤，因未经实用，不加记述。

火硝能散三焦郁火，破坚除积，有达表以散邪之功，本品提炼用瓦盆一只，将清水煮沸，倾入火硝，烧至水干为度，翌日即出现火硝满布瓦盆内，呈淡黄色结晶，用刷扫下，再次反复提炼3～4次，至洁白色结晶时，研细点于眼内无刺激性。

外科经验方

临症必须辨证论治，为中医治病的特点；方剂是治疗的手段，是合乎证治原则，经过长期的医疗实践总结的成果，所以示人以规矩方圆，为灵活运用作出治疗依据。外科经验方包括内治外用两类，是长期临床中几经实践考验，千捶百炼摸索而成的效方，以既不离每类病种的证治原则，而又有显著疗效为宗旨，所以数量不在于多，而在于效。这里所列的内服外用验

264

方，均从本书中汇集而来，以供参考备用。至于组方意义，适应范围，临症加减等，本节中一律从简，宜参阅书内原文，因一个方药临床应用的要求，必需贯彻理、法、方、药的整个体系，在于了解"病"与"方"的相应组合意义，才能充分掌握运用，而不是执方不变。

内服方

1. 七味治疗汤（ ）

处方：夏枯草　菊花　地丁　银花　蒲公英各 9 克至 15 克　蚤休 6 克　生甘草 3 克

功用：清热解毒。

主治：颜面疔疮，手部疔疮，多发性疔肿。

2. 知柏解毒汤（ ）

处方：黄柏 4 克　知母 6 克　丹皮 6 克　银花 12 克　连翘 12 克　玄参 12 克　带皮苓 12 克　生米仁 12 克

用功：清热利湿，凉血解毒。

主治：烂疔溃烂期。

3. 解毒追疔散（ ）

处方：黄连 2 克　黄芩 6 克　银花 12 克　连翘 12 克　蚤休 6 克　山楂肉 9 克　丹皮 6 克　牛蒡 9 克　菊花 12 克　生甘草 6 克

功用：清热解毒，凉血散结。

主治：疫疔。

4. 加味三星汤（ ）

处方：玄参 15 克　焦山栀 9 克　银花 30 克　蒲公英 15 克　生甘草 9 克

功用：清热解毒。

主治：阳实型发疽。

5. 羌萎四妙汤（ ）

处方：羌活 3 克　当归 9 克　生西芪 12 克　银花 15 克

生甘草 5 克　全瓜蒌 12 克

功用：疏解和营，托毒透脓。

主治：发疽。

6. 鹿角托里汤（　）

处方：鹿角胶（或鹿角片）9 克　生西芪 12 克　当归 9 克　白芍 9 克　白茯苓 12 克　银花 15 克　远志肉 5 克　生甘草 5 克

功用：温扶督阳，托里排脓。

主治：阴寒型发疽。

7. 黄芪托毒汤（　）

处方：生西芪 12 克　当归身 6 克　生白芍 5 克　怀山药 12 克　陈皮 6 克　银花 12 克　广郁金 5 克　白茯苓 12 克　泽泻 6 克

功用：益气托毒，排脓消肿。

主治：气虚型发疽，深部溃疡。

8. 舒筋活血汤（　）

处方：川楝子 9 克　炒元胡 6 克　当归尾 6 克　陈皮 6 克　川连 1 克　赤芍 4.5 克　制乳没 9 克（各半）　生甘草 2 克　忍冬藤 12 克

功用：理气活血、舒筋通络。

主治：髂凹流注。

9. 双活祛寒汤（　）

处方：羌独活各 3 克　防风 3 克　大秦艽 9 克　当归 9 克　赤芍 5 克　制半夏 6 克　白芷 3 克　细辛 1 克　忍冬藤 12 克　白茯苓 9 克　川牛膝 9 克　炙僵蚕 12 克

功用：解表祛寒，活血消肿。

主治：深部脓肿。

10. 和营托毒汤（　）

处方：生西芪 9 克　川桂枝 4 克　炒当归 9 克　赤白芍 9

克　生炙草 6 克　忍冬藤 12 克　陈皮 6 克　白茯苓 9 克　炙僵蚕 12 克

功用：益气和营，托里消肿。

主治：深部脓肿。

11. 透脓汤（　）

处方：生西芪 12 克　当归身 9 克　白芍 9 克　忍冬藤 12 克　皂角针 9 克　炙甲片 4 克　甘草节 5 克

功用：托毒透脓。

主治：深部脓肿化脓期。

12. 疏气消肿汤（　）

处方：炒柴胡 4 克　川芎 4 克　当归 6 克　赤芍 4 克　青皮 6 克　忍冬藤 12 克　制香附 9 克　炒枳壳 6 克　全蝎 1 克

功用：理气和络，活血散结。

主治：胁疽、肋疽。

13. 消乳汤（　）

处方：青皮 12 克　橘叶 12 克　蒲公英 30 克　生甘草 9 克　白蒺藜 9 克　当归 9 克　赤芍 6 克　浙贝母 12 克　白芷 3 克　全瓜蒌 15 克　炙僵蚕 12 克

功用：理气解郁，清热通乳。

主治：急性乳腺炎。

14. 橘叶汤（　）

处方：细苏梗 9 克　淡黄芩 5 克　焦山栀 9 克　银花 12 克　橘叶 12 克　蒲公英 30 克　青皮 6 克　生石膏 12 克　代代花 7 朵

功用：清热疏气。

主治：怀孕期乳腺炎。

15. 蝎桃膏（　）

处方：全蝎末 15 克　核桃肉 120 克

功用：滋补肝肾，解毒散结。

267

主治：瘰疬。

16. 取渊汤（　　）

处方：辛夷6克　当归9克　山栀9克　柴胡3克　贝母3克　玄参30克

功用：清火益脑。

主治：鼻渊。

外用方

1. 拔疔散（　　）

处方：苍耳虫150克　明矾末15克　朱砂2克　黄升丹15克

制法：以明凡朱砂末与苍耳虫研匀后阴干或用石灰收干，再加黄升研成细末。

功用：拔疔去腐。

主治：疔疮。

用法：点敷局部。

2. 淋洗方（　　）

处方：透骨草30克　生艾叶12克　鸡血藤15克　威灵仙9克　川牛膝9克　千年健9克　甘松6克　香葱1小握

功用：行气活血，命筋活络。

主治：疮肿引起筋络痹阻。

用法：煎汤淋洗局部。

3. 青军膏（　　）

处方：青黛3克　生大黄9克　生半夏3克　冰片2克　制乳没3克　樟脑18克　生南星3克

制法：共研细末，以凡士林调成20%软膏。

功用：清热消肿。

主治：化脓性骨髓炎。

用法：外敷患处。

4. 塞鼻方（　　）

处方1：公丁香1粒。

功用：开郁散结。

主治：急性乳腺炎。

用法：研成细末，蘸于酒精棉球上，用纱布包裹后，塞入患乳对侧鼻孔。

处方2：生半夏半粒　白芥子7粒　葱头1个

功用：利气化痰，消肿除积。

主治：急性乳腺炎，乳疽，乳癖。

用法：研末捣匀，用两层纱布包扎后，塞入患乳对侧鼻孔。

5. 六和散 （　）

处方：海螵蛸9克　煅龙骨9克　象皮6克　乳香6克　轻粉6克　血竭6克

制法：先将海螵蛸、血竭研细后，加入全部药物，共研成极细末。

功用：生肌长肉。

主治：臁疮、褥疮、冻疮及溃疡面腐去新肌不生。

用法：用少许直接撒布疮面，再盖敷料。

6. 鼻渊散 （　）

处方：芙蓉叶30克　冰片1克

制法：共研细末。

功用：清热消炎。

主治：鼻窦炎。

用法：吹入鼻腔内。

7. 苍耳散 （　）

处方：苍耳子　白芷　辛夷　薄荷各等分　加冰片少许

制法：共研细末。

功用：消炎通窍。

主治：鼻渊。

用法：吹鼻腔内。

8. 提毒散（　）

处方：蜈蚣（炙）10 条　全蝎（炙）3 只　制乳没各 9 克 升丹 3 克

制法：共研成细末。

功用：化腐止烂，止痛化瘀。

主治：脱疽。

用法：以少许直接撒敷溃疡面，再盖膏。

9. 大升丹（　）

处方：红升丹 10 克　白大升 2 克

制法：共研成细末。

功用：拔毒化管，去腐生新。

主治：瘘管，深部溃疡。

用法：以少许直接点敷深部溃孔后盖膏。

10. 化腐吊药（　）

处方：白吊药 30 克　蟾酥 3 克　蜣螂 6 克

制法：共研成细末，用白芨水调成厚糊状，搓成绿豆大丸 药，晾干备用。

功用：拔管去腐。

主治：年久瘘管长期不愈。

用法：以本丸 1 粒插入溃孔，隔 3 日更换敷料。

11. 普消散（　）

处方：天花粉 50 克　雄黄 40 克　生南星 20 克　生半夏 20 克　薄荷冰 1 克　安息香 1 克　麦粉 20 克

制法：共研细末。

功用：清热消肿。

主治：阳实痈肿初起。

用法：用丝瓜汁、绿茶水或黄酒调成厚糊状涂敷患处。

12. 消肿膏（　）

处方：白陶土（或滑石粉）2500克　硫酸镁500克　硼酸250克　甘油1000克　桉叶油10ml　0.1%雷佛奴耳液适量。

制法：以前三药拌匀后，加入甘油及雷佛奴耳液调成厚糊状，然后加桉叶油调匀。

功用：消炎退肿。

主治：痈肿、乳腺炎等初起及化脓期，促使消散及箍脓作用。

用法：厚敷患处。

13. 黄连膏（　）

处方：黄连15克　黄柏60克　松香60克　黄蜡75克　植物油500克

制法：以前两药浸入油内，夏7天，冬7天为度，然后以文火熬枯去渣，加入松香，黄蜡溶化。

功用：清热消炎，拔毒去腐。

主治：溃疡腐肉未尽者。

用法：外敷患处。

附注：本方黄连、黄柏用凡士林调成20%软膏，可治疗湿疹、脓疱疮。

14. 当归膏（　）

处方：当归60克　生黄芪120克　黄蜡90克　甘石60克　植物油500克

制法：以前两味药浸入油内3～7天，然后熬枯去渣，加蜡溶化后，以甘石粉撒入拌匀。

功用：生肌长肉。

主治：溃疡后期。

用法：外敷患处。

15. 清热消肿膏（　）

处方：芙蓉叶30克　赤小豆30克　制乳香18克　制没

药 18 克　炙山甲 15 克　全蝎 6 克

制法：共研细末，以凡士林调成 20％软膏。

功用：清热消肿，活血化瘀。

主治：痈肿坚硬未成脓期内消。

用法：外敷患处。

附注：以本方去山甲，加生大黄 15 克，青黛 6 克，用凡士林调成 20％软膏，主治阳热痈肿、疖肿、乳腺炎等消炎退肿。

16. 消散膏（　）

处方：炙蜂房 120 克　公丁香 60 克　荜茇 60 克　细辛 60 克　制乳香 90 克　制没药 90 克

制法：共研成细末。太乙膏每 500 克烊化后，加入上列药末 50 克，拌匀摊贴。

功用：温煦消肿。

主治：深部脓肿、骨髓炎、流注、瘰疬、乳癖等一切肿疡。

用法：摊成厚膏药贴患处，症状严重的加掺消核散拌匀贴患处。

17. 千捶膏（　）

处方：蓖麻肉 60 克　松香 60 克　制乳香 9 克　制没药 9 克　银硃 15 克　轻粉 12 克　麝香 0.3 克

制法：先将蓖麻肉、松香末入石臼内捣匀，加入后五味药同捣千余下。或将蓖麻肉改为蓖麻油 60ml 加松香烊化后，然后将各药撒入搅匀，浸冷水中备用。

功用：提脓去腐，聚毒拔毒。

主治：疔疮发疽、深部脓肿。

用法：捏成薄片，外盖患处。

18. 红消散（　）

处方：月石 30 克　雄黄 6 克　东丹 6 克　轻粉 3 克　樟

脑 3 克　冰片 1.5 克

　　制法：共研成细末。

　　功用：活血止痛，解毒消肿。

　　主治：阳实痈肿初起。

　　用法：以本药撒布于消散膏或消肿药膏上，外敷患处。

　　19. 丁桂散（　）

　　处方：公丁香 50 克　肉桂 50 克

　　制法：研成细末。

　　功用：活血化瘀，消散肿疡。

　　主治：痈肿、流注、附骨疽等。

　　用法：掺消散膏上贴患处。

　　20. 麝桂散（　）

　　处方：公丁香 50 克　肉桂 50 克　麝香 0.5 克

　　制法：功用：主治：用法同上方。

　　21. 消核散（　）

　　处方：肉桂 90 克　山奈 15 克　公丁香 15 克　细辛 15 克
僵黄 15 克　生半夏 15 克　制乳香 15 克

　　制法：各药分别研成细末后和匀。

　　功用：活血化瘀，消散肿毒。

　　主治：附骨疽、流注、瘰疬、乳核等。

　　用法：掺消散膏上贴患处。

　　22. 三味散（　）

　　处方：升丹 30 克　生石膏 30 克　青黛 3 克

　　制法：共研细末。

　　功用：拔毒去腐。

　　主治：溃疡脓腐未脱期。

　　用法：直接撒布患处。

　　23. 三厘散（　）

　　处方：升丹 20 克　煅龙骨 15 克　寒水石 15 克　熟石膏

50 克

　　制法：共研细末。

　　功用：去腐长肉。

　　主治：溃疡脓腐期。

　　用法：直接撒布患处。

　　24. 九一丹（　　）

　　处方：熟石膏 100 克　升丹 5～10 克

　　制法：共研细末。

　　功用：长肉生肌。

　　主治：溃疡疮面。

　　用法：直接撒布患处。

　　25. 提脓散（　　）

　　处方：升丹 50 克　制乳香 50 克　制没药 50 克

　　制法：共研细末。

　　功用：拔毒去腐。

　　主治：溃疡脓腐期。

　　用法：直接撒布患处。

　　26. 长肉散（　　）

　　处方：升丹 10 克　制乳香 50 克　制没药 50 克

　　制法：共研细末。

　　功用：去腐生肌。

　　主治：溃疡后期。

　　用法：直接撒布患处。

　　27. 乌金散（　　）

　　处方：蓖麻肉　巴豆肉等分

　　制法：分别制成炭，共研成细末。

　　功用：拔毒去腐。

　　主治：忌汞患者溃疡脓腐期。

　　用法：外敷患处。

28. 乌升散（　）

处方：萆麻炭 60 克　巴豆炭 60 克　升丹 30 克

制法：功用：主治：用法：同上方。

29. 一气丹（　）

处方：斑蝥 15 克　制乳香 9 克　制没药 9 克　血竭 3 克
炒元参 9 克　元胡 6 克　麝香 1 克　冰片 1 克

制法：共研细末。

功用：拔疔去腐，提毒消肿。

主治：疔疮发疽，扁桃体炎。

用法：疔疮发疽直接撒布患处。扁桃体炎点敷颈部人迎穴
外盖膏药。

30. 红珍生肌散（　）

处方：海螵蛸 100 克　制乳没各 30 克　血竭 10 克

制法：先将海螵蛸、血竭共研成细末、再加制乳没研匀。

功用：收敛生肌。

主治：大面积溃疡。

用法：直接撒布患处。

31. 八宝丹（　）

处方：煅甘石 3 克　枯凡 1.5 克　象皮 3 克　血竭 3 克
制乳香 3 克　制没药 3 克　煅龙骨 6 克　轻粉 1 克

制法：共研成极细末

功用：生肌收口。

主治：久溃不敛溃疡面。

用法：直接撒布患处。

32. 十味生肌散（　）

处方：蜂房炭 18 克　五倍子 30 克　煅龙骨 30 克　制乳
香 3 克　血竭 3 克　轻粉 3 克　象皮 3 克　琥珀 2 克　珍珠
1.5 克　梅片 1 克

制法：共研成细末。

275

功用：生肌收敛。

主治：溃疡大面积新肉外突不能生皮者。

用法：直接撒布患处，并以棉垫法助治。

33. 三妙散（　）

处方：黄柏末 100 克　牡蛎粉 200 克　青黛 15 克

制法：共研成细末。

功用：收湿止痒。

主治：一切湿疹。

用法：滋水多的，干撒患处；一般湿烂的，用植物油调成厚糊状涂敷患处。

34. 收湿粉（　）

处方：甘石 10 克　陈小粉 40 克　滑石 100 克

制法：共研细末。

功用：收湿护疮。

主治：湿疹。脐部湿烂。

用法：直接撒布患处。

35. 灭癣药膏（　）

处方：川乌　草乌　藏红花　大枫子　木鳖子　狼毒　血竭　雄黄各 9 克　槟榔　苍术　黄柏　芫荑各 12 克

制法：先将血竭、雄黄取出另研细末，后与余药研细和匀。以凡士林调成 20％ 软膏。

功用：杀虫止痒，活血收湿。

主治：神经性皮炎，银屑病。

用法：直接涂敷患处。

注意：本品有毒，不可入口。